LA MÉDECINE
DES ACCIDENTS

ENCYCLOPÉDIE DE LA SANTÉ

Dr Jules Massé
1 Rue du Regard

PARIS — IMP. SIMON RAÇON ET COMP., RUE D'ERFURTH, 1.

BIBLIOTHÈQUE DES FAMILLES ET DES PAROISSES

ENCYCLOPÉDIE DE LA SANTÉ

LA MÉDECINE DES ACCIDENTS

PAR

LE DOCTEUR JULES MASSÉ

PARIS
AUX BUREAUX DE L'ENCYCLOPÉDIE
RUE DU REGARD, 1, HÔTEL RÉCAMIER

1855

COURTES EXPLICATIONS

I. — Pourquoi la médecine des accidents dans cette seconde série.

Quand on travaille pour le public, on doit être son très-humble serviteur. Parfois, sans doute, l'obéissance est pénible, les exigences se lèvent comme des montagnes ; il faut savoir se soumettre, il faut marcher et gravir courageusement.

Notre intention était de donner à la place de ce volume un livre pour lequel nous avons une toute paternelle prédilection. C'est un ouvrage qui, sous le titre de *Trois maladies réputées incurables*, doit indiquer les moyens de mettre souvent en déroute des ennemis qui, depuis des siècles, ont la fâcheuse réputation d'être invincibles. Deux motifs nous poussaient à hâter la publication de cet ouvrage : son utilité d'abord, et puis la possibilité de pouvoir l'annoncer comme une œuvre entièrement inédite. Nous avons prévenu tous nos souscripteurs de sa mise sous presse et de sa prochaine apparition; mais voilà que de tous côtés nous sont arrivées des réclamations et des réprimandes.

— Pourquoi, m'a-t-on dit, ne pas nous donner tout de suite les volumes d'un intérêt général? Écrivez, si bon vous semble, quelques volumes spéciaux; nous vous y encourageons même et nous applaudissons de tout cœur à vos charitables efforts. Apprendre à soigner, à guérir, c'est-à-dire à sauver des épileptiques, indiquer les moyens d'éteindre des dartres désolantes, enseigner la manière de terrasser le monstre qu'on appelle scrofule et de régénérer en quelque sorte bien des constitutions, oh ! rien de mieux ! Seulement apprenez-nous d'abord à soigner tous ceux qui nous entourent et à porter des secours profitables dans les accidents quotidiens qui tombent comme des tuiles sur nos enfants, sur nos parents, sur nos voisins et même sur le simple passant. La *Médecine des accidents!* de grâce, vite la *Médecine des accidents!* vous nous l'avez promise, et nous vous prions de nous l'envoyer le plus tôt possible.

Tel est le résumé d'un bon nombre de conversations. Tel est le vœu que j'ai trouvé clairement formulé dans toute ma correspondance : qu'on me permette d'en citer une.

« Monsieur, m'écrit une excellente mère de famille, j'ai reçu avec un bien vif plaisir les quatre premiers volumes de votre *Encyclopédie*. Il y avait longtemps que je désirais un ouvrage de ce genre. J'ai sept enfants, l'aîné a quinze ans, mon dernier deux mois ; vous voyez que tous vos conseils peuvent me servir. Ceux qui me sont inutiles pour ma famille ne le sont pas pour mes pauvres qui viennent toujours me consulter...

« C'est pourquoi j'attends impatiemment le volume promis sous le titre de *Médecine des accidents;* car c'est là ce dont je suis principalement obligée de m'occuper. Mes filles commencent à m'aider, et, grâce à vous, nous allons faire un peu de bien.

« Le bon Dieu vous en récompensera, monsieur. Quant à moi, je vous en remercie et vous prie de recevoir l'assurance de ma haute estime. »

Je pourrais faire suivre cette épître de beaucoup d'autres analogues ; mais à quoi bon ?

Je me trouvai très-embarrassé, je vous assure : le dernier des volumes de ma seconde série était prêt à donner aux compositeurs, la *Médecine des accidents* ne l'était pas du tout : que décider, que faire ?

Obéir à mes souscripteurs, c'était mon devoir ; tâcher de contenter tous mes amis, c'était le meilleur témoignage de mon dévouement et de ma reconnaissance.

Les matériaux étaient prêts, l'œuvre était attrayante ; je me suis mis au travail avec ardeur, voilà pourquoi, voilà comment, après avoir annoncé la mise en vente d'un volume tout spécial, j'ai dû offrir à sa place un petit livre d'un intérêt général, la *Médecine des accidents*.

II. — Caractère original que j'ai voulu donner à mes renseignements.

Il ne s'agit pas simplement de parler, il faut savoir se faire écouter ; il ne suffit pas d'écrire, on doit chercher tous les moyens de conquérir un bon nombre de lecteurs.

La science médicale, malgré son utilité, apparaît à bien du monde coupable d'une sécheresse disgracieuse; entachée d'un prosaïsme désolant et d'une minutie pédantesque. Alors on en a peur et on la fuit ! Il suffit qu'un livre porte un titre médical et se présente avec les apparences scientifiques pour qu'on le repousse, sans même tenter de le parcourir.

La faute en est souvent aux auteurs de ces ouvrages. Ces messieurs ont un langage à eux, des habitudes à part et des allures toutes particulières... Moi, j'ai cru bon de m'appliquer à ne les point imiter. Je tiens à parler de médecine absolument comme de toute autre chose.

Bien plus, j'ai tenté d'en rendre les enseignements attrayants, supportables, presque amusants. Ainsi, pour la *Médecine des accidents*, j'ai supposé le grand chapitre des secours à donner aux noyés écrit par un homme du peuple, qui se dit maître nageur. C'est un homme, providentiellement échappé au suicide, qui relate tous les moyens à prendre pour rappeler à la vie tous les genres d'asphyxiés; les remèdes contre les empoisonnements sont censés tirés d'un livre mystérieux, toujours consulté avec profit par une bonne dame, remplie de zèle et de charité. Tous les renseignements sur les bras cassés, sur les membres démis, semblent tirés du portefeuille d'une rebouteuse, etc., etc.; et puis, dès qu'arrive l'occasion de raconter une petite histoire d'élucider par un apologue ou d'expliquer par une comparaison, nous prenons bien garde de ne point la laisser passer... Je sais très-bien que les trop sérieux confrères plaisanteront sur cette manière le moins lourdement qu'ils pourront, mais je n'en prends aucun souci.

Je veux être lu et compris.

Je désire que la *Médecine des accidents* ne soit pas simplement un livre à consulter, une sorte de grammaire à étudier, une espèce de dictionnaire bon simplement à ouvrir de temps en temps; j'espère que l'ouvrage pourra être lu partout et par tous, par les jeunes gens comme par les grandes personnes, aux veillées des paysans comme aux soirées des citadins. On rira un peu et l'on profitera beaucoup. Car, en cas d'accidents, chacun, suffisamment renseigné par mon modeste travail, pourra courir au secours, agir avec sagesse et prévenir bien des dangers.

III. — Dédicace.

Cette fois, c'est à tout le monde que j'adresse et que je dédie cet ouvrage.

Fasse le ciel que mes renseignements soient assez clairs, mes explications assez précises! car alors, j'en ai la conviction, les conseils donnés seront souvent utiles et souvent efficaces.

Dr Jules MASSÉ.

INTRODUCTION

I. — Ne vaut-il pas mieux être borgne qu'aveugle?

Vous comprenez, bien chers lecteurs, que, travaillant à rendre la médecine populaire, cherchant à faire connaître les principaux secrets d'une science si importante, je rencontre des pierres, des obstacles et des épines dans mon chemin.

Bien des médecins me regardent d'assez mauvais œil; quelques-uns, grands seigneurs de l'espèce, me traitent en hérétique, blâment ma présomption et dédaignent de me rendre mes saluts. Des camarades d'études, des amis d'amphithéâtre et d'hôpital, feignent de ne pas me voir passer et croiraient se compromettre en me tendant la main.

Mais les médecins ne sont pas mes seuls adversaires, et parmi les gens du monde j'en trouve souvent qui me donnent tort, sans examiner si j'ai bien réfléchi avant d'agir, et si j'ai suffisamment creusé la question. L'autre soir encore, j'avais chez moi un magistrat en herbe, un docteur en droit, très-fort sur les ATTENDU, et parfaitement expert sur l'interminable série des CONSIDÉRANT.. Je venais de griffonner précisément un article de médecine populaire, et mon jurisconsulte me fit à ce sujet d'amicales représentations. Quand deux amis se rencontrent dans la rue, ils se demandent mutuellement : « Où vas-tu donc? » Quand un jeune homme voit écrire un de ses intimes, il lui demande immanquablement : « Que fais-tu là? »

— Mon cher, répondis-je en présentant un siége au visiteur et en m'asseyant moi-même au coin du feu qui pétillait avec gaieté, je déshabille la science de ses grands mots, et je veux tenter d'apprendre un peu de médecine à tout le monde.

— Permets-moi de te dire que tu n'as pas le sens commun!

— Pourquoi donc cela?

— Parce que la médecine ne regarde que les médecins! Chacun ici-bas doit rester dans son rôle, sous peine d'un désordre déplorable que tu me sembles provoquer. Aux avocats appartient la discussion, l'interprétation des lois;

à l'épicier du coin revient le commerce du sucre et de la cannelle ; aux médecins seulement il est et doit être donné de soigner, de médicamenter, de sauver ou de tuer les gens.

— Moi, je prétends que tout le monde doit être un peu médecin.

— Ton expression *un peu* renferme ta condamnation, mon cher ; il n'est rien de plus terrible que les demi-sciences, rien de plus malheureux que toutes ces guenilles qu'on appelle lambeaux de savoir. Est-ce que tu t'imagines qu'un sixième clerc de notaire est capable de faire des actes passables parce qu'il a copié pendant quelque temps une certaine quantité de papier timbré ? Est-ce que tu peux admettre qu'un simple élève en droit est assez instruit pour plaider une affaire ? Est-ce que tu confieras la santé de ta mère à l'inexpérience d'un carabin ?

— Ta ! ta ! ta ! ta ! ta !

— Tu vas te mettre à dos tout le corps médical.

— C'est possible; après ?

— Tu passeras pour un utopiste, pour une tête creuse, pour un bavard.

— Après ?

— Tu auras beau te casser la tête à écrire, à expliquer, à démontrer, on te répondra toujours : Les demi-savants sont plus dangereux que les ignorants.

— Mon ami, connais-tu beaucoup de savants entiers, toi? As-tu souvent trouvé des savants complets? Voyons!

— Dame!...

— Crois-tu qu'il y ait en ce monde, à nos académies, à l'Institut même, bien des gens qui soient plus qu'à moitié savants?

— Quand j'ai dit des demi-savants, j'aurais pu dire des quarts, des huitièmes, des vingtièmes de savants; le chiffre ne fait rien à la chose. Il est bien certain que les personnages auxquels tu vas donner quelques bribes de l'art médical seront de fort prétentieux et de fort dangereux conseillers.

— Écoute! écoute! *attendu* que tu n'as pas suffisamment étudié cette question; *considérant* qu'il est peu raisonnable de trancher sur des choses que l'on ne connaît pas, je te condamne à m'écouter. En vérité, tu prétendras bientôt qu'il vaut mieux être aveugle que d'être borgne! Moi je suis convaincu que tout le monde doit être un peu médecin; je discuterai, j'établirai, je donnerai toutes mes raisons : tu jugeras.

II. — Apologue.

Jean-Pierre était maître nageur dans une des meilleures écoles de natation à Paris. — Figure basanée, cheveux et favoris un peu roux, regard fauve, nez tant soit peu rubicond : vous voyez que je dresse le signalement aussi ponctuellement qu'on le fait à la police! Je pourrais même ajouter au chapitre des signes particuliers : une ceinture rouge toujours bien serrée au-dessus des hanches ; deux anneaux d'or passés aux oreilles ; une voix de rogomme et un excellent cœur. Il fallait voir Jean-Pierre dégustant majestueusement les petits verres, roulant amoureusement sa chique, ou dessinant sa coupe au milieu du grand bassin!

Un certain jour, je voulus apprendre à nager, et tout naturellement je m'adressai à Jean-Pierre. Jean-Pierre me fit d'abord solder une série de cachets ; puis, me couchant sur un lit de sangle, il m'enseigna tous les mouvements. Ce premier exercice terminé, il me mit une sangle autour du corps ; à cette sangle, il attacha une ficelle et il me pria de descendre à l'eau.

Vingt pieds d'eau au-dessous de moi, une simple petite corde au-dessus! Brrr! je n'étais pas à mon aise.

— Ayez pas peur ! criait Jean-Pierre... une! deux! appuyez! pliez!... une! deux! arrondissez mieux vos mouvements.

Je crois que j'arrondissais mal, je n'appuyais pas très-bien, et de temps en temps j'avalais deux ou trois gorgées d'eau fraîche en faisant la plus piteuse grimace.

Au bout d'une demi-heure, je me fis remonter en terre ferme ; j'étais transi comme un glaçon. J'étais rabougri, ratatiné à peu près comme un hareng saur! Pour bien me mettre dans l'estime de mon professeur, je le suppliai de me suivre à la buvette de l'établissement.

— Vous avez des dispositions, vous apprendrez vite, me dit Jean-Pierre.

J'ai su depuis qu'il disait la même chose à tous ses élèves.

Le temps était un peu frais. Les baigneurs étaient en petit nombre; les collègues de Jean-Pierre montaient la garde et suffisaient pour la surveillance obligée. Par un bonheur qui m'arrive bien rarement à présent, j'avais deux ou trois heures à dépenser; j'invitai Jean-Pierre à dîner avec moi.

Il avait trop bon appétit pour reculer et il était trop honnête pour m'affliger d'un refus. Or, tout en dînant, il me raconta son histoire, et je vais tâcher de la rapporter littéralement.

III. — Histoire d'un marin d'eau douce.

— Monsieur, c'est pour vous dire, commença Jean-Pierre d'un ton professoral, que moi qui vous parle, moi qui nage à présent comme un autre dort, comme un véritable goujon, quoi! eh bien! j'ai eu toutes les peines possibles à m'y mettre, foi de Jean-Pierre qui est mon nom.

Je suis venu au monde cependant précisément au milieu de l'eau ; quand je dis au milieu de l'eau, vous comprenez bien que... suffit ! De père en fils, nous faisions le commerce en bateaux, c'est-à-dire que nous transportions des marchandises de Rouen à Paris, du Havre à Rouen, à Mantes, à Pontoise, partout !

Dans ces bateaux-là, nous logions en famille. On couchait sur l'eau, on mangeait sur l'eau. Dame! on n'était pas logé comme on l'est aux Tuileries, — n'importe. Voilà comme quoi je suis arrivé sur terre juste au milieu de la rivière. Saisissez-vous?

Tout naturellement, mon père décida que je serais batelier, et tirant bon augure du lieu de ma naissance, il me bichonna, il me caressa, il me gâta comme un vrai papa-gâteau qu'il était. Brave homme, va! Son commerce allait bien dans ce temps-là, et il se disait : Il faut que l'enfant en profite. Depuis sont arrivées leurs bêtises de chemins de fer; c'est plus gentil, ça va plus vite, ça plaît davantage à la pratique. Mais le métier de batelier s'est perdu, et il y a des gens qui appellent cela du progrès! — Fameux!

Toujours est-il que, me destinant à la marine, — marine d'eau douce, ne nous emportons pas, — mon bonhomme de père déclara, quand j'avais sept à huit ans, qu'il fallait m'apprendre à nager. J'avais pour cet exercice-là les dispositions d'un vrai chien de plomb. J'aimais l'eau, puisque j'avais toujours vécu dessus; j'aimais l'eau, comme cela, à la voir couler, mais en bain! Seigneur Dieu! j'en avais aussi peur que les souris ont peur du chat. Mon père était batelier, je raffolais de la pêche à la ligne, et je tremblais de me noyer. Arrangez ça!

Dame! on ne prit pas avec moi toutes les précautions que je prends avec vous. Mon père m'emmena promener un jour au bord de la rivière, et il me proposa un bain froid. Je me mis à fuir à toutes jambes; mais le père était un luron, il me rattrapa en quelques enjambées, et, me saisissant par le pantalon, vlan! il me jeta à l'eau tout habillé. Manière de me dire : Retire-t'en comme tu pourras. — On prétend que c'est une bonne méthode, moi je ne suis pas de cette école-là.

Vous croyez que j'appris à nager? ah bien oui! j'avalai, j'avalai; je me débattis, et finalement je coulai au fond de la rivière, et il fallut toute l'habileté de mon père pour me repêcher à temps. On me ramena au bateau dans un état difficile à vous dire; je pleurais, je tremblais, je criais; j'en ai fait presqu'une maladie! Jusque-là j'avais eu peur des bains froids, après cette aventure j'en eu horreur.

A quatorze ou quinze ans, je n'étais pas capable de faire une brassée.

Le papa n'était pas content; il hochait la tête en faisant la grimace et me disait sentencieusement :

« Un batelier doit savoir nager, pour lui d'abord, pour ses amis, pour sa famille, enfin pour tous les accidents dont il peut être le témoin. »

Je répondais : C'est vrai; et puis, l'antipathie reprenant le dessus, j'oubliais bien vite toutes les réflexions paternelles. Oh! j'étais un drôle de pistolet.

Ma foi! deux aventures qui m'arrivèrent dans la même année me firent solidement réfléchir : vous allez voir.

Un matin d'hiver, comme le bateau était arrêté à l'Isle-Adam, j'allai, sans rien dire à personne, faire une petite promenade le long de la rivière. Le temps était dur, le vent coupait le visage, les bords de l'Oise étaient gelés, si bien gelés, que pour me réchauffer il me prit la sotte idée de m'amuser à glisser; je glisse, je me réchauffe, je fais des fioritures; je n'avais personne pour m'admirer; c'est égal, j'étais plus heureux qu'un roi. Tout à coup je tombe assez lourdement, la glace casse, et ses divers morceaux dansent la carmagnole; heureusement je reste assis sur le plus gros glaçon.

Quand je vous dis heureusement, je ne sais pas où j'ai la tête, le glaçon sur lequel je me trouvais perché vacillait, dandinait à faire trembler, et, flottant sur la rivière, il s'en allait je ne sais où.

— Miséricorde! me disais-je, si seulement je savais nager!...

J'étais dans une fort vilaine position, mais je ne perdis pas trop la tramontane. Un morceau de bois flotté passait à la portée de ma main droite; ouf! je vous l'empoigne; et puis, si je ne savais pas nager, je savais ramer, godiller, conduire un bateau. Avec du calme et de la patience, je parvins à toucher terre.

Ici, maître Jean-Pierre fit une pause, et, levant le coude démesurément, il entonna un grand verre de bordeaux avec toute la gravité qu'un vrai buveur doit mettre dans une pareille cérémonie. Après avoir fait claquer ses lèvres, après avoir essuyé sa bouche avec le revers de sa main, il reprit, mais avec un ton triste qui me fit réellement impression :

L'autre aventure, monsieur, est d'une couleur différente. Elle m'arriva le printemps suivant. Il y avait dans une des auberges où nous nous arrêtions souvent un enfant plus jeune que moi de trois à quatre ans et que l'on appelait Philippe. Je l'avais pris en affection. Je lui commandais en maître d'abord, parfois je lui donnais des taloches, je le bourrais comme un sac de nuit ; mais le pauvre gamin, je l'aimais bien.

Un jour de brouillard, notre bateau ne marchait pas, je pris le petit Philippe avec moi, et nous nous en allons pêcher à la ligne ; loin, bien loin, pour être tranquilles, vous comprenez ?

Nous nous amusons, nous nous faisons des niches, nous ne prenons aucun poisson ; mais nous rions comme des bossus.

— Ah çà ! que je dis, assez de bêtises ! Faut que nous rapportions de la friture, autrement à l'auberge on nous ferait mauvais visage. Prends ta ligne et pose-toi là.

— Je n'aime pas cet endroit, qu'il me fait.

— Veux-tu m'obéir et te dépêcher ?

— Le talus est trop roide, et j'ai peur de tomber, moi.

— Tu prendras des précautions, imbécile. Fais ce que je te dis tout de suite !

Le petit Philippe jette sa ligne.

— Ça mord, ça mord, qu'il me crie tout bas.

— C'est bon, attention !

Je n'avais pas fini le mot attention que j'entends un cri, et je vois mon gamin qui trébuche et tombe dans la rivière. Je m'élance, je crie : Au secours ! — J'avais du feu dans les prunelles ; — je veux descendre à l'eau, je manque de tomber à mon tour; je tends le bâton de ma ligne au petit Philippe, qui enfonce. Philippe s'y cramponne, la ligne casse, je roule moi-même jusqu'à mi-jambes dans la maudite rivière.

— Jean-Pierre, Jean-Pierre, à moi! criait l'enfant chaque fois qu'il revenait sur l'eau.

Et moi, j'étais là comme un hébété, comme un sans cœur, je me rongeais le poing de dépit, — je ne savais pas nager! monsieur, je ne savais pas nager!

Le vieux maître nageur donna un grand coup de poing sur la table; je lui versai un verre de bordeaux, mais cette fois il ne le but pas. Après avoir essuyé une grosse larme qui tremblotait au bord de ses paupières, il acheva d'une voix sourde :

— Le petit Philippe a péri, monsieur, mais trois jours après je savais nager. J'avais voulu, absolument voulu, je savais. Un mois plus tard, j'ai sauvé trois personnes dont le bateau avait chaviré dans le canal Saint-Martin, et puis encore, et puis encore. Les particuliers du ministère de l'intérieur m'ont appelé pour me donner des médailles. — Des médailles! je les ai prises pour ne pas les offenser, mais je ne les porte pas, je ne les regarde jamais, elles me rappelleraient le petit Philippe....

IV. — Morale de l'histoire.

Combien de fois n'a-t-on pas comparé la vie à un fleuve, à un océan sillonné de tempêtes! Tout homme vivant a donc une certaine analogie avec un batelier.

Le père de Jean-Pierre disait à son fils : « Un batelier doit savoir nager pour lui d'abord, pour ses amis et sa famille, pour les cas imprévus d'accidents. »

De même, je prétends que tout homme doit être un peu médecin, c'est-à-dire qu'il doit connaître quelque chose du mécanisme merveilleux de son existence, qu'il doit savoir ce qui est bon, ce qui est mauvais à la santé ; qu'il doit être à même de porter secours dans tout danger pressant, et cela :

Pour lui,

Pour les siens,

Voire même pour tous ceux qui l'entourent.

V. — Conclusion.

Bien des gens instruits crient contre la médecine populaire, contre les notions médicales données aux gens du monde ; moi, je pense que ces savants sont dans une erreur complète.

Le gouvernement, les autorités municipales, sont là pour

me donner raison et me prêter main-forte en quelque sorte. Ne voit-on pas chaque année des arrêtés, des avertissements, des conseils émanés de ces autorités, conseils purement médicaux, et pourtant donnés à tous et à toutes, conseils placardés sur toutes les murailles ? On y parle de la conduite à tenir dans les secours à donner aux noyés, des soins à porter dans les cas de morsure de bêtes venimeuses, dans les cas d'asphyxie sèche ou autre, que sais-je ! Les préfets, aidés de leurs conseils d'hygiène, s'évertuent à rendre tout le monde un peu médecin. Pourquoi les médecins n'y travailleraient-ils pas eux-mêmes ?

Ah ! c'est que cette grave question est obstruée par des préjugés, obscurcie par des diatribes, entravée par des questions d'intérêt.

Du fond de notre docte Académie, des coins de notre noble Faculté, sont parties des mercuriales contre la médecine populaire. Quelques gratteurs de papier ont poussé, au sujet des écrits médicaux destinés aux gens du monde, les hélas les plus comiques ; ils ont même essayé des plaisanteries, mais qui sentaient l'estomac creux.

Croyez-moi, messieurs les dépréciateurs, abandonnez cette vilaine guerre, qui n'est qu'une affaire de gros sous.

Voyez, de grâce, l'armée que vous avez à combattre. Dans son état-major apparaissent les gens les plus justement célèbres, des hommes que pas un de vous n'a la prétention de dépasser, je pense! Tissot, l'un des plus fameux professeurs de la Suisse; Rosen, premier médecin du royaume de Suède, et le baron de Swieten, premier médecin de l'empereur d'Autriche.

Tout cela ne vous fait pas peur? Vous voulez continuer la bataille? Mais alors allez-y franchement. Mettons-nous au grand soleil de la vérité. Otez vos masques, et montrez-vous!

LA MÉDECINE

DES ACCIDENTS

SECOURS AUX NOYÉS

I. — Avertissement.

Nous sommes d'une école qui ne se moque d'aucuns renseignements et qui admet les remarques les plus minutieuses de l'expérience. Pour nous, les faits sont des faits, et si bizarres que soient les faits, il en dérive toujours des notions, des conséquences.

Nous méprisons l'emphase des hâbleurs, nous détestons les mensonges des charlatans, mais nous admettons le concours de tous les savoirs, les leçons de ce qu'on nomme habitude, les avis des vrais connaisseurs.

Nous avons déjà fait notre profession de foi au sujet des systèmes de certains praticiens. L'art de guérir est si vaste, si complexe, qu'il ne peut être emprisonné dans

2.

une seule idée, dans une seule manière de faire; il a besoin de mille et mille ressources. Nous avons ri et nous rirons toujours des docteurs à purgatifs, des docteurs à saignées, des médecins à sirops et des médecins à soupe grasse, etc.; mais nous n'approuvons pas le rigorisme de certains savants qui dédaignent les remèdes et les avis populaires. La science, toute reine qu'elle est, ne doit pas s'astreindre aux exigences de l'étiquette. Autant nous réprouvons l'éclectisme philosophique, autant nous applaudissons à l'éclectisme médical.

Le but du médecin, le but de ceux qui le remplacent à l'occasion, est et sera toujours le même : *soulager, sauver, guérir*.

Nous avions publié dans le journal le *Pays* une bonne partie de l'introduction qu'on vient de lire, lorsque nous reçûmes une lettre que nous allons communiquer à nos lecteurs. A cette lettre était joint un travail original, parfois plaisant, parfois sérieux, mais d'un bout à l'autre plein de renseignements que nous croyons urgent de transmettre à tout le monde.

II. — Lettre d'envoi.

Monsieur le docteur,

J'étais hier chez le marchand de vin (sauf respect), vu que le temps des bains froids n'est pas encore arrivé, et que, n'ayant pas grand'chose à faire, je vais de temps en temps chez le père ***, à seule fin d'examiner si les petits verres sont de bonne qualité, et si le vin blanc, mon préféré pour l'ordinaire, vous savez, ne s'abîme point en cave. Les caves de Paris sont si souvent mauvaises!

Tout d'un coup, voilà Bernard le farceur qui arrive avec un journal à la main.

— Jour, les anciens ! qui fait ; comment que ça va, toi, Jean-Pierre?

— Pas mal, et toi? merci.

— Ah çà ! tu fais donc raconter ton histoire dans les journaux? qui dit.

— Allons donc! que je dis.

— Qu'est-ce que tu payes, si je te montre ça? qui dit.

— Je paye la *rincette*, que je dis.

— Asseyez-vous tout le monde, la société, qui dit.

Et là-dessus, il ouvre son journal et débute par mon portrait! mes cheveux, mon nez, ma figure, jusqu'à ma ceinture et mon chapeau ciré, tout.

Je vous laisse à penser, monsieur le docteur, quel drôle d'effet j'ai éprouvé. Ça gratte, ça remue ; ce n'est pas désagréable, finalement.

J'ai regretté, par exemple, que vous n'ayez pas indiqué l'école de natation où je travaille et le prix modéré de mes cachets de leçons; mais on ne peut pas avoir tous les honneurs à la fois. C'est égal, j'ai acheté le journal. Ce numéro-là, monsieur le docteur, je le ferai mettre sous verre, et il passera en héritage à mes descendants.

Je l'ai lu, relu; il m'a fait rire et pleurer.

Mais il m'est venu une idée là-dessus ; elle me trotte par la tête depuis trois jours ; elle m'empêche de dormir ou à peu près. Je veux, respect que je vous dois, je veux m'illustrer avec vous! Comme j'écris encore plus mal que je ne parle, j'ai pris le fils à Jacquot, qui a été chez les Frères, et qui est d'une instruction soignée. Nous avons bu ensemble la tournée du cognac extra-fin, et c'est parce qu'il a bien voulu écrire sous ma dictée que je vous envoie toutes ces paperasses.

J'ai tant vu de noyés depuis certaines années, j'ai tant de fois porté secours et rappelé les gens à la vie, que je crois en savoir là-dessus autant et plus que les médecins eux-mêmes, soit dit sans vous offenser.

En conséquence, j'ai dicté tout cela, et si vous publiez tous ces renseignements, si je vois mon travail imprimé, — oh! ma foi, ce jour-là je mets mon habit n° 1, je me promène le long des quais avec les deux mains dans mes poches, et je me permets le cigare de vingt-cinq centimes!

Dans cette espérance, je vous salue respectueusement.

Un maître nageur, qui a l'ambition d'être auteur et votre très-humble serviteur,

JEAN-PIERRE.

III. — Utilité des gravures explicatives.

Nous offrons sans scrupule cette œuvre, plus utile que littéraire; nous la transmettons dans sa piquante originalité. — Nous nous sommes permis toutefois de redresser certaines phrases, d'ajouter quelques notes, quelques explications, et surtout nous avons veillé à ce que la gravure vienne en aide à toutes les explications importantes.

Les gravures sont choses fort chères, mais je les crois nécessaires. On a dit jadis : Les paroles s'envolent et les écrits restent; moi, j'ajoute à ce dicton : Les gravures s'incrustent dans tous les souvenirs.

Pourquoi nos pères ont-ils inventé l'usage d'instruire les enfants avec des livres d'images? Parce qu'ils ont compris que dans les jeunes têtes le tableau, la représentation, l'image était le seul moyen de produire une impression durable.

Eh bien, dussent s'en émouvoir les gens susceptibles, je déclare que les hommes sont de grands enfants, et qu'en matière scientifique, en fait de notions médicales, il est logique de traiter les gens du monde comme des novices, comme des apprentis.

AVIS, RENSEIGNEMENTS, OPINIONS

DE

JEAN-PIERRE

MAITRE NAGEUR

SUR LES SECOURS LES PLUS EFFICACES A DONNER AUX PERSONNES NOYÉES.

I. — Ce qui détermine Jean-Pierre à parler.

Je ne suis pas médecin, je le déclare vite, car le docteur d'un village où j'ai habité deux ans a fait aller devant le tribunal une bonne sœur de charité qui se permettait de distribuer des tisanes sans ordonnances; la sœur a été acquittée et le médecin bafoué; mais, comme je n'aime pas à aller en justice, je ne veux pas que les guérisseurs me suscitent des désagréments.

Bien que je ne sois pas médecin, je me suis permis bien souvent de sauver la vie à mes semblables. — Je suis né sur l'eau, j'ai toujours vécu sur l'eau, et je crois me connaître un peu dans les soins à donner aux personnes qui tombent dans l'eau.

Je n'ai ni brevet ni diplôme; mais j'ai l'habitude, l'expérience, et j'ai dans mes observations un tas de petites précautions ignorées d'ordinaire, et que tout homme devrait savoir.

Moi, je vais plus loin que défunt mon père, qui prétendait si sagement que tout batelier doit savoir nager : je dis que tout homme devrait cultiver le salutaire exercice des canards; on ne sait pas ce qu'il advient, ce qu'il arrive dans la vie, et savoir nager peut toujours servir. —

Je ne veux pas trop appuyer là-dessus, parce qu'on s'imaginerait que je veux faire de la réclame et que je cherche des élèves.

Natation à part, je pense que tout homme doit avoir des idées pratiques sur l'art de rappeler à l'existence les poules mouillées qui semblent déjà parties pour l'autre monde.

Je prie l'honorable société qui se régalera de mes préceptes de ne pas y chercher de belles phrases. — J'y vais, comme l'on dit, à la bonne flanquette. — Je n'ai jamais eu l'ambition d'être auteur célèbre, et si mes conseils sont imprimés, je déclare que je ne m'en ferai jamais un titre pour entrer à l'Académie.

II. — Comment repêcher un homme?

Au secours! au secours!! au secours!!!

C'est un baigneur qui s'enfonce, pris par une crampe, ou entraîné par un courant, ou bien c'est un individu tombé bêtement dans la rivière. — Voyons la manière de procéder.

Quand un homme enfonce, ce n'est jamais tout d'un coup : il se débat, il revient plusieurs fois à fleur d'eau. — S'il ne perdait pas la boule, et s'il avait l'esprit de se mettre sur le dos, il n'enfoncerait jamais. Suffit. Ceci rentre dans les principes de la natation.

Or donc, l'homme s'enfonce; c'est là ce que je considère comme le premier temps de la noyade.

Eh bien, dans ce premier temps, il est tout à fait inutile de se jeter à l'eau pour repêcher l'individu en péril. L'homme qui se noie perd la tramontane; mais la nature, l'instinct, agissent en pareil cas mieux que la raison. L'homme qui se sent près d'être noyé étend les bras et les mains; sa tête est souvent submergée pour ne plus reparaître, que ses mains sont encore hors de l'eau ; ses mains qui se tendent, qui se crispent, qui implorent. Ça vous fait un effet étrange.

Quand un homme enfonce dans l'eau, il cherche à se rattraper, il saisit tout corps résistant mis à sa portée. On a dit qu'il saisirait une barre de fer rouge. — Je ne pense pas que la chose ait jamais été essayée ; mais j'ai la conviction que cet on dit est la pure vérité.

Si dans ce moment-là vous tendez au noyé un bâton ou une perche, si vous lui jetez une corde, un linge, n'importe quoi, soyez sûr qu'il le saisira et s'y cramponnera de telle sorte que vous pourrez l'attirer en terre ferme sans craindre qu'il ne lâche prise. — Il est donc inutile de se jeter à l'eau.

Quand l'homme coule fond, c'est autre chose : il faut absolument se mettre dans la rivière pour le saisir et le retirer.

On voit des gens qui ne réfléchissent point, ou des fanfarons de dévouement qui se jettent à l'eau tout habillés : c'est une sottise. Quand on entreprend une chose, on doit se mettre en mesure de la bien faire, et un homme tout habillé nage bien plus difficilement qu'un homme qui n'a rien sur le corps.

En pareille circonstance, un instant de plus ou de moins n'est pas une affaire ; on doit donc se déshabiller.

Si l'on a sous la main une barque et des bateliers pour la conduire, il est bon de prendre la barque. On se munit ainsi d'un moyen tout naturel de repêcher le noyé le plus promptement possible, et dans des cas semblables la promptitude a des avantages.

Le noyé, coulé fond, garde encore cet instinct qui le pousse à saisir tout corps résistant ; on en voit saisir des racines au fond d'une rivière, on en voit se cramponner à des pierres, à des cailloux.

Quand le noyé sent un nageur inexpérimenté, il peut le saisir par les pieds, par les jambes, et le mettre dans l'impossibilité de nager. Il est donc important de plonger et d'arriver à lui la tête la première. On lui tend une main ; mais rien qu'une.

Si le noyé se crispe et menace de saisir son secoureur à bras-le-corps, il faut l'en empêcher à tout prix, dût-on lui donner une ruade en plein estomac, ou mieux un bon coup de poing sur la tête.

Le coup de poing détermine un gros désespoir, une secousse affreuse, une syncope ; tant mieux ; je n'ai jamais sauvé des gens noyés plus facilement que lorsqu'ils avaient perdu connaissance. On me dira : c'est bien dur, bien barbare, et moi je répondrai : Voulez-vous sauver, oui ou non? Voulez-vous que le noyé vous coule et vous attire dans son pétrin? A quoi bon se mettre en quatre pour secourir un homme, si l'on recule devant les moyens souvent nécessaires pour ne point mourir avec lui?

Deux cadavres au lieu d'un! On est bien avancé pour avoir voulu faire du sentiment!

III.— Le noyé une fois repêché et ramené sur le rivage, il faut le déshabiller bien vite.

Quand on retire un homme de l'eau et qu'on aborde, on trouve sur le rivage un tas de badauds poussés et ramassés là par humanité un peu, par curiosité beaucoup.

Cette foule est émaillée de quelques personnes sages; mais la plupart des curieux sont tellement émus, tellement effrayés, qu'ils n'ont pas le sens commun. Ils se groupent autour de vous, gênent les mouvements, obstruent l'air et empêchent les secours.

Il faut avoir le toupet de faire un peu le sergent de ville, et de renvoyer les spectateurs à distance. — S'il existe une maison peu éloignée de l'accident, le plus sûr parti est d'y transporter le noyé. On entre, on s'installe au nom de l'humanité, et de par l'expérience on met à la porte tous les gens inutiles.

Si l'on est en pleine campagne, on choisit dans les curieux deux ou trois des moins effrayés, et l'on charge les plus émus de faire écarter les autres.

Alors la première chose à faire est d'étendre le noyé par terre sur le gazon, sur le sable; mieux encore, sur des linges ou des habits.

Et puis il faut le délivrer de ses vêtements humides et froids.

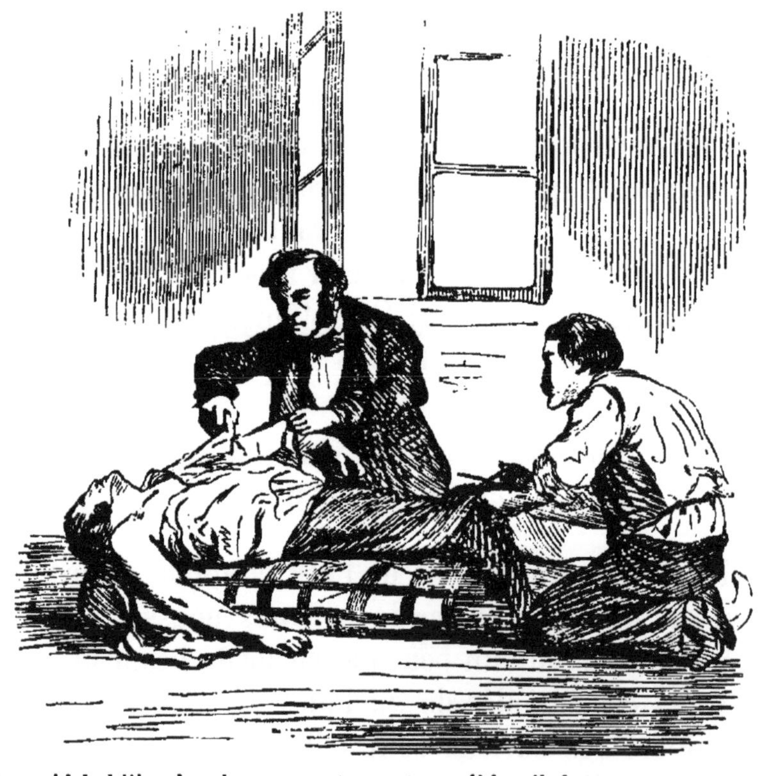

Pour déshabiller le plus promptement possible, il faut couper les effets mouillés.

Dans cette opération, il est bon d'oublier toute économie, tout ménagement. N'allez pas vous amuser à retirer les vêtements un à un, ils sont trempés, collés sur la peau ou collés les uns aux autres, le déshabillement serait long et difficile. Tant pis pour la bourse, tant mieux pour les marchands. — *Coupez, déchirez et sacrifiez tout.*

Quand les habits mouillés sont ôtés, il faut essuyer vigoureusement toute la peau et revêtir le noyé le plus chaudement et le plus promptement possible.

Il y a des particuliers qui s'émeuvent, qui perdent la tête ; ils vont, ils courent ; ils empruntent un habit, un pantalon, des cravates. Il s'agit bien de cela ! une chemise, bon, un bonnet de laine encore ; mais c'est tout ce qui est nécessaire.

Quand on n'a ni chemise ni bonnet de laine sous la main, on peut tout simplement envelopper le noyé dans une bonne grosse couverture.

Enroulez, empaquetez ! dépêchons-nous. On emmaillote en quelque sorte le pauvre diable ; on vous l'arrange dans la couverture comme une momie dans son enveloppe.

IV. — Dans quelle position doit-on placer un noyé que l'on vient de retirer de l'eau ?

La réponse est bien simple, et le précepte est facile à saisir. L'opération n'est rien à exécuter.

Il faut coucher le noyé, c'est-à-dire qu'il faut le mettre dans la position horizontale, comme par exemple par terre, sur une table ou dans un lit.

Il faut le placer sur le côté, plutôt légèrement penché en avant que penché en arrière, de telle façon enfin que, s'il a besoin de vomir, il puisse le faire facilement.

Croirait-on qu'il existe sous la calotte des cieux des gens assez niais, assez stupides, pour vouloir placer les noyés la tête en bas ? Que dis-je, placer ? ils vous les pendent par les pieds. Pendre est l'expression. On lie les pieds avec des cordes ou avec des linges, et on les attache ainsi à une branche, à un pieux élevé, à un crampon quelconque.

Allons, malheureux noyé, c'est pour ton bien ce qu'on te fait là, mon ami; dépêche-toi de rendre toute l'eau que

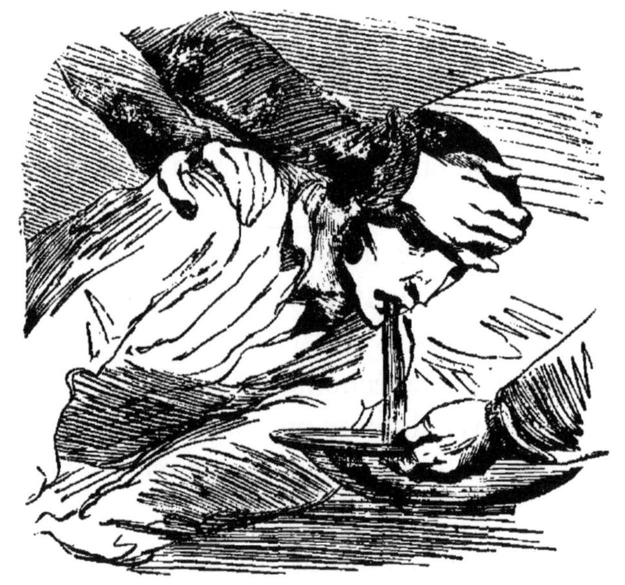

Le noyé couché sur le côté et vomissant l'eau qu'il a bue.

tu as bue, ou l'on te laissera longtemps, longtemps, avec tes deux pieds dans les airs.

Je plaisante; mais franchement ce sont de ces bêtises qui ne font pas rire et qui mettent en colère les gens de bon sens.

Pendre par les pieds pour faire vomir! mais y a-t-il au monde un garde-malade, un infirmier ou un médecin qui ait jamais imaginé de pendre par les pieds un malade à qui l'on a donné un vomitif?

Pendre par les pieds un malheureux noyé! outre que c'est le mettre dans une position désagréable, c'est l'exposer à des accidents du côté de la tête, à une espèce de coup de sang.

Pour mon compte, si jamais je voyais des individus secourant un noyé procéder à de semblables manœuvres, quand ils seraient trois, quand ils seraient six, je tomberais sur eux à grands coups de bâton, car c'est avec des coups de bâton que l'on a raison des bourriques. Je connais un maître d'école qui répète toujours cette maxime, tirée, je crois, d'une grande tragédie :

> C'est à coups de bâton qu'on gouverne les ânes !

V. — Il faut enlever vivement toutes les mucosités de la gorge et du nez.

Franchement, un noyé n'a pas une figure agréable : il est pâle, il est blême, ses yeux sont noirs, renfoncés, ses lèvres blanches ; c'est un si vilain tableau, que, les premières fois, moi je ne pouvais le considérer sans tressaillir. On a peur des fantômes, on a peur des têtes de mort, qu'est-ce que c'est, bon Dieu ! à côté du visage d'un noyé !

Plusieurs fois, à mes débuts, j'ai senti le cœur me manquer ; j'éprouvais des bourdonnements dans les oreilles ; mes jambes fléchissaient comme si j'avais avalé quatre litres à 8. Je m'en allais, je m'en allais... Je suis tombé une fois tout à fait en faiblesse : ça faisait deux hommes à secourir au lieu d'un. — C'était bien désagréable pour les assistants.

Heureusement je me suis fait à la chose ; l'habitude m'a bronzé le cœur : le bon sens a remouché ma sensiblerie. J'ai raisonné, finalement : on est homme ou on ne l'est pas. On ne ramasse pas des noyés pour son plaisir ; on ne les regarde pas comme les tableaux de je ne sais quel particulier, — de monsieur Isabey, je crois ; un luron qui charbonne la marine avec une ressemblance, une vérité, — c'est ça. — Quand on veut se mêler de secourir les autres, il ne faut pas être de papier mâché, n'est-il pas vrai ?

Au reste, quand je sens que le cœur me bat la générale, quand j'éprouve je ne sais quel frisson dans le dos, je me roidis, je me traite d'imbécile, et le meilleur moyen pour me secouer, c'est de penser non pas au présent, mais à l'avenir ; de considérer non pas un homme à peu près mort, mais bientôt ressuscité ; de voir toutes les joies causées par le ressuscité. Je me dis :

— C'est homme-là est peut-être un père de famille, ou bien un fils aimé par ses parents. Si on le laisse rendre l'âme, on plonge une foule de gens dans la douleur ; au contraire, si on le rappelle à la vie, on le rend en quelque sorte à l'existence, on est cause de bien des bonheurs, et si l'on fait couler des larmes, ce sont des sentiments de reconnaissance.

Voyez-vous d'ici ce contraste? représentez-vous une pauvre famille inquiète :

— Votre père ou votre fils est noyé ! crie une voix.

— Oh ! mon Dieu ! mon Dieu ! répond la famille.

Tous les visages se décomposent ; on pleure, on crie, on veut courir. Tout d'un coup le prétendu noyé revient aussi vivant que vous et moi.

— Ne vous dérangez pas, qu'il dit aux pleurnicheurs. J'ai bu un bouillon, mais j'en ai été quitte pour un évanouissement, pour une misère ; j'ai tant bu d'eau, qu'à présent je boirais bien un verre de vin.

On se rassure, on se réjouit, on s'embrasse. — C'est une scène que j'avais recommandée à un peintre d'enseignes de mon quartier.

Qui est la cause de ce tableau, s'il vous plaît? Le sauveur, le nageur, le frotteur, l'homme de cœur enfin qui a su faire tout ce que je vais dire. Tout cela vaut bien la peine de ne pas reculer devant un visage livide, et de n'avoir pas trop d'émotion parce qu'un individu fait la grimace.

J'ai dit que la grimace était soignée : je mentirais si je disais le contraire.

Le noyé est non-seulement bouffi, défiguré, mais de son nez et de sa bouche sort une bave verdâtre, espèce d'écume dont j'ai souvent cherché l'explication.

Chacun peut voir sur les bords de certains étangs cette écume nauséabonde, mille fois plus vilaine que l'écume d'un pot-au-feu : l'écume qui se trouve à la bouche des noyés à quelque analogie avec celle-là.

Je pensais d'abord : le noyé qui sent venir la mort se crispe, se met en colère; or les gens en colère écument, et c'est pourquoi on trouve à la bouche de tous les noyés la bave dont je viens de parler.

Il paraît que cette explication n'est pas très-scientifique. Un vétérinaire, à qui je me suis hasardé de la donner, s'est mis à rire à gorge déployée, et puis il m'a parlé des mucosités produites par l'intérieur des poumons; il m'a dit que c'était un peu comme les mucosités du nez et de la bouche; que les poumons, révolutionnés par l'introduction de l'eau, furieux de recevoir du liquide au lieu de l'air dont ils ont besoin, se tortillent et rejettent la bave que l'on trouve au nez et à la bouche. M'a-t-il conté une couleur, a-t-il voulu se moquer de mon ignorance? je n'en sais rien; mais j'ai avalé la chose avec une naïveté qui a dû lui faire plaisir.

Le fait est que, lorsque nous avalons de travers, lorsque, par une raison ou par une autre, une seule goutte d'eau entre dans le conduit destiné à l'air, on tousse, on se pâme : toute la machine respiratoire se révolutionne pour mettre à la porte la goutte d'eau qui s'est trompée de chemin. Or, quand un homme se noie, il doit se passer dans sa poitrine quelque chose d'analogue, et c'est probablement ce qui produit les mucosités mousseuses dont nous nous occupons. — Passons outre.

Évidemment ces mucosités ne doivent pas rester où elles sont ; elles obstruent l'ouverture des conduits ; elles empêchent l'air de passer : il est donc nécessaire de les essuyer, de les ôter, de les faire disparaître.

Avec un linge, une serviette, un mouchoir, avec un chiffon quelconque, on essuie la bouche ; mais il ne faut pas avoir peur d'appuyer et se contenter d'un débarbouil-

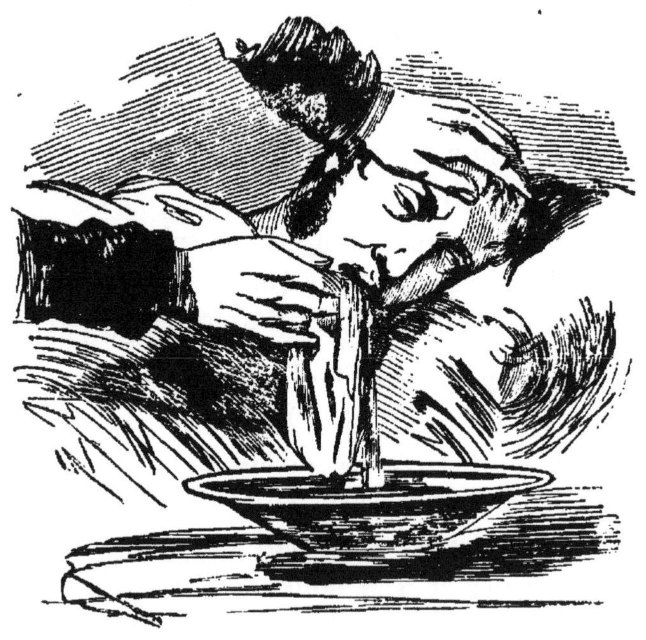

On essuie les mucosités de la bouche et du nez.

lage extérieur, il est indispensable d'ôter toutes les mucosités qui se trouvent dans la bouche même.

Bien souvent la mâchoire est contractée, les dents sont serrées les unes contre les autres ; on les entr'ouvre d'abord avec le manche d'une cuiller, puis on coupe un bouchon en forme de coin, on l'enfonce, on l'entre; on écarte ainsi forcément les dents, et ce qu'il y a de mieux, c'est qu'en laissant le bouchon en place on tient les mâcho ·es écartées.

Alors, avec un petit bâton ou le manche de la cuiller coiffé d'un linge fin, on plonge dans la cavité, on déblaye, on nettoie, on débarrasse toute la bouche.

On en agit ainsi du côté du nez, du côté des narines; là heureusement il n'y a pas de contractions qui fassent obstacle. On plonge un tortillon de linge dans chaque narine, et on étanche ainsi toutes les méchantes mucosités qui les bouchent. Pour cela il faut du soin, de la patience. On doit replonger le linge à sec tant qu'on le retire humide et qu'il ramène quelques viscosités.

Je sais parfaitement bien que ce n'est point une besogne agréable; mais, quand on veut faire le médecin, il faut le bien faire : on peut bien surmonter quelques répugnances pour sauver la vie à un de ses semblables.

VI. — On doit réchauffer un noyé par tous les moyens possibles.

Un noyé est roide comme un piquet, souvent noir comme un moricaud, et froid comme un marbre. Ce n'est pas seulement parce qu'il est resté dans l'eau, qui n'était pas trop chaude : il est plus froid que la rivière; il est froid comme un homme tout à fait mort ou à peu près.

Tenez, j'ai vu, j'ai malheureusement vu beaucoup de cholériques. Dans la dernière épidémie, beaucoup de voisins m'appelaient pour frotter, pour frictionner les connaissances prises de la maladie. Eh bien, la sensation glaciale que donne à la main la peau d'un cholérique près de mourir est absolument la même que la sensation fournie par la peau d'un noyé. Un médecin à qui j'ai fait cette remarque m'a répondu :

— Ce n'est pas étonnant : le cholérique et le noyé meurent tous les deux par asphyxie. Voilà pourquoi ils sont si froids ; voilà pourquoi ils sont noirs l'un et l'autre.

J'ai voulu avoir plus d'explications. Le médecin alors m'a fait une grande tartine sur la circulation ; il m'a parlé de combustion, d'oxygénation, de sang rouge et de sang noir. Je n'y ai pas compris grand'chose, mais je l'ai remercié tout de même.

Ma petite théorie à moi, c'est que le sang, ne circulant plus chez un noyé, devient comme figé, et qu'il faut par tous les moyens le faire courir dans les veines suivant ses habitudes. Or il y a deux moyens principaux : la chaleur et les frictions.

J'ai déjà recommandé de débarrasser le noyé de ses habits mouillés, de lui mettre du linge bien sec et de le coucher dans un lit bien bassiné, bien chaud, s'il y a possibilité.

S'il y a possibilité, vous entendez ! car, si vous êtes sur un rivage loin des maisons, loin de tout, il faut pourtant savoir suppléer à l'absence du lit et des linges.

On peut coucher le noyé déshabillé dans de la paille, dans du foin.

On peut le coucher dans du sable bien sec ; il y a même des gens qui vous diront que le meilleur moyen de sauver un noyé, c'est de lui faire prendre un bain de sable chaud, c'est-à-dire de l'enterrer à moitié dans ce sable brûlant que l'on trouve sur certains rivages. Moi, je ne partage pas cette opinion-là ; je n'aime pas enterrer les gens que je veux rappeler à la vie.

Il est nécessaire d'allumer un bon feu de bois sec dans la chambre où tout à côté du noyé que l'on secourt ; c'est le moyen d'avoir le plus promptement possible les réchauffants que je vais dire :

— Des serviettes chaudes,
— Des briques chaudes,
— Des fers à repasser, chauffés aussi.

Briques et fers doivent être entourés d'un torchon sec avant d'en faire l'application.

Enfin, tout le monde connaît les bouteilles d'eau chaude. On remplit d'eau bouillante des bouteilles de grès, on les bouche bien, et l'on se procure ainsi des foyers de chaleur qui durent et agissent puissamment.

Il faut chauffer, réchauffer, mais on ne doit pas brûler. J'ai l'air, en faisant cette recommandation, de vouloir démontrer la lumière en plein jour; eh bien, je ne sais pas s'il est des imbéciles capables de prétendre qu'il fait nuit en plein soleil, mais ce que je sais, c'est qu'il existe des ignorants (qui se donnent pour savants, bien entendu) qui brûlent les noyés, qui les flambent comme des poulets pour les rappeler à la vie; ces gens-là sont dignes des bourriques dont j'ai déjà parlé à propos de la suspension par les pieds.

Qu'un médecin, un homme qui sait jusqu'où il peut aller, se permette de mettre au creux de l'estomac du malheureux noyé un morceau d'amadou allumé, je le comprends, je l'approuve: on appelle ça mettre un moxa; mais qu'un brise-raison vienne brûler à droite, à gauche, partout, un pauvre diable qui ne peut pas se défendre, qu'il l'empêche de revenir à lui par la fumée qu'il lui fait aller sous le nez, à mon avis ce n'est plus simplement une bêtise, c'est un vrai délit de justice, et si j'étais gouvernement, je punirais sévèrement des actions pareilles. — Je ne suis pas gouvernement, Dieu merci!

VII. — Les frictions.

Il ne s'agit pas de réchauffer un homme comme on

chauffe un fer à repasser, comme on chauffe un morceau de bois. Du temps du choléra, dont j'ai déjà parlé, il y avait des gens qui flanquaient à l'entour du malade huit à dix bouteilles de grès remplies d'eau bouillante ; quand on tâtait le malade, on le trouvait tiède, et l'on s'écriait plein d'espérance : le voilà qui commence à se réchauffer.

— Je t'en fiche ; il était chaud comme les draps qui l'entouraient, comme les bouteilles qui l'environnaient ; mais tout cela n'était que de la chaleur factice ! Chez un noyé, comme chez un cholérique, il faut surtout chercher à réveiller la chaleur intérieure, on doit viser à rétablir la circulation du sang.

Pour cela, il faut frictionner, frotter, et frotter ferme.

On peut se servir de torchons de laine, de torchons de

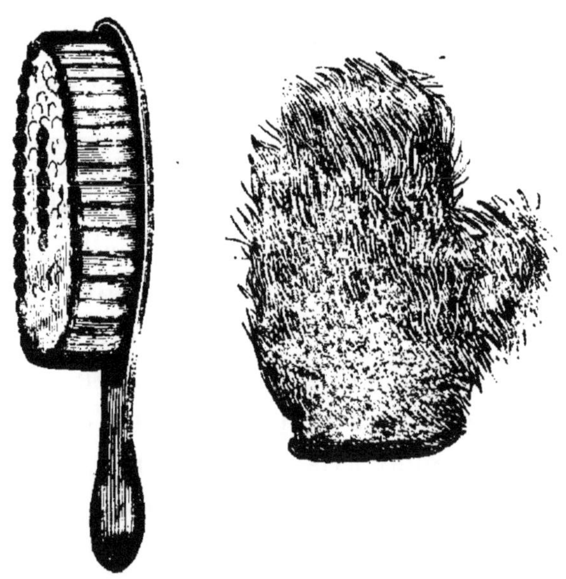

Brosse de flanelle. Gant de crin.

lin ou de coton ; on peut employer des brosses ordinaires, si elles ne sont pas trop roides. On a fait dans ces temps-ci des brosses avec de la flanelle, qui sont très-commodes pour l'opération dont il s'agit.

Que dis-je! des brosses? les Anglais, qui se mêlent toujours d'inventer, ont fait confectionner des gants de crin, gants bruts et piquants, dont on dit des merveilles; mais moi, qui n'aime pas les Anglais, je n'ai jamais voulu employer ces gants-là; j'aime autant une bonne touffe de crin brut, un simple bouchon de foin ou de paille, et j'aime mieux les simples frictions sèches faites avec les deux mains à nu.

Vous me direz : Vous êtes un batelier, un ouvrier, un homme à peau rude. C'est vrai : cette particularité peut me faire dégringoler dans l'estime des petits-maîtres et des femmelettes, moi, je m'en fais gloire; ça prouve que je ne reste pas toujours les mains dans mes poches; je vais même plus loin dans ma confession, j'ai la peau des mains si calleuse et si rude, que, quand, pour allumer ma pipe, je frotte inutilement une allumette chimique sur la muraille, je n'ai qu'à la passer vigoureusement sur la peau de ma main, elle prend feu à l'instant même.

— Jugez de la rudesse!

Fort heureusement pour tout le monde, fort heureusement même pour ces petits dandys qui font la bouche en cœur et portent le chapeau sur l'oreille, il existe en France beaucoup de gens comme moi : on rencontre partout beaucoup de mains comme les miennes. Eh bien, ces gens (ces mains-là) n'ont pas besoin de gants anglais pour frictionner les noyés, ils n'ont qu'à frotter avec leurs deux mains; et si le noyé n'est pas tout à fait parti pour l'autre monde, il finira par sentir les râpes qui le grattent dans ce monde-ci.

Je dois pourtant, en auteur consciencieux et glorieux de son expérience, donner la nomenclature exacte des objets dont on se sert ordinairement pour les frictions.

Outre

— Les torchons de lin un peu neufs,

— Les morceaux de grosse flanelle,

— Les gants de crin (fameux gants anglais),

— Et les serviettes chaudes, préférablement des serviettes de coton,

On se sert

— De brosses en flanelle (je l'ai déjà dit),

— D'une sorte de rouleau de laine confectionné tout exprès, et dont les connaisseurs rendent bon témoignage.

Enfin, l'on se sert de fers modérément chauds, et l'on mêle ainsi les avantages de la chaleur artificielle aux avantages des excitants mécaniques ; par exemple, pour frotter les membres, le ventre ou la poitrine avec les susdits

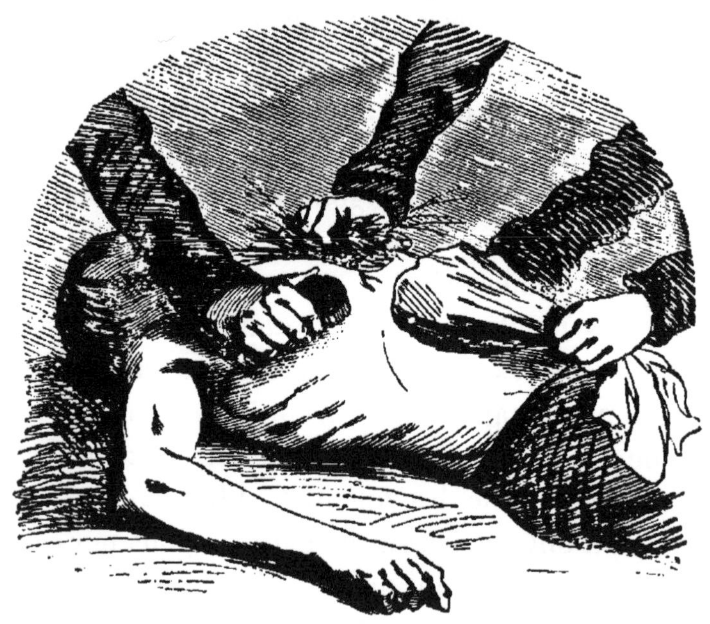

Frictions avec la brosse, la serviette, etc.

fers chauds, on doit préalablement recouvrir les membres, le ventre ou la poitrine d'une flanelle d'une certaine épaisseur. Cette flanelle absorbe tout ce que la chaleur du fer aurait de trop fort, et elle n'affaiblit rien des bons effets de la friction.

Pour frictionner un noyé, il n'y faut point aller de main morte; il faut se mettre trois ou quatre ensemble à cette opération. Habits bas, énergie dans les mouvements; courage au cœur! on sue, on se fatigue, on s'essouffle; qu'importe, la vie d'un homme ne vaut-elle pas ça?

VIII. — Des différents moyens à employer pour rétablir la respiration chez un noyé.

Souvent on s'est donné un mal d'enfer. On a repêché son homme à grand'peine; on l'a déshabillé, essuyé, rhabillé; on a fait la toilette nécessaire de son nez et de sa bouche; on l'a réchauffé du mieux possible et on l'a frictionné à se trouver en transpiration. Le noyé, insensible à tant de soins, reste là, inanimé, immobile, inerte; la respiration ne recommence pas, et un homme qui reste longtemps sans respirer est un homme perdu.

Il est donc urgent d'aviser aux moyens de rétablir la respiration.

Il faut dire que les poumons de l'homme, que sa poitrine surtout représente assez bien cet ustensile de ménage que l'on trouve dans le coin de toutes les cheminées et que l'on nomme soufflet. Un soufflet est composé d'un corps, d'une poitrine en quelque sorte, et d'un bec en métal qui rappelle le conduit aérien. Ce conduit mène l'air au poumon, c'est connu. Vous ouvrez un soufflet, c'est-à-dire que vous donnez à son corps le plus de capacité possible, l'air extérieur s'y précipite et entre en sifflant par l'ajustage que nous avons appelé bec, et qui n'est autre chose qu'un tuyau. Vous fermez le soufflet, au contraire, en d'autres termes vous le comprimez de façon à lui donner une forme aplatie, un volume de petite contenance, l'air qu'il renfermait est chassé à l'extérieur : vous rouvrez, l'air rentre ; vous fermez, il ressort, et toujours comme cela.

Eh bien, examinez un homme qui respire, remarquez bien les mouvements de sa poitrine : c'est un véritable soufflet en action. Or, pour remettre ce soufflet en activité, il faut aider à ces mouvements et représenter artificiellement le va-et-vient, la dilatation et la contraction que lui donne la vie.

Donc, retroussez bien vos deux manches, et, vos mains une fois libres, agissez, placez-les toutes deux bien à plat, l'une sur la poitrine, l'autre sur le ventre, en haut, juste à ce qu'on appelle vulgairement le creux de l'estomac. — Le vétérinaire dont j'ai déjà parlé deux fois m'a dit que cette dénomination de creux d'estomac était une bêtise, attendu que l'estomac se trouve, non pas sur le milieu du

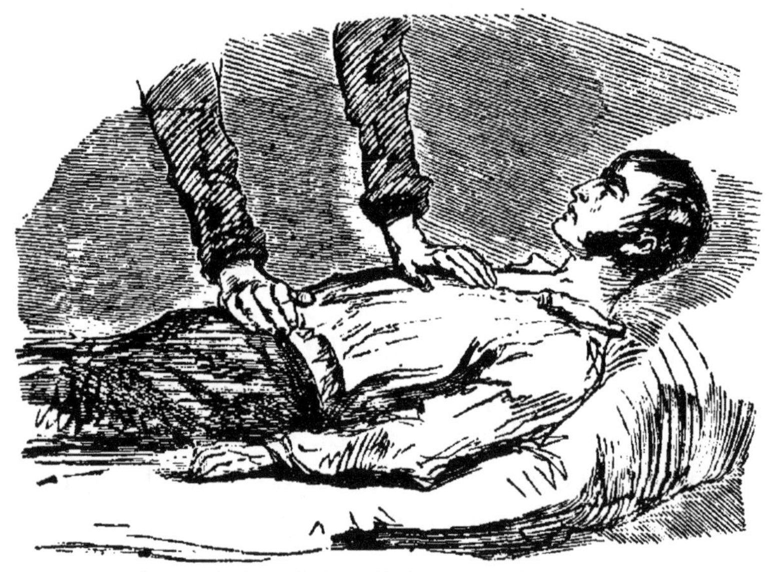

Compression de la poitrine : premier temps.

ventre, mais sur le côté, à gauche et en haut. — Peu importe. — Faites peser les deux mains ensemble ; c'est le premier temps, une! — en suite de ce, lâchez tout, c'est-à-dire relevez les deux mais; deux! — Le ventre et la poi-

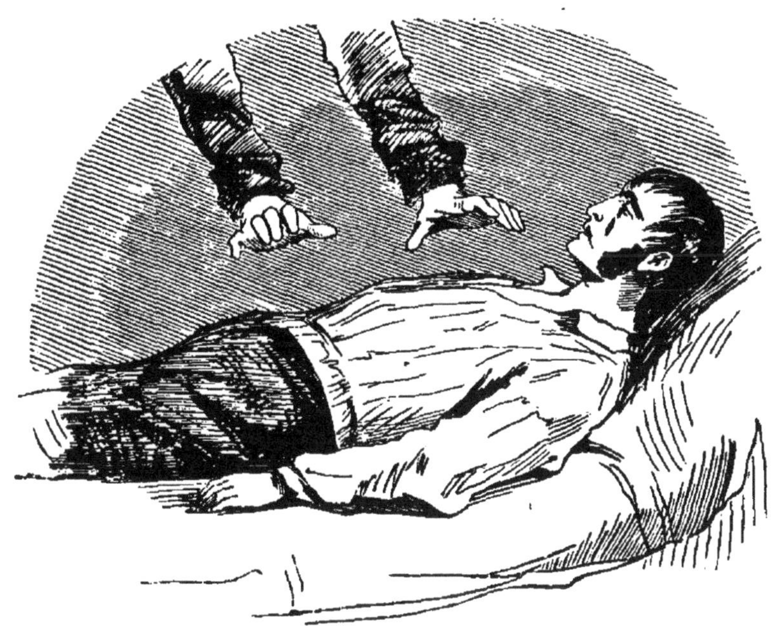

Compression de la poitrine : deuxième temps.

trine, n'étant plus comprimés, reprendront leur position première, reviendront aux limites que vous avez voulu rétrécir; par conséquent il se fera à l'intérieur une sorte de dilatation analogue à la dilatation d'une poitrine ou d'un soufflet aspirant l'air.

Le noyé est une machine; sa poitrine, tant qu'elle n'agit pas toute seule, peut être assimilée à un soufflet. — Vous l'avez comprimée, tout d'un coup vous la laissez se dilater; cette dilatation mécanique aspire forcément l'air : c'est évident. Si cet air est assez aspiré pour pénétrer jusqu'au fin fond des poumons, il y exécute son rôle ordinaire : il y change le sang noir en sang rouge, le sang rouge s'élance au cœur, le stimule, le remet en travail, et l'admirable mouvement vital se rétablit.

Dame! je ne sais point si cette explication sera bien saisie par tout le monde; mais je me suis fait expliquer ce mécanisme par un homme du métier, et j'en donne les explications comme je les ai comprises. *A bon entendeur, salut !* J'ai donné des leçons de natation à un petit littérateur qui répétait toujours ce dicton-là.

IX. — Insufflation de l'air dans les poumons.

Vous avez beau frictionner, vous avez beau comprimer et faire dilater la poitrine, la respiration ne se rétablit pas, je suppose ; eh bien, il faut agir plus directement sur les poumons; il faut y faire entrer de l'air d'autorité, attendu que l'air atmosphérique est le seul stimulant efficace des susdits poumons.

Il y a différentes manières d'opérer :

Les boîtes de sauvetage contiennent des tuyaux, des soufflets, des pompes foulantes. J'ai vu maintes fois des médecins mettre en œuvre tous ces instruments; mais cette opération exige du savoir, de l'expérience. Si l'on poussait trop d'air dans les poumons, si surtout on le poussait là dedans sans précaution, on pourrait crever quelques-unes des vésicules pulmonaires et déterminer de véritables accidents.

Moi, je n'ai recours à aucune de ces machines. Bien souvent je prends une simple vessie de cochon; je la gonfle, je la remplis d'air, et puis j'opère ainsi qu'il suit :

1° Je bouche le nez du noyé avec une pincette de bois : on prend un morceau de bois pas trop sec ; on y fait une large fente, et la pincette est toute confectionnée. Il y a quelque chose de meilleur encore, c'est la pincette en fil de fer, et je l'organise, je la mets en œuvre toutes les fois que j'ai un treillage ou quelques morceaux de fil de fer sous la main. Mon avis même est qu'un homme exposé à secourir des noyés devrait toujours avoir un peu de fil de fer dans sa poche;

2° Le nez une fois bien fermé, j'introduis l'ouverture de la vessie dans la bouche du patient, et avec la main gauche j'ai soin de soutenir les lèvres et de les tenir bien appliquées sur le goulot de la vessie;

3° C'est alors que, pressant la vessie, soit tout simplement avec la main droite si la vessie est petite, soit avec ma poitrine et mon bras tout entier si elle est grosse, j'arrive à chasser dans la bouche, puis dans les poumons, tout l'air qu'elle contient. Ce n'est rien que de faire entrer de l'air, il faut opérer de manière à le laisser ressortir à sa guise, car la respiration se compose de deux temps : l'inspiration, l'introduction de l'air, et l'expiration, la sortie de l'air inspiré. Vous étouffez tout aussi bien un homme en l'empêchant d'expirer l'air qu'en mettant obstacle à l'entrée de cet air si nécessaire à la vie. Par conséquent, aussitôt que l'on a pressé sur la vessie, il faut lâcher la main qui tient les lèvres appliquées sur cette vessie, de façon que l'air entré puisse ressortir à son aise.

Le plus souvent, moi je ne fais pas tant de cérémonies ; les choses les plus simples sont toujours les meilleures. J'insuffle de l'air dans les poumons du noyé, *bouche à bouche*, c'est-à-dire en posant ma bouche contre la sienne; j'y vais aussi modérément et aussi brusquement qu'il est nécessaire. Si je sens la poitrine se dilater, je ralentis, j'arrête; si je ne trouve aucun mouvement, j'accélère, et je souffle avec l'énergie d'un joueur de trompette. Je suis toujours sûr, en agissant de la sorte, de ne pas crever les poumons de mon individu.

On me dira :

Mais une pareille opération est répugnante; comment

oser mettre sa bouche sur les lèvres froides d'un noyé, qui ressemble déjà à un cadavre!

Moi je répondrai :

— Quand il s'agit de sauver la vie d'un homme, il ne faut pas faire la mijaurée; d'ailleurs, la bouche d'un noyé, une fois bien essuyée, bien débarrassée de ses mucosités, est assez lavée, assez propre pour n'inspirer aucune répugnance.

J'ai plus de confiance dans l'opération bouche à bouche que dans les fameux instruments employés par messieurs les médecins.

X. — Les excitants respiratoires.

Un des premiers noyés que j'ai repêchés fut transporté dans un corps de garde, dans une de ces petites cahutes de municipaux où se trouvent des boîtes de secours, des instructions pour s'en servir et des vétérans expérimentés sur l'article.

Je me souviens que le vieux sergent, voyant le noyé ne pas revenir assez promptement, prit une petite bouteille dans une boîte, et après l'avoir débouchée, il la passa plusieurs fois sous les narines de l'individu en traitement; le noyé fit une ou deux grimaces, puis une aspiration, puis un mouvement.

— Mazette! que je me dis, ça doit être fameux ce qu'il y a dans ce flacon-là.

Tout le monde était occupé autour du noyé, et le flacon sauveur avait été replacé sur le coin d'une table, avec aussi peu de respect et de cérémonie que si on ne lui devait aucune obligation. Mais je ne fais semblant de rien ; je me faufile, je saisis le flacon, et j'en flaire une bonne prise. Miséricorde! quelle sensation! Je crus avoir respiré un cent d'épingles : j'avais respiré de l'alcali.

Pour un homme bien portant, c'est une secousse désagréable ; pour un homme évanoui, c'est une commotion efficace. Il est donc bon de passer un flacon d'alcali sous

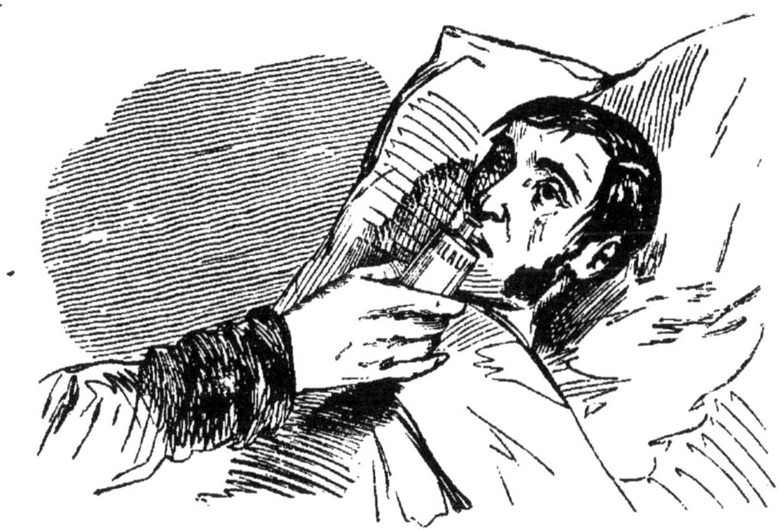

L'alcali mis sous la nez, à distance.

le nez d'un noyé qui ne revient point assez vite. Seulement il faut le passer à distance, le passer et non le maintenir sous les narines, sans quoi on déterminerait une telle irritation qu'il en résulterait plus tard de l'inflammation, du gonflement ; il est tout à fait inutile de soumettre le nez d'un noyé à une pareille épreuve.

Quand je n'ai point d'alcali, j'emploie pour exciter l'intérieur du nez un moyen bien simple, bien facile, un moyen, celui-là, qui ne saurait être dangereux. Je prends un petit bâton, une paille, et mieux surtout une plume ; je l'introduit tout doucement dans les narines, et je chatouille l'intérieur des naseaux. Remarquons bien qu'il s'agit seulement de chatouiller : en y allant rudement on boucherait le nez, mais c'est tout.

Le chatouillement excite les petits filets nerveux, quelquefois il provoque l'éternument. Si vous avez le bonheur de faire éternuer un noyé, vous pouvez chanter victoire, et vous dire tout de suite : il est sauvé.

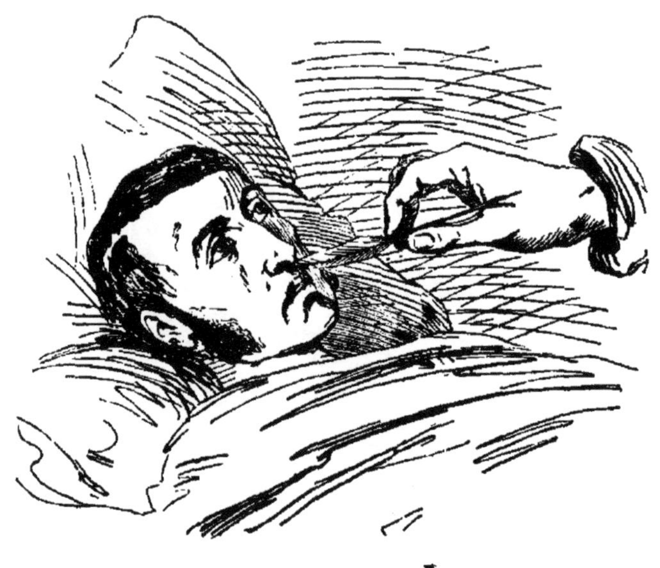

Chatouillement des narines avec la plume.

— Vous éternuez, monsieur; Dieu vous bénisse! et moi aussi!

XI. — Les moyens médicaux.

J'ai dit que je n'étais pas médecin, et par conséquent je n'ai guère le droit de parler médecine; mais, destinant ce petit travail à un médecin publiciste, qui me fait l'effet d'être aussi scientifique que quoi que ce soit, il serait urgent de dire quelques mots des moyens d'apothicaire employés contre la noyade.

C'est pas mal embarrassant, tout de même, car il s'agit de... lavements. Le mot est lâché, tant pis!

Je n'ai jamais servi dans les mousquetaires à genoux; mais j'ai pu constater que des lavements d'eau salée, administrés à des noyés mauvaise tête, les réveillaient souvent, bon gré mal gré.

Quant aux fumigations de tabac, ça m'a toujours fait l'effet d'une blague, et pourtant le vétérinaire dont j'ai déjà parlé m'a assuré qu'elles étaient très-efficaces.

Moi, j'aime mieux fumer ma pipe tranquillement que de la consacrer à pareille opération.

J'ai fini! Ce n'est pas pour me flatter, mais je trouve mon travail pas mal utile.

Si j'étais gouvernement, je me dirais comme ça, tout en dégustant mon cigare :

— Maître Jean-Pierre est un imbécile; mais il a dit de bonnes choses. Je veux que dans chaque commune où se trouve une rivière, on sache les secours à donner aux personnes noyées. En conséquence, je vais appeler un garçon de bureau, et le charger d'aller chercher un tas des livres où ce qu'il a écrit est imprimé; et puis je les enverrai dans toutes les localités qui en ont besoin.

LES MÉMOIRES D'UN ASPHYXIÉ

I. — Nous n'avons pas tout dit sur l'asphyxie.

Nous avons longuement traité de l'asphyxie humide, c'est-à-dire que, grâce à maître Jean-Pierre, professeur de natation, nous avons minutieusement détaillé les secours à donner aux gens volontairement ou involontairement noyés.

Mais ce travail n'était pas complet, et nous voulons le parfaire en publiant un opuscule que nous avons entre les mains : les *Mémoires d'un asphyxié*.

En effet, la respiration peut être arrêtée, non-seulement par l'introduction de l'air dans les poumons, non-seulement par un spasme du cœur ou un accident du cerveau, mais parce que l'air qui sert à son exécution est délétère et désastreux. C'est ce que l'on appelle *asphyxie par la voie sèche;* et à ce propos, qu'on nous permette de consigner ici la lettre qui accompagnait le manuscrit que nous allons offrir à votre étude, à vos réflexions, et recommander à votre mémoire.

II. — Explication de l'auteur.

Il y a déjà assez longtemps, à l'époque où nous rédigions notre journal de médecine populaire, que nous avons reçu, avec un très-volumineux manuscrit, l'étrange épître qui va suivre :

« Honneur à vous, monsieur le rédacteur! Après bien des bourrasques et des tempêtes, j'aperçois un port accessible. Terre! terre! Je vais donc pouvoir mettre à exécution le plus important de tous mes projets.

« Je suis artiste, monsieur ; je devrais dire rapin, croûton, mais l'expression ne fait rien à la chose ; je m'occupe de beaux-arts, de dessin, de peinture ; il y a bientôt douze ans que je me suis jeté, tête baissée, dans cette espèce de gouffre que tant de gens prennent pour un pays plein de délices et de satisfaction. Je ne vous dirai pas mon enthousiasme des premières années, mon ambition des années suivantes : vous me paraissez trop connaître le cœur humain pour ne pas comprendre que j'ai rêvé naïvement la gloire de Raphaël et les triomphes de Léonard de Vinci. Mais je n'ai abouti qu'à d'épouvantables déboires : pas de protecteurs, pas de compères, pas de succès, plus d'argent! Sans doute j'aurais dû faire un retour sur moi-même, et reconnaître, sinon ma sottise, du moins ma médiocrité. On peut être un parfait honnête homme sans être un Poussin ni un Michel-Ange.

« Malheureusement j'étais blessé au plus profond de mon amour-propre ; je pris l'humanité en horreur et l'existence en exécration. En conséquence, je résolus d'en finir, et je me décidai au sinistre moyen du boisseau de charbon.

« Vous le verrez par ce mémoire, monsieur le rédacteur, non-seulement j'ai voulu me détruire, mais j'ai subi toutes les angoisses du moribond, toutes les tortures de l'agonie ; j'ai pénétré jusqu'au seuil formidable de l'éternité. La Providence m'en a écarté par une sorte de miracle. Je dois la vie à l'un de ces détails que bien des gens rapporteraient au hasard, mais dans lequel j'ai, par bonheur, reconnu le doigt de Dieu.

« C'est pourquoi je me suis repris à l'existence; et, pour racheter ma tentative de suicide, je me suis mis à écrire mon histoire; puis, me dévouant aux malheureux qui tentent de s'asphyxier, non-seulement j'ai fait sur cette maladie des études toutes particulières, mais, après m'être mis au service de plusieurs commissaires de Paris, je suis passé de la théorie à la pratique : j'ai éprouvé tous les moyens, employé toutes les manœuvres, expérimenté toutes les ressources; et, consignant dans mon opuscule ces importantes observations, j'attendais un moment prospère et quelques fonds disponibles pour livrer le tout aux imprimeurs et à la publicité. Lorsque votre publication m'est tombée sous la main, j'ai compris que c'était la porte ouverte à l'accomplissement du plus cher de mes désirs; j'ai lu, relu et mis en ordre toutes mes paperasses; j'ai besoin que l'on revoie un peu tout cela, il est fort utile ce me semble que ma bourgeoise rédaction subisse le contrôle d'un homme spécial et reçoive des annotations ou même des transformations de la main d'un médecin.

« Je vous envoie le tout; vous en ferez ce que bon vous semblera : vous ajouterez, vous retrancherez, vous rectifierez, vous commenterez; toute mon ambition, en entreprenant ce travail, a été d'être utile aux malheureux qui tenteraient, comme je l'ai fait, de s'asphyxier par le charbon : utile en racontant tout ce que j'ai souffert au physique et au moral; utile en indiquant minutieusement à toutes les personnes capables de porter secours en pareille circonstance, et les moyens qu'elles doivent prendre, et les manœuvres qu'il faut éviter.

« Certes, si j'étais dans la position de maître Jean-Pierre, c'est avec autant de gloriole que lui que je signerais ce travail; mais, tout repentant que je suis, j'ai des

4

susceptibilités de famille à ménager, et je vous demande, monsieur le directeur, tout en agréant l'assurance de mon respectueux dévouement, de me permettre cette signature allégorique.

« REPENTIR !..... »

III. — Courtes explications.

Bien assez souvent on nous reproche de trop délayer nos préceptes, de trop phraser, de trop décrire ; en insérant tous les mémoires d'un asphyxié, nous nous serions exposé à doubler les mécontents.

Toutefois, quand les critiques devraient s'élever comme un de ces tourbillons de poussière qui annoncent la tempête ; quand les impatients et les gens trop pressés devraient nous crier :

— Avancez donc ! Mais vous n'avancez pas !

Nous voulons, avec les préceptes médicaux, choisir quelques réflexions intellectuelles, quelques remèdes moraux.

Car, il ne faut point l'oublier, l'homme est le majestueux assemblage d'un corps et d'une âme, et la guérison des maladies de l'âme amène bien souvent la guérison des maladies du corps ; en d'autres termes, il existe une médecine morale comme il existe une médecine pharmaceutique, et la première, croyez-moi bien, est souvent plus sûre et plus efficace que la seconde : effectivement le corps a ses instincts ; les lois vitales, un moment révolutionnées, tendent un moment à se remettre en équilibre ; la nature, messieurs les médecins, guérit plus de monde dans une année que vous n'en guérissez dans toute votre vie ; tandis que l'esprit, doué de liberté, n'obéit qu'à des préventions quand il est mal enseigné, et ne saurait rentrer en équilibre que par le raisonnement et le courage.

L'art de guérir a toute une grande classe d'enseignements qui se rattachent à la cause des maladies, et l'hygiène, qui n'est autre chose que l'art d'empêcher une maladie, de prévenir une souffrance, tient une grande place dans la médecine.

Le praticien vous dit : Voilà les causes du mal, faites en sorte de les fuir et de les combattre; mettez tout en œuvre pour les éviter. Ainsi l'humidité engendre les rhumatismes ; si vous craignez d'être rhumatisant, évitez l'humidité. — La bonne chère, l'abus des stimulants, l'excès des boissons alcooliques, déterminent souvent les souffrances de la goutte. Si vous ne voulez pas être goutteux, évitez les excès de table et les sottises trop communes des gastronomes et des fins buveurs.

Eh bien, je crois qu'il est important de dire à tous ceux que l'idée du suicide pourrait tourmenter :

— Malheureux ! ne voyez-vous pas que tout suicide est une lâcheté! Et puisque tout homme qui cherche à se suicider est un peureux, un trembleur, n'est-il pas important, pour l'empêcher d'aller tête baissée dans cet épouvantable abîme, de lui montrer, non-seulement les souffrances morales que le suicide détermine, mais les souffrances physiques dont il est environné? C'est là le motif qui m'a décidé à vous donner quelques lambeaux des nombreuses descriptions insérées dans les mémoires que nous avons sous les yeux.

IV. — Angoisses des derniers moments.

Maintenant je laisse parler l'auteur anonyme qui a si pittoresquement signé sa lettre du mot significatif : Repentir !

O vous chez qui germe la terrible pensée de destruction ; vous qui vous imaginez arrêter toutes vos souffrances en allant vous jeter dans une rivière, en allumant des réchauds pleins de charbon, en recourant honteusement à l'ignoble lacet du pendu, laissez-moi vous prêcher et vous dire : J'étais comme vous, découragé ; comme vous, désillusionné, plus que vous peut-être, et voilà ce que j'ai fait ; mais voilà ce qu'il m'a fallu souffrir :

Et d'abord, il y eut chez moi, pendant près de deux mois, un combat dont vous comprendrez la rigueur.

Me détruirai-je? ne me détruirai-je pas? La destruction est-elle permise? N'est-ce point un crime suprême? N'est-ce point une offense directe à la Divinité? En un mot, c'était le *To be or not to be* du poëte anglais, mais avec de telles aspérités, avec de si grandes inquiétudes, avec une perplexité si épouvantable, que, je l'atteste ici, on n'arrive pas à se décider au suicide sans un satanique combat, sans une indicible torture !

Les gens qui veulent en finir avec la vie, les ignorants par la tête desquels passe l'idée de destruction comme un éclair à travers un orage, ne se doutent pas de toutes les souffrances qu'ont à subir les gens un peu sensés qui arrivent à la décision du suicide.

Envisagée de loin et sans y réfléchir, c'est une détermination qui paraît presque naturelle. On se dit : Je souffre, je suis blessé jusqu'au fond du cœur d'une blessure qui ne se guérira jamais ; mon amour-propre saigne, mon honneur est écrasé ; par conséquent, il faut en finir bien vite. Allons piquer une tête dans la rivière. Pouf ! tout sera dit. Achetons une bonne paire de pistolets, chargeons-les bien. Paf! l'exécution sera faite. Ou bien, fermons toutes les portes, calfeutrons toutes les fenêtres, allumons un fourneau de charbon ! soufflons ! soufflons ! et le foyer, une fois bien embrasé, finira par aspirer notre vie.

Oui ; mais, cette résolution une fois prise, la nature

s'émeut, l'instinct vital se révolutionne; et, croyez-moi, je vous en parle par expérience, il se passe au fond du cœur des combats plus épouvantables que toutes les épreuves d'ici-bas. De la décision à l'acte il se passe généralement un laps de temps qui paraît incommensurable; l'arrêt est porté; votre amour-propre tend à ce qu'il soit irrévocable; mais il y a lutte, crainte, réflexion, terreur! Vous êtes dans l'état d'un homme arrivé sous une guillotine dont le couteau mettrait sept à huit jours à tomber.

Enfin l'heure de l'exécution a sonné; vous avez rassemblé le peu d'énergie qui restait à votre moral affaissé; vous avez résolu d'en finir... Je ne sais ce qui se passe chez l'homme qui se plonge dans une rivière; mais j'ai lieu de penser qu'il y éprouve en quelques minutes plus de tortures peut-être qu'il n'en aurait subi tout le reste de sa vie. Je ne sais ce qui se passe dans le cœur de cet homme qui vient de charger son pistolet; mais, soyez-en sûr, s'il n'est pas fou, s'il n'est point ivre, il doit atrocement souffrir. Quant aux pensées qui assiégent le malheureux s'asphyxiant par le charbon, je vais vous les retracer une à une, en vous mettant sous les yeux le journal qu'il me vint en tête de griffonner dans ce suprême et terrible moment.

13 février.

J'ai résolu d'en finir! Il y a six mois que je lutte! Il y a six semaines que j'ai compris l'obligation de sortir du monde! J'ai espéré, non pas des éloges exagérés, non pas une gloire difficile, mais tout au moins de la sympathie et des encouragements. Dès mes premiers pas dans la carrière artistique, j'ai rencontré des déboires inattendus, des obstacles infranchissables. Pourquoi ai-je quitté l'humble condition d'artisan de mon pauvre père? Au lieu d'avoir des rivaux, j'aurais trouvé des camarades; au lieu de cri-

4.

tiques et de sarcasmes, j'aurais rencontré sans doute quelques encouragements; mais tout a tourné contre moi, mon enthousiasme et mes études premières, ma naissance et mon désir d'arriver. Des gens qui me traitaient d'ami, me voyant grimper derrière eux à cette montagne difficile qu'on appelle le *succès*, non-seulement m'ont accueilli par de dures paroles, mais, joignant le crime à l'insolence, et me frappant en pleine poitrine, ils m'ont brutalement repoussé d'un coup de pied. Je me suis trop avancé pour consentir à reculer : mieux vaut cent fois me jeter à droite et à gauche, disparaître comme dans une trappe, et me sauver par un coup inattendu!

Je viens d'acheter un boisseau de charbon, je l'ai monté dans ma chambre, puis je suis descendu pour prendre chez le marchand de vin du courage à deux sous le verre, et de l'énergie par un redoublement de consommation!

En sortant de cette infernale boutique, je suis entré dans l'innocent établissement d'un marchand de papier; j'y ai demandé pour six sous de papier, pour un sou de colle : un sou de colle, grand Dieu! j'en avais de quoi remplir une assiette. On me l'a enveloppée dans un gros morceau de papier.

Je suis remonté chez moi, j'ai coupé le papier en bandes longuettes, je l'ai collé aux interstices de ma porte et de ma fenêtre; puis j'ai allumé un vaste réchaud, que j'ai placé au milieu de la chambre.

Pendant tous ces préparatifs, j'étais comme un aliéné; j'arpentais ma chambre avec la frénésie d'une bête fauve qui tourne dans sa cage. Deux ou trois éclairs de bonne pensée traversèrent tout cet ouragan, et puis l'amour-propre, grondant comme le tonnerre, mettait fin bien vite à toute bonne réflexion. Je pensais aux injustices de la société envers moi; je pensais, le dirai-je? au petit retentissement que ma mort allait avoir dans les journaux. Ce ne fut qu'au moment où la respiration s'embarrassa presque tout à fait que l'intelligence me revint, et que j'entrevis toute la grandeur de ma faute.

Il n'était plus temps! J'étais terrassé par un commencement d'asphyxie; ma poitrine haletante se soulevait avec peine ; une puissance infernale semblait me clouer à ma place et me défendre tout mouvement.

Oh! que j'aurais voulu alors sortir du péril! Avec quelle ardeur je me serais cramponné après un moyen de salut ! Pas d'espérance! Et, comme écrasé sous le plus épouvantable des cauchemars, je ne pouvais même pas crier !

Je le déclare formellement, je voudrais le crier de manière que tout le monde pût m'entendre : il est dans le suicide de terribles instants de souffrance; il semble qu'on y boive d'un seul coup tous les maux destinés à l'épreuve de cette vie.

Je ne saurais dire combien de temps durèrent mon anxiété et mes angoisses; ce que je me rappelle, c'est qu'au moment de perdre connaissance, me renversant sur ma chaise, je tombai mécaniquement à la renverse. Par un bonheur providentiel, ma tête alla frapper l'un des carreaux de la croisée; le bon air rentra par cette ouverture, et avec le bon air l'espérance et la vie.

C'est pour racheter ma faute que j'écris tous ces détails; c'est pour aider à secourir les gens assez malheureux pour tenter de s'asphyxier que je publie toutes les recherches qui vont suivre.

V. — Résolution, Démarches.

En revenant à la vie, j'étais revenu à la raison; il n'est rien de tel pour voir clair dans les choses de ce monde que de se trouver momentanément sur le seuil de l'éternité; au bord de la tombe, toutes les illusions s'évanouissent, toutes les erreurs se dissipent à peu près comme les brouillards se déchirent devant les ardents rayons d'un soleil matinal.

J'avais compris toute ma faute, j'avais senti toute l'absurdité de mon suicide. Miraculeusement sauvé par la chute que je vous ai racontée, mon premier mouvement fut de me jeter à genoux, et, comme je me semblais indigne de prier, je me contentai de quelques paroles :

— Vous avez eu pitié de moi, ô sainte Providence! Merci, Seigneur! merci, mon Dieu!

Aussitôt je détruisis, avec un empressement fébrile, toutes les précautions mortuaires que j'avais si sottement accumulées. J'ôtai ou plutôt j'arrachai les bandes de papier que j'avais collées aux fentes de ma porte et aux interstices de ma fenêtre; j'ouvris la croisée toute grande et je respirai.

Oh! si vous saviez comme l'air me parut bon, comme le ciel pur et parsemé d'étoiles me sembla resplendissant.

— Peu s'en est fallu que je ne revisse plus tout cela! me disais-je.

Et alors, non-seulement je contemplai, non-seulement j'admirai, mais je me mis à fondre en larmes.

Pleurer me fit grand bien. Quand je reportai les yeux dans ma chambre et que j'y aperçus encore tout allumé le réchaud de charbon qui devait me tuer, je pris une cuvette pleine d'eau et j'en jetai tout le contenu sur le perfide brasier, et puis, dédaignant de me baisser pour ranger le fourneau, qui, finalement, était lui-même fort innocent, je le repoussai du pied avec tant de violence, qu'il ne put arriver qu'en morceaux dans le coin où je l'avais lancé.

Le sommeil est un des grands bienfaits du Créateur; mais pour en jouir il faut des conditions spéciales : la bonne santé de l'âme et la bonne santé du corps. — Je n'avais ni l'une ni l'autre, c'est pourquoi je ne pus fermer l'œil de la nuit.

Je me mis à réfléchir sérieusement sur mon amour-propre, sur ma sotte ambition, sur toute ma conduite. Je résolus de me corriger et de racheter ma faute par une charitable expiation.

Dès que les premières lueurs de l'aurore apparurent, aussitôt que sur un ciel légèrement éclairci je vis se dessiner en relief lourd et compacte la silhouette accidentée des maisons qui m'entouraient, je me dis qu'il était temps de sortir, d'autant mieux que j'entendis résonner la voix religieuse et solennelle d'une cloche d'église qui se trouvait assez près de chez moi...

Tous tant que nous sommes, religieux ou indifférents, partisans du positivisme ou amateurs de poésies, nous entendons chaque jour sonner les cloches de l'église sans y faire la moindre attention. Ce matin-là les tintements de la cloche semblèrent me frapper droit au cœur et me firent tressaillir malgré moi... C'était l'airain de la prière qui me disait à chaque coup : — Pense au Très-Haut ! pense à Dieu ! Puis dans ces résonnances lentes et majestueuses, je distinguai un appel affectueux, patient comme une mère, solennel et grandiose comme la Divinité.

J'entrai dans l'église dont la cloche m'avait fait une si grande émotion, je me dirigeai vers la sacristie, et j'y pénétrai avec tant d'anxiété, avec une si fébrile promptitude, que toutes les personnes qui s'y trouvaient me regardèrent comme un événement.

Un bon prêtre était prêt à se rendre à l'autel pour y offrir le saint sacrifice, un autre disait son bréviaire; le sacristain, aidé de deux ou trois clercs, préparait tout pour les cérémonies de la journée. Ce fut au prêtre en soutane et qui me paraissait libre de son temps que je crus devoir m'adresser :

— Monsieur, je viens pour me confesser ; j'ai besoin de le faire tout de suite!

A ma voix saccadée, à mon ton plein d'émotion, l'ecclésiastique pensa qu'il était urgent de suspendre ses prières; il pensa même qu'il était imprudent de me conduire à un confessionnal, et, ouvrant une petite porte qui donnait dans la sacristie, me fit entrer dans une chambre de modeste apparence où se trouvaient, pour tout ameublement, un crucifix, deux chaises et un prie-Dieu.

— Je suis à vos ordres, monsieur; mais, avant de procéder au sacrement miséricordieux que vous réclamez, permettez-moi de vous demander la cause de votre émotion, la raison de tout ce trouble extérieur qui doit être plus grand encore dans le fond de votre âme, j'en suis persuadé.

— Monsieur l'abbé, je suis un misérable! tel que vous me voyez, j'ai failli m'asphyxier cette nuit, et sans un incident providentiellement arrivé à mon secours, à l'heure qu'il est j'aurais déjà comparu devant le tribunal de Dieu; moi qui, non content de toutes les fautes que j'ai pu commettre, sortais de la vie sans permission, en coupable, en transfuge, en damné...

— Mon pauvre enfant, vous avez été coupable, sans doute, mais vous voyez que le Seigneur, dans sa miséricorde, non-seulement vous a laissé l'existence, mais veut bien vous accorder un sincère et réel repentir. Rappelez-vous l'enfant prodigue et prenez confiance; agenouillez-vous là, et maintenant c'est au nom du Très-Haut que je vais vous écouter.

Je me confessai, c'est-à-dire que je racontai ma vie tout entière avec toutes ses fautes, toutes ses ambitions, tous ses déboires, et, quand j'en fus arrivé au récit de mon suicide, j'étais tellement ému, que je ne pouvais plus parler. Les détails étaient inutiles; le bon prêtre me le fit observer, et puis il me parla si paternellement, il me conseilla si doucement, il m'instruisit d'une façon si religieuse, qu'en vérité je crus entendre Dieu lui-même, lorsque, me bénissant, le digne ministre s'écria :

— Je vous absous ! allez en paix.

Autant l'air pur, la vue du firmament et des étoiles, l'aspect des maisons et le bruit d'une cité qui se réveille m'avaient fait bien au corps, à l'organisme, à la vitalité, autant l'absolution du prêtre fit du bien à mon âme et sembla raviver tous mes esprits. Quand je sortis de la sacristie, c'est avec un saint enthousiasme que je me jetai au pied d'un autel; j'étais sûr que mes paroles seraient paternellement entendues, écoutées, recueillies; je n'avais plus rien sur la conscience, le bon Dieu, par la voix de son prêtre, ne m'avait-il pas dit :

— Je te pardonne tout ?

Sorti de l'église, je me sentais si léger, si vivace, que je me disais intérieurement : — En vérité, je crois que j'irais au bout du monde, si cela pouvait servir à la gloire de Dieu.

Mais il ne s'agissait pas de se mettre en campagne, une idée m'était venue pendant les longues réflexions de la nuit. Me voilà miraculeusement sauvé d'un suicide; il faut qu'en expiation de ma faute je m'occupe à sauver, à instruire, à retirer de l'abîme physique et moral tous les malheureux qui tentent de se suicider. Ce sera ma mission à moi, ma carrière, mon état, mon métier, pendant quelques années ; je laisserai là couleurs et palettes; je je ne suis pas difficile à nourrir, quelques sous suffiront chaque jour à mon alimentation; quant à mon avenir, le ciel y pourvoira.

Imbu de cette idée, je me présentai chez le commissaire de police de mon quartier. Ses bureaux n'étaient point encore ouverts, puisqu'il était à peine sept heures du matin, mais je n'avais pas le temps d'attendre; j'agitai la sonnette de nuit, et un homme à moitié vêtu vint me demander ce que je voulais.

— Je veux parler à M. le commissaire, répondis-je d'une voix agitée.

Le monsieur crut, sans doute, à un malheur récent ou à une révélation importante, car il ouvrit la porte promptement en me disant :

— Entrez, monsieur, entrez !

Je ne me le fis pas dire une troisième fois, et je fus tout étonné de trouver le commissariat encore tout clôturé comme les bureaux d'un banquier ou la caisse d'un agent de change.

— Que me voulez-vous? demanda solennellement mon introducteur.

— Est-ce à monsieur le commissaire de police que j'ai l'honneur de parler?

— Non, monsieur, mais je suis son secrétaire.

— Monsieur, c'est au commissaire lui-même que je voudrais avoir affaire.

— En ce cas, répondit d'un ton sec le secrétaire un peu piqué, vous pouviez bien vous éviter la peine de me réveiller si matin; vous devez savoir que les bureaux n'ouvrent jamais avant neuf heures.

— Je reviendrai à neuf heures, alors!

— Quand vous voudrez, fit l'employé.

Et, quand j'eus dépassé la porte de sortie, il la referma avec une sorte de brusquerie qui démontrait son impatience et dénotait toute sa mauvaise humeur.

Je ne voulais pas rentrer chez moi sans avoir mis à exécution le projet que j'avais conçu. Je me promenai dans les rues sans regarder, sans voir personne; je marchai sans but pendant environ une heure et demie, et puis, apercevant à une horloge le chiffre de neuf heures moins un quart, je pensai qu'il était temps de retourner au commissariat; et, comme je m'en étais involontairement fort éloigné, il était neuf heures et demie quand je m'y présentai.

Le secrétaire me tenait rancune, et quand j'eus demandé :— M. le commissaire est-il visible? il me répondit fort malhonnêtement :

— Asseyez-vous là-bas, monsieur.

— Je ne vous demande pas s'il faut m'asseoir ou rester debout, je vous demande si M. le commissaire est chez lui et s'il peut me recevoir.

— Si vous venez faire un esclandre ici, monsieur, je vais vous faire empoigner par nos agents, prenez-y garde!

— Ah çà! vous me prenez donc pour un imbécile! il me semble qu'il n'y a que vous qui cherchez à faire esclandre en ce moment; je vous parle poliment, monsieur, et j'entends que vous me parliez de même, d'autant plus que vous êtes payé pour cela.

Rouge de colère, le secrétaire allait me répondre, quand, fort heureusement, M. le commissaire se présenta.

— Qu'y a-t-il donc? demanda fort dignement le magistrat.

— Monsieur le commissaire... commença l'employé.

— Monsieur le commissaire, m'écriai-je, il y a que je demandais à quelle heure je pourrais avoir l'honneur de vous parler, et que, monsieur ne précisant pas, je lui demandais quelques explications.

— Mais je suis à votre disposition, monsieur, si vous voulez bien entrer.

L'excellent homme m'introduisit dans un cabinet qui ressemblait beaucoup plus à un petit salon qu'à ces appartements maussades que j'appellerai volontiers prisons bureaucratiques.

Je racontai au commissaire tout ce qui s'était passé; il m'en réprimanda, mais d'une façon toute paternelle, et, me tendant la main avec bienveillance, il me dit :

— J'aime mieux vous voir ici que d'avoir à constater officiellement votre décès. Ce sont des démarches qui me sont toujours pénibles, et malheureusement le chiffre des suicides me semble aller toujours en augmentant.

— Monsieur le commissaire, répondis-je en élevant la voix et en dressant la tête, j'ai conçu un projet que je vous demande la permission de vous soumettre, d'autant plus que, pour le mettre à exécution, j'aurai besoin de votre assentiment, puis des avis et de la bonne volonté de tous vos confrères. Je voudrais me dévouer pendant deux ou trois ans aux soins et secours que réclament tous les gens asphyxiés.

— L'idée est originale et me paraît d'une difficile exécution; savez-vous la médecine d'abord?

— Je l'apprendrai, monsieur le commissaire.

— Avez-vous de quoi vivre ensuite? Car vous comprenez bien que tous vos soins et secours ne seront jamais pécuniairement récompensés.

— Monsieur, je saurai vivre de peu de chose, ne vous embarrassez point de cette question.

Nous en étions là de notre entretien quand un homme arriva tout essoufflé demander le secours du magistrat civil.

— Vite! vite! monsieur le commissaire! je suis le concierge de M. le comte de***, et je crois, Dieu lui pardonne, qu'il vient de se périr, le cher homme! Je voulais enfoncer sa porte, mais on a prétendu que je ne pouvais rien faire sans votre présence.

— Ceux qui vous ont dit cela sont des niais, répondit énergiquement le magistrat en se levant et en prenant son chapeau.

Et puis, se tournant vers moi :

— Monsieur, me dit-il, il faut savoir en ce monde saisir toutes les occasions ; votre projet m'a paru bizarre, mais plein d'utilité. Vous pouvez dès aujourd'hui, si vous le voulez, commencer votre apprentissage. Venez avec moi, et nous verrons.

Au moment où nous quittions les bureaux, M. le commissaire recommanda à l'un de ses agents d'aller chercher bien vite un des médecins du quartier, et de l'amener au plus tôt à la maison où nous allions nous-mêmes.

VI. — Récompense inattendue, recherches et travail.

Le comte de*** était l'un des originaux les plus étranges de Paris.

Riche, mais avare, il n'avait jamais voulu se marier, de peur de dépenser trop d'argent. Par défiance plutôt que par économie, il avait successivement renvoyé de chez lui tous les domestiques attitrés ; il habitait un fort modeste appartement dans une maison dont il était le propriétaire, et c'étaient le concierge et la concierge qui lui faisaient son ménage, sa cuisine et ses commissions.

Cet original, qui avait près de cent mille livres de rente, avait voulu s'asphyxier, parce que, comptant ses billets de banque auprès d'un fourneau, un coup de vent était venu qui avait fait brûler deux ou trois mille francs.

Quand nous arrivâmes avec le commissaire et qu'un serrurier eut adroitement fait sauter la porte, nous trouvâmes le millionnaire étendu sur un pauvre grabat, sans souffle, sans mouvement, sans vie. Sur un papier placé au miroir de la cheminée on lisait :

« Je me suis donné la mort volontairement ; je désire

que personne ne touche à ma fortune; je la lègue tout entière à la ville de Paris, à la condition expresse qu'elle n'y touchera pas pendant au moins cent ans. »

Presque en même temps que nous, arriva le docteur que M. le commissaire avait envoyé prévenir; il palpa le malade, écouta son cœur, lui mit une glace devant la bouche et se redressa en nous disant :

— C'est perdu ! j'ai grand'peur que ce soit complétement fini; cependant j'ai vu des asphyxiés revenir de si loin, que si nous avions là des personnes dévouées...

Le commissaire me montra en disant au médecin :

— Voici une personne dévouée, intelligente, et surtout désireuse de réussir.

— En ce cas, mon cher monsieur, nous pourrons peut-être arriver à quelque chose; je m'en vais écrire sur un papier tout ce que vous aurez à faire : faites-vous aider par le concierge, envoyez chercher un ou deux hommes de peine, si bon vous semble; dans deux ou trois heures je reviendrai constater la situation et savoir les résultats obtenus.

Je ne pourrais pas trop vous dire aujourd'hui quelle était l'exacte ordonnance du docteur. Ce dont je me souviens parfaitement, c'est que les frictions sèches, générales, s'y trouvaient en première ligne, et tout spécialement recommandées. Un petit alinéa m'avertissait que bien souvent on n'avait pu ranimer des asphyxiés qu'après *une*, *deux* et *même trois* heures consacrées à ce genre de frictions. En conséquence, je retirai mon habit, et, suivant les indications du docteur, je frottai, je frottai si fort, que non-seulement j'entrai dans une grande transpiration, mais qu'en plusieurs endroits j'enlevai la peau du malade.

Le concierge me regardait faire en hochant la tête avec incrédulité.

— Oh! il est mort, il est bien mort, le pauvre cher

homme! vous aurez beau faire, vous ne le ressusciterez pas. C'était un drôle de corps, j'en conviens, mais pour nous, monsieur, c'est une grosse perte! il est mort, allez, il est bien mort, voyez s'il fait le moindre mouvement!

— Eh parbleu! au lieu de vous lamenter, aidez-moi, imitez-moi, frottez, frictionnez, comme je le fais moi-même.

— A quoi bon, puisque ça ne servira de rien?

— Essayez toujours, que diable! ou bien allez-moi chercher un commissionnaire, que je payerai de ma poche, s'il en est besoin.

— Dame! je ne demande pas mieux que d'être utile, moi.

Et le concierge, tout en poussant de gros soupirs, se mit à frictionner comme moi.

Nous étions à l'œuvre depuis environ trois quarts d'heure, et nous n'avions encore rien obtenu. J'avoue que non-seulement je me sentais très-fatigué, mais que je commençais à perdre courage, quand tout à coup, bonheur inespéré! il me sembla entendre sortir de la bouche une sifflante expiration.

— Eh bien, est-ce qu'il n'a point respiré? demandai-je à mon collègue.

— Je crois, monsieur, que nous ferions plutôt respirer sa table, sa cheminée, ou n'importe quel morceau de bois.

— Donnez-moi une glace! ce miroir pendu là-bas, au-dessus de la cheminée; je veux constater, je veux m'assurer... Donnez donc vite!

J'essuyai le miroir avec la plus minutieuse précaution, je le plaçai sur la bouche de cet homme devenu cadavre, et quand je le retirai, le miroir se trouva terni!

— Il respire, mon cher monsieur! Cet homme n'est pas mort, continuons à le frictionner.

Le fait est que peu à peu la respiration se rétablit, le pouls se ranima, tant et si bien que le mort était complétement ressuscité quand le docteur se représenta pour savoir ce que nous avions obtenu.

— Ma foi, monsieur, dit-il à l'individu complétement ranimé, vous devez une belle chandelle à la Providence et bien de la reconnaissance au brave garçon que voici et qui vous a sauvé.

Le vieux comte me regardait d'un air hébété; mais, finalement, il se trouva si heureux de revivre, qu'il me tendit les bras et m'embrassa avec une effusion presque paternelle.

On prétend qu'un poltron qui brise sa carapace de timidité devient momentanément terrible et fort extraordinairement courageux, il paraît qu'il en est de même dans la bizarre passion d'avarice.

Dès que le vieux comte put se mouvoir, se redresser, se tenir debout et sortir de son lit, il nous recommanda, au concierge comme à moi, de ne pas l'espionner et de le laisser faire ; j'avais peur d'abord, je craignais qu'une nouvelle tentative de suicide ne vînt détruire notre petite victoire; mais le vieux bonhomme, qui me comprit, me dit en me frappant sur l'épaule :

— Soyez tranquille, on souffre trop pour mourir, je n'en recommencerai point l'expérience.

Alors il entra dans un petit cabinet noir qui se trouvait auprès de son alcôve. Nous l'entendîmes remuer des clefs et faire manœuvrer différentes serrures; puis il revint, tenant de la main gauche une poignée de pièces d'or, de la main droite tout un trophée de billets de banque ; il donna les pièces d'or à son portier, et, me mettant tous les billets de banque dans la main :

— Monsieur, me dit-il, je sais qu'il est impossible de payer et de récompenser avec de l'argent ce que vous avez fait pour moi, mais à l'immense service que vous m'avez rendu, je vous supplie d'en ajouter deux autres : le premier, c'est de prendre et d'accepter ces billets sans contestation, sans scrupule ; le second, c'est de passer l'éponge sur ce qui vient d'avoir lieu, de ne point chercher à me revoir, et par conséquent de ne point tenter de vous représenter ici.

J'ouvris la bouche pour balbutier quelques objections, mais le vieux comte ne voulut rien me laisser dire; il me fourra les billets dans ma poche, m'ouvrit la porte, me poussa dehors en quelque sorte, et c'est quand je me trouvai dans la rue, qu'additionnant la récompense offerte, je m'aperçus que l'avare ressuscité m'avait donné la somme énorme de huit mille francs.

Comme j'avais la conscience de n'avoir pas gagné cette somme, ma première idée fut de la porter à un bureau de bienfaisance; mais une autre réflexion m'en empêcha :

— Je n'ai aucune espèce de fortune; j'ai résolu de m'adonner entièrement, pendant plusieurs années, à tous les secours nécessaires aux malheureux qui s'asphyxient : pour cela, il me faut des études, des recherches, des instruments, du temps surtout; probablement, c'est la Providence qui, daignant approuver mon projet, m'a envoyé cette somme inattendue pour en faciliter l'exécution. Me voilà libre désormais de me dévouer tout entier à cette œuvre nouvelle; je vais travailler, apprendre, rechercher, secourir; à dater de ce jour, je suis investi d'une mission spéciale, je la remplirai en conscience.

Je puis bien certifier que c'est ce que j'ai fait.

Or, de mes études, de mes réflexions, de ma pratique surtout, ressortent des remarques, des avis, des conseils, qui ne sont point sans importance, et c'est pour être utile que j'ai voulu rédiger ces mémoires.

Puissent-ils remplir le but que je me suis proposé !

VII. — Il y a bien des genres d'asphyxies.

Tout est dans tout, disait Jacotot de scientifique mémoire. En creusant l'importante question dont j'ai voulu tout spécialement m'occuper, j'en suis arrivé à me convaincre que l'asphyxie est de tous les malheurs qui frappent l'humanité, non-seulement le plus redoutable, mais le plus commun.

En effet, sur cent personnes qui meurent, il y en a quatre-vingt-dix-neuf qui périssent par l'asphyxie.

Qu'est-ce, je vous le demande, que ce râle pénible, que cette respiration sifflante, étrange, embarrassée, que font entendre tous les agonisants, sinon les symptômes évidents d'une asphyxie mortelle?

A l'intérieur de nos poumons, — vous le savez mieux que moi, vous, monsieur, — dans tous les petits canaux qui sont chargés d'y porter l'air, c'est-à-dire la vie, et qu'on appelle les bronches, se trouve une peau toujours humide que l'on nomme muqueuse. Cette muqueuse sécrète, c'est-à-dire fournit en abondance des liquides gras, onctueux, dont nous rejetons quelquefois le trop-plein à l'extérieur, expulsion toute naturelle dont le produit est connu sous le nom peu gracieux de crachat. Eh bien, le râle des agonisants provient de deux causes : d'une part, la muqueuse bronchique (dont le travail est toujours augmenté par une fièvre générale, par une maladie grave) active, double et triple même ses habituels produits; de l'autre, le malade, terrassé par la douleur, affaibli par toutes ses souffrances, n'a plus la force de cracher. Alors les mucosités restent dans la poitrine, et elles s'y accumulent au point de gêner d'abord l'introduction de l'air essentiel au grand acte de la sanguification, au point ensuite de l'empêcher tout à fait, — c'est pourquoi le malade meurt. N'est-il pas juste de dire qu'il meurt asphyxié?

En poussant la question jusqu'à cette extrême limite, il me faudrait, pour établir complétement le traitement de tous les genres d'asphyxies, faire en quelque sorte un cours de médecine tout entier. Je n'en ai ni l'ambition, ni la force! je me contenterai de parler ici de l'asphyxie proprement dite, c'est-à-dire des accidents mortels produits par le manque d'air ou par l'action redoutable d'un air impur et malsain.

Il faut que l'on en soit prévenu tout de suite : le sujet ainsi limité est encore immense et par conséquent fort complexe.

Le travail de maître Jean-Pierre, que vous avez bien voulu publier, ne traitait que d'un genre d'asphyxie, l'asphyxie humide; mais il est bien d'autres asphyxies que les auteurs ont appelées par antithèse des asphyxies sèches.

J'ai voulu faire, moi aussi, ma petite nomenclature, attendu qu'il fallait diviser mon travail pour le rendre plus clair et plus profitable.

Permettez-moi donc de l'énoncer.

— Il est une première espèce d'asphyxie sèche que j'appellerai *asphyxie carbonique*, et je préviens tout de suite qu'elle n'est pas seulement causée par la vapeur de charbon; les fours à chaux, les cuves ou tonneaux remplis de raisins, vins ou liqueurs en fermentation, et puis des marais, des grottes, des caveaux, des mines surtout, exhalent une grande quantité de ce gaz acide carbonique, qui étouffe et qui tue.

— Il est une seconde espèce, que j'intitulerai *asphyxie pestilentielle*, attendu qu'elle est produite par les odeurs nauséabondes et funestes qui s'échappent des fosses d'aisance, des égouts, des puisards, en un mot de tous les lieux où l'air est manifestement corrompu.

— L'asphyxie par manque d'air est encore une troisième espèce; elle arrive quand plusieurs personnes se trouvent longtemps renfermées dans un endroit où l'air ne peut se renouveler; elle survient souvent dans les tortures imposées aux prisonniers de guerre, et c'est elle qui rend si funeste la plupart des éboulements.

Bien des gens inexpérimentés s'imagineront que c'est là tout.

Hélas! hélas! il faut encore noter :

L'*asphyxie par strangulation*, c'est l'asphyxie des pendus.

L'*asphyxie par suffocation*, c'est-à-dire l'asphyxie causée par l'introduction d'un corps étranger dans la bouche, dans le gosier, dans les voies aériennes;

L'asphyxie produite par la foudre qui tombe;

L'asphyxie produite par le froid,

Et l'asphyxie produite par la chaleur.

Les auteurs que j'ai lus, les professeurs que j'ai été écouter, parlent longuement d'une autre espèce d'asphyxie sèche, qu'ils appellent asphyxie des nouveau-nés; mais, comme cet accident n'arrive que bien rarement pendant l'absence des médecins, j'ai pensé qu'il était inutile de la traiter en détail. — Comme vous l'avez souvent expliqué dans vos écrits, il faut laisser à chacun ses droits, son expérience, sa spécialité; ce serait une immense folie que la prétention de pouvoir se passer complétement des avis de la médecine, et quand on veut renseigner avantageusement les gens du monde sur quelques points du grand art de guérir, il suffit de leur apprendre ce qu'ils doivent faire en l'absence du praticien, et tout en attendant le médecin.

VIII. — L'asphyxie carbonique.

J'ai secouru trois cent soixante-neuf personnes asphyxiées par les funestes émanations du gaz acide carbonique.

Toutes n'étaient point des asphyxiées volontaires, et surtout toutes n'étaient point mises en danger de mort par les exhalaisons d'un brasier de charbons allumés.

Huit à dix fois j'ai eu l'occasion de soigner des vignerons, des marchands de vin, qui, très-probablement, ignoraient que, des cuves en fermentation, que des tonneaux défoncés par des vins qui travaillent, s'exhalent une quantité considérable de gaz acide carbonique. Je me rappelle, entre autres, un brave paysan de Normandie qui voulait faire chez lui, par une économie fort compréhensible, son pain, sa viande et sa boisson, c'est-à-dire qu'il faisait pétrir et cuire la farine; qu'il faisait tuer, dépouiller et dépecer les bestiaux; qu'il faisait recueillir, amasser, puis écraser et exprimer les pommes et les poires, en un mot, les fruits dont le jus produit ce liquide aigre-doux plus ou moins capiteux, mais manifestement rafraîchissant, qu'on appelle du cidre.

En faisant sa tournée du soir, c'est-à-dire en inspectant en détail les divers compartiments de son logis pour s'assurer si tout y était en ordre, et s'il n'y avait à craindre ni les maraudeurs, ni le gaspillage, ni l'incendie, le pauvre fermier était entré dans son pressoir; la chandelle qu'il tenait à la main s'était éteinte, mais il avait pensé que c'était le simple résultat d'un coup de vent, et, pour remplir ses devoirs consciencieusement, il avait voulu, malgré les ténèbres, faire le tour de son cuvier.

Le malheureux n'avait pas fait dix pas que, terrassé par l'atmosphère chargée de gaz acide carbonique, il était tombé sans pouvoir faire un mouvement, sans même avoir la force de pousser un seul cri. Heureusement que deux de ses enfants, inquiets de ne pas le voir revenir, s'étaient mis à sa recherche; heureusement que, pour regarder dans le pressoir, ils en avaient ouvert les portes toutes grandes; heureusement, enfin, que je me trouvais par hasard dans cette localité. Quand le fils aîné aperçut son père gisant par terre, tenant encore à la main, avec une contraction toute spasmodique, le flambeau éteint et à moitié brisé, il comprit que ce brave homme était victime des émanations exhalées du cuvier, et, recommandant à son frère de l'éclairer tout en restant dehors, il s'élança avec vigueur, et, en trois ou quatre bonds, put rapporter au grand air le vieillard, qui ne donnait plus signe de vie.

J'étais logé dans une auberge voisine; on avait parlé à ces fermiers de ma spécialité de *ressusciteur*, ils vinrent me chercher; je me mis à l'œuvre, et j'eus la joie de réussir à rendre un homme honorable à son pays, un travailleur méritant à sa commune, un excellent père à des enfants dignes de lui.

Une autre fois, c'était en Picardie au milieu de ces plaines humides et souvent fétides où les paysans creusent pour retirer le disgracieux combustible qu'ils appellent de la tourbe. Comme la saison d'hiver avait apporté déjà, non pas ses neiges et ses glaçons, mais le vent, la pluie et les frimas, les faiseurs de tourbe avaient cru salutaire de se bâtir une grande cahute avec des planches, des branchages, du chaume et de la boue; il leur paraissait bien plus commode de travailler à couvert à l'abri des intempéries de la saison. — Pendant les premiers jours, ils n'en éprouvèrent qu'un avantage réel : il faut dire qu'ils travaillaient debout et qu'ils ne séjournaient point là pendant la nuit. Mais, l'ouvrage pressant et leur cabane leur paraissant fort précieuse, ils voulurent rester un soir et coucher dans cette cahute. Il advint que, sur trois qu'ils étaient, deux faillirent y perdre la vie; heureusement que le troisième eut la force et le courage, fort rares en pareille circonstance, de se traîner hors de la cabane et de chercher du secours. Le marais avait exhalé une couche épaisse de gaz acide carbonique, et l'asphyxie des deux travailleurs était telle, qu'il fallut manœuvrer, frotter, insuffler, pendant plus de deux heures, pour ramener le mouvement, la respiration, la chaleur et la vie.

Tout cela prouve péremptoirement que l'asphyxie carbonique n'est pas seulement produite par la vapeur de charbon.

A propos du charbon, il est trois remarques importantes à faire.

La première est qu'il ne faut pas beaucoup d'acide carbonique dans l'atmosphère pour le rendre délétère et même désastreux. En partageant l'air d'une chambre en cent parties égales, deux centièmes d'acide carbonique rendent ce milieu funeste à ce bien-être qui constitue la bonne santé; cinq centièmes rendent malade, dix centièmes tuent. Ainsi il ne faut point s'imaginer que le gaz acide carbonique, pour produire l'asphyxie, soit obligé de remplacer totalement l'air atmosphérique.

La seconde, c'est que le gaz acide carbonique, étant beaucoup plus lourd que l'air, se précipite nécessairement vers le sol, et que, par conséquent, dans un milieu *carbonisé*, passez-moi cette expression, on est d'autant plus en péril que l'on se trouve plus rapproché de la terre, du parquet ou du carreau.

Vous savez, vous, monsieur, mais bien de vos lecteurs l'ignorent, qu'il existe en Italie une grotte où se dégage une assez grande quantité d'acide carbonique, et dans laquelle se démontre, d'une façon fort péremptoire, la remarque que j'ai cru nécessaire de mentionner. On l'appelle la Grotte du Chien. Pourquoi? Parce qu'un pauvre caniche y passe forcément tous les jours et souvent plusieurs fois par jour, par toutes les phases de l'asphyxie.

J'ai voulu voir cette expérience, moi aussi, lorsqu'en ma qualité d'artiste j'entrepris de parcourir tous les États romains. Quand j'arrivai à la grotte, j'étais seul, et le cicerone, préjugeant mal de ma générosité sur ma tournure, ne m'accueillit pas très-cordialement. Mais je fis comprendre, en passant la main dans ma poche, qu'elle était remplie d'espèces sonnantes, et je vis venir un sourire de commande sur les grosses lèvres du gardien.

— Monsieur désire voir la grotte tout de suite?

— Sans doute.

— Monsieur veut-il voir l'expérience du chien?

— Je ne suis venu que pour cela.

— Monsieur sait que, pour cette expérience, la visite se paye double.

— Je payerai tout ce qu'il faudra, dépêchons-nous.

Alors on alla chercher dans un chenil malpropre, mal tenu, un vieux chien noir qui se mit à grogner dès qu'il entendit qu'on venait lui rendre visite. C'est que la pauvre bête, qui faisait le service d'asphyxié depuis près de trois semaines, comprenait très-bien ce que la visite lui promettait. Il alla se cacher tout au fond de sa niche, et, malgré la chaîne attachée à son collier, chaîne que le gardien tira de toutes ses forces, il fallut user du bâton pour décider l'animal à nous suivre. Hélas! la pauvre bête connaissait le supplice que je venais lui faire imposer.

Nous pénétrâmes dans la grotte, le cicerone et moi, la tête haute, la démarche solennelle et fière; quant au pauvre chien, il s'y fit traîner, et, trois ou quatre minutes après, nous le vîmes tomber et représenter tous les premiers symptômes de la mort. — Je ne suis pas bien sûr qu'il n'ait pas joué une espèce de comédie, l'asphyxie véritable est si pénible et les chiens d'aujourd'hui sont si intelligents!

Ce qu'il y a de certain, c'est qu'à peine reporté au grand

air, le barbet, d'abord immobile, agita promptement les pattes, le museau, puis le corps entier, et comme il se sauvait à sa niche, il me regarda de travers en ayant l'air de me dire :

— Cruel! je me serais bien passé de ta curiosité, moi!

C'est précisément parce que le gaz acide carbonique est beaucoup plus lourd que l'air, que bien souvent, dans les milieux rendus funestes par le dégagement de ses émanations homicides, on trouve des mourants et des gens qui n'éprouvent rien.

Les agonisants sont les gens qui, par malheur, se sont trouvés couchés tout près du sol, et les gens sauvés sont les individus restés debout ou perchés dans des lits très-élevés.

Enfin, il est une troisième remarque bien importante à mentionner : c'est que, non-seulement le charbon, mais la braise, mais toute espèce de combustible, est capable de raréfier l'air atmosphérique, de le charger d'un principe délétère et de produire finalement l'asphyxie.

Ainsi du papier, du bois vert, brûlés dans de certaines proportions, étouffent les gens d'autant plus promptement qu'au gaz acide carbonique qui est produit se joint d'ordinaire une fumée épaisse qui prend à la gorge et semble étrangler les gens. Je suis persuadé qu'aux siècles où le supplice du feu était infligé aux condamnés à mort, les victimes étaient étouffées avant de subir les horribles tortures de la cuisson...

Généralement on redoute les vapeurs qui s'exhalent d'un réchaud de charbon allumé, on redoute encore davantage la fumée et les gaz qui s'échappent du bois vert en combustion, mais on a beaucoup moins peur de la braise qui rougit, et du coke qui semble flamboyer avec allégresse. Il n'y a pas d'odeur, pas de fumée ; on trouve cela charmant.

D'après ma petite statistique personnelle, bien plus de gens meurent asphyxiés par le coke et la braise que par des réchauds de charbons allumés ; car, il faut bien le dire à la gloire de notre civilisation et de l'humaine intelligence, sur cent personnes qui meurent asphyxiées, il y en a les trois quarts qui périssent involontairement.

Donc, il faut avertir, instruire, renseigner ; donc il est urgent d'indiquer à chacun tous les moyens à prendre pour sauver un homme terrassé par l'asphyxie ; donc mes recherches, mon modeste travail, mes mémoires, en un mot, peuvent rendre des services.

IX. — Du traitement de l'asphyxie.

Vous en avez déjà dit quelque chose par l'organe de Jean-Pierre, votre maître nageur, qui a minutieusement expliqué les secours à donner aux personnes noyées ; mais, malgré tous les moyens indiqués pour combattre l'asphyxie humide, il reste bien des observations à faire, bien des conseils à donner.

Un homme asphyxié représente à peu près un homme mort ; pour le raviver, il faut le secouer, le stimuler, comme vous dites, vous autres. Or il est deux sortes de stimulations, à mon avis : la stimulation extérieure, c'est-à-dire celle qui frappe sur la périphérie du corps, et la stimulation intérieure, celle qui se trouve produite par des excitants pharmaceutiques ou par des manœuvres chirurgicales.

Dans les moyens de stimulation extérieure, je classe :

Les frictions,

Les ventouses,

La chaleur,

Les aspersions,

L'aération,

Et l'électricité.

Comme moyens de stimulation intérieure, j'ai à vous parler :

De l'insufflation d'air,

Des gargarismes de vinaigre ou de citron,

Des excitations nasales, produites par le soufre, les odeurs fortes, et même par de légères cautérisations,

Enfin des dérivatifs intestinaux, c'est-à-dire des lavements vinaigrés ou salés. — Nous parlons médecine, ne vous offusquez donc pas de mes expressions, ne vous effrayez pas de mes détails.

X. — Frictions nécessaires.

Il semble qu'après tous les détails donnés sur les frictions dans votre article intitulé : *Secours aux noyés*, je n'aie plus rien à dire sur cette importante question; on se tromperait.

Pourquoi frictionne-t-on, dans les cas d'asphyxies, de quelque nature quelles soient, pour rétablir la circulation momentanément suspendue? Or, j'ai eu soin d'en citer des exemples, il peut arriver qu'un asphyxié ne se réchauffe et ne se ranime qu'après deux ou trois heures de frictions. Il est donc important de procéder à cette manœuvre avec précaution, avec intelligence, afin d'éviter les trop grandes écorchures et afin de parvenir au but auquel on veut arriver.

Que tous ceux qui me lisent et se portent bien essayent de se frotter la main, le bras ou toute autre région du corps pendant seulement un quart d'heure, et je suis bien sûr qu'ils s'écorcheront ou ressentiront tous les symptômes d'une brûlure.

Dans les frictions que l'on pratique sur les personnes asphyxiées, il faut bien comprendre qu'il ne suffit pas de frotter, mais qu'il est important d'exercer une espèce de massage, c'est-à-dire de presser et pétrir, non pas avec brutalité, — oh ! vous l'avez très-bien dit, monsieur, la nature humaine a l'horreur des brusqueries et des manœuvres trop brutales, — il convient, tout en frictionnant la peau, d'en presser doucement tous les organes qu'elle recouvre, afin d'établir momentanément une sorte de circulation artificielle; or cette opération ne peut être convenablement exécutée que par les mains d'un homme intelligent. Maître Jean-Pierre a vanté les bouchons de paille, les gants de crin et les brosses de flanelle; permettez-moi de vous faire remarquer que si le foin ou la paille peuvent être très-utiles pour les frictions à faire sur des noyés, attendu que, tout en les frictionnant, ils les essuient et les sèchent, ils sont beaucoup moins efficaces dans les cas d'asphyxie par le charbon. Rien ne vaut la main, parce que la main est un des plus merveilleux instruments que l'on puisse trouver ici-bas, parce qu'elle sait presser où il faut presser et adoucir où il faut adoucir.

Comme les frictions peuvent durer longtemps, je recommande des gants, car j'en ai reconnu plus d'une fois les services; mais, je vous l'avouerai franchement, je ne suis pas grand partisan des gants de crin, dits gants anglais, et sans chercher à me vanter, sans exagérer à mes yeux mon faible mérite, je crois que je suis arrivé, non pas à une découverte, mais à un moyen de friction fort commode et fort efficace.

Vous avez peut-être remarqué aux étalages de certains fourreurs des gants de fourrures, des gants en poil d'ours, en poil de chèvre ou en poil de lapin. On les confectionne pour les chasseurs, pour les cochers, ou pour ces cavaliers imperturbables qui se moquent de la pluie et savent affronter l'hiver et ses frimas.

Parmi les gants de cette espèce on en remarque un certain nombre dont la paume des mains est garnie d'une peau douce mais tannée, peau de chevreau ou peau de daim. On comprend très-bien que pour la manœuvre des frictions ce ne sont point là les gants que je recommande. Il faut des gants poilus à l'intérieur comme à l'extérieur. Souvent, avant d'employer des gants de cette nature, j'ai pris un moyen de friction tout à fait analogue, c'est-à-dire qu'avant de masser, de pressurer, de frictionner les asphyxiés que je voulais rappeler à la vie, j'avais soin de m'envelopper les deux mains de ces peaux électriques et poilues que l'on appelle peaux de chat.

XI. — Les ventouses.

Je ne vous étonnerai pas, j'en suis persuadé, en vous apprenant que j'ai retiré de très-grands bénéfices de la puissante dérivation, de la stimulation instantanée produite par les ventouses sèches.

Je me souviens qu'un jour, après une heure et demie de massage et de frictions, effrayé de ne voir aucun moyen de rappeler à l'existence l'asphyxié que je secourais, j'aperçus un de ces grands pots à confiture qui sont communs dans tous les ménages. Pot de faïence, pot allongé, pot dont l'ouverture est toujours cerclée d'un bord très-épais et plus ou moins bien arrondie.

Poussé, inspiré plutôt par une idée providentielle, je m'élançai sur cet ustensile de ménage; il était vide et d'une propreté irréprochable; j'y projetai un gros morceau de papier tout enflammé et je l'appliquai résolûment sur le cœur de l'asphyxié. Cette manœuvre causa une telle secousse au malheureux qui semblait déjà cadavre, qu'un commencement de respiration se fit entendre. Encouragé par le succès, je réitérai cette monstrueuse ventouse, et, stimulé par cette seconde secousse, le cœur se mit à battre, le pouls se ranima ; finalement, mon asphyxié fut sauvé.

XII. — La chaleur.

Le corps d'un homme asphyxié est d'une froideur cadavéreuse. En le touchant, on croit sentir un mort, et la raison en est bien simple : la circulation sanguine est arrêtée, la respiration est suspendue. — Qui porte dans tous nos organes l'activité et la chaleur? qui constitue la vie? Vous le savez mieux que moi, monsieur, c'est le sang, non pas le sang noir et veineux, mais le sang artériel et rutilant, c'est-à-dire le sang qui a subi la transformation pulmonaire, que plus d'un auteur comparent fort ingénieusement à la combustion.

Eh bien, il faut venir en aide à cette pauvre nature, il faut lui apporter la chaleur qu'elle n'a plus, et tâcher de ranimer la circulation extérieure par les moyens bien connus de calorification.

On enveloppe l'asphyxié dans des couvertures bien chaudes.

On place dans son dos, sur son ventre, sur sa poitrine, des serviettes chaudes ou des morceaux de flanelle présentées pendant quelque temps au feu.

Souvent je me suis servi, et avec avantage, de cet instrument de ménage qu'on appelle un fer à repasser, je ne le plaçais point à nu ; mais, après l'avoir fait notablement chauffer, après l'avoir entouré d'une serviette ou d'un torchon, d'un morceau de flanelle ou d'un lambeau de couverture, je le promenais le long du dos, je l'appuyais sur la poitrine, je repassais en quelque sorte la paroi abdominale, puis les bras, les jambes, la paume des mains et surtout la plante des pieds.

XIII. — Les aspersions.

Vous êtes allé aux bains froids plus d'une fois, je le sais, car vous avez raconté, à propos de l'histoire de maître Jean-Pierre, que vous aviez pris des leçons de natation; eh bien, vous avez pu remarquer, et tout le monde peut remarquer aussi que, si des projections d'eau froide, des vagues ou des éclaboussures arrivent frapper le corps nu quand il n'est pas complétement dans l'eau, on éprouve une espèce de spasme, des secousses, des soubresauts et des aspirations forcées.

Il faut, sur un asphyxié, essayer de produire ces soubresauts et ces secousses; après l'avoir entièrement déshabillé et couché dans la position horizontale, on peut, à l'aide d'une éponge imbibée d'eau froide, lui faire des aspersions, non-seulement sur le visage, mais sur la poitrine et sur le ventre.

Pour que ces aspersions froides produisent plus d'effet, il est bon, avant de les commencer, de réchauffer tout mécaniquement le ventre, la poitrine et le visage lui-même avec des linges suffisamment chauffés.

Et enfin, pour que les aspersions soient plus efficaces, c'est-à-dire plus secouantes, on peut mêler à l'eau froide une certaine proportion de vinaigre ou de jus de citron; j'en ai constaté plus d'une fois l'utilité; bien entendu, on essuie le corps après chaque aspersion.

XIV. — Commotions électriques.

Vous comprenez que, m'occupant tout spécialement de secourir les victimes de l'asphyxie, non-seulement j'ai voulu lire tous les auteurs qui avaient traité cette question, suivre les cours des professeurs qui pouvaient me renseigner sur ce sujet, mais j'ai tâché de me tenir au courant de toutes les nouveautés, de toutes les découvertes.

Or l'électricité a joué et joue encore un grand rôle dans le siècle où nous vivons. Après l'avoir longtemps incarcérée dans les cabinets de physique, on l'en a fait sortir d'abord pour venir en aide à l'industrie, et puis pour servir à toutes les populations, à tous les gouvernements; le télégraphe électrique n'est-il point une des merveilles du dix-neuvième siècle? Les médecins, voyant l'électricité servir à dorer les métaux, à porter toutes les nouvelles, voulurent en tirer parti pour soulager, stimuler et guérir, j'ai même lu de vous, monsieur, toute une brochure intitulée : *de l'Électricité en thérapeutique.*

C'est pourquoi l'idée m'est venue que l'électricité pourrait servir à ranimer les malheureuses victimes de l'asphyxie.

Vous l'avez catégoriquement expliqué : il est deux genres d'électricité capables de secouer le corps humain. L'électricité superficielle, fournie par la machine à frottement, tirée de la bouteille de Leyde, ne peut agir que par les commotions extérieures qu'elle peut donner; mais il existe des courants d'électricité qui, pénétrant le corps et le recomposant à l'intérieur précisément par l'entremise des organes que l'on veut stimuler, deviennent souvent bien précieux pour réveiller le cœur des asphyxiés ou pour ranimer le jeu si important de tout leur système nerveux.

C'est à l'aide des piles de Volta, des piles de Bunzen ou des piles à colonne que l'on obtient ces courants électriques.

Trois à quatre fois il m'est arrivé d'avoir ces instruments à ma disposition quand je secourais des gens frappés d'asphyxie; j'en ai retiré un tel bénéfice, que je me suis mis en tête de faire confectionner un instrument électrique capable de rendre des services analogues aux résultats produits par les piles électriques.

J'ai fait confectionner deux gros plastrons, l'un et l'autre supportés par une tige en verre, ou tout au moins par un manche garni d'une résine isolante; entre chaque plaque composée d'une rondelle de cuivre et de zinc, j'ai eu soin de faire mettre une grande rondelle d'amadou. Or, pour produire une commotion, il me suffisait de tremper mes plastrons dans une eau légèrement acidulée soit avec de l'acide nitrique, soit avec de l'acide sulfurique; j'appliquais un disque sur le dos, un autre disque sur le cœur, ou bien un disque entre les deux épaules et un disque sur la poitrine, et bien souvent j'ai obtenu des secousses qui ont réveillé les mouvements et la vie.

Certainement une pile de Volta de quinze, vingt ou trente couples aura toujours des effets plus certains que mon très-modeste instrument; mais, encore une fois, on n'a pas des piles de Volta partout, et quant aux commotions produites par la machine électrique proprement dite, elles peuvent être bonnes comme tous les stimulants extérieurs, mais je les crois beaucoup moins efficaces que la stimulation produite par l'électricité qui s'élance et pénètre sous forme de courant.

XV. — Insufflation; les tubes, les soufflets.

Avec la stimulation extérieure il est urgent de combiner une certaine stimulation intérieure; or la stimulation intérieure la plus naturelle est, sans contredit, l'insufflation de l'air atmosphérique, non-seulement dans le tube aérien, mais tout au fond des poumons.

Pourquoi les individus terrassés par l'asphyxie sont-ils en danger de mourir? parce qu'ils n'ont pas d'air au fond de la poitrine, et que, l'air venant à manquer, le sang veineux ne peut pas se changer en sang artériel; de là désordre, de là une espèce d'empoisonnement sanguin ; de là, catastrophe presque inévitable.

Or si, par des manœuvres physiques ou chirurgicales, comme vous voudrez les appeler, on parvient à faire rentrer une certaine dose d'air atmosphérique jusqu'au fond de l'organe pulmonaire, on arrive tout logiquement à ranimer des agonisants et à sauver des gens que l'on croyait perdus.

Maître Jean-Pierre a pris soin, en expliquant tous les secours à donner aux noyés, de recommander l'insufflation bouche à bouche, et même, à ce propos, il a tant soit peu calomnié les autres moyens d'insufflation.

J'admets que l'insufflation bouche à bouche est non-seulement méritoire, mais peut rendre des services éminents; mais je l'ai vue tant de fois inefficace, que je crois nécessaire d'en dénoter les inconvénients les plus ordinaires.

Et d'abord, l'air insufflé dans les poumons d'un asphyxié par un homme vivant, respirant, ne peut être parfaitement pur ; chacun sait que l'expiration d'un homme, c'est-à-dire l'air qui s'échappe des poumons après avoir fait son office, est chargé d'une proportion notable de gaz acide carbonique, et tout à l'heure, quand nous parlerons du manque d'air, des syncopes et asphyxies causées par une foule compacte, par de trop considérables rassemblements, nous aurons à noter que l'air devient promptement méphytique et malsain dans un endroit fermé où respire (c'est-à-dire aspire et respire) une foule trop considérable.

Ensuite, quel que soit le courage de la personne dévouée qui consent à mettre sa bouche sur la bouche cadavéreuse d'un homme frappé d'asphyxie, elle ne peut pas toujours s'arranger de manière à ce que les lèvres vivantes entourent complétement, encadrent et bouchent hermétiquement les lèvres déjà mortes du malheureux qu'il veut sauver.

Oh! je suis de l'avis de votre maître nageur : quand il s'agit de sauver un malheureux asphyxié on ne doit reculer devant aucune opération désagréable, on doit savoir surmonter toute espèce de crainte et de dégoût; mais encore faut-il agir de la façon la plus efficace.

Ainsi j'ai maintes fois constaté que l'insufflation pulmonaire pratiquée à l'aide d'un tube, quel qu'il soit, était toujours plus énergique et plus efficace que l'insufflation faite bouche à bouche. Pourquoi? parce que tout autour du tube introduit dans la cavité buccale on peut rassembler et serrer convenablement, soit avec un ruban, soit tout simplement avec la main, les lèvres de l'asphyxié.

Deux obstacles s'opposent assez souvent à cette salutaire opération :

L'impossibilité d'ouvrir, non pas les lèvres, mais les dents,

Et la difficulté de trouver tout de suite un tube convenable.

Mais, dès qu'on acquiert un peu d'expérience, ces deux sortes d'obstacles se trouvent bien vite surmontés.

Tout le monde sait qu'au moment de la mort le corps entier entre souvent dans une contraction désastreuse; il n'est donc pas étonnant qu'un asphyxié, tout prêt de mourir, serre tellement les mâchoires, qu'il soit impossible de rompre le spasme avec les mains, et, à plus forte raison, de séparer les mâchoires avec les doigts; mais il ne faut point oublier la puissance du levier et la résistance de certains métaux.

Prenez une cuiller de fer ou d'argent, introduisez-la par le manche entre les deux mâchoires spasmodiquement serrées, et puis faites remuer, déterminez certains mouvements d'oscillation, et peu à peu, avec de la persévérance et de la dextérité, vous parviendrez à écarter suffisamment les mâchoires pour y introduire un tube de notable grosseur.

Seulement il est des précautions nécessaires : quand on a gagné du terrain sur un ennemi, on doit prendre toutes les précautions indispensables pour ne le point perdre. Quand on a réussi à ouvrir les mâchoires contractées d'un homme frappé d'asphyxie, il est prudent de prévenir les effets de contractions nouvelles en introduisant, à droite et à gauche, un morceau de bois, ou préférablement un morceau de liége. La tige de fer ou le manche d'argent ne peuvent rester à demeure sans danger de casser les dents.

Donc la bouche est ouverte, et il vous faut un tube pour y insuffler convenablement une certaine dose d'air atmosphérique. Eh bien, grâce à la précaution que je viens de vous recommander, c'est-à-dire grâce aux deux morceaux de bouchon placés de façon à empêcher les dents de se refermer, on peut, sans inconvénient, employer pour la manœuvre de l'insufflation les tubes les moins résistants, les tuyaux les plus fragiles.

Souvent je me suis contenté d'un gros tuyau de plume. Chez des paysans où je n'avais point de plumes assez grosses à ma disposition, j'ai pris une simple branche de sureau dont j'avais fait sortir toute la moelle avec un fil de fer ou une aiguille à tricoter. J'ai maintes fois utilisé les tubes de verre, et, dans bien des circonstances, j'ai fait usage des canules de seringues, ou bien encore d'une sonde en argent.

J'ai plus d'une fois utilisé un tube que l'on trouve dans tous les ménages et auxquels on pense rarement dans les graves circonstances dont nous nous entretenons. Partout, dans toutes les maisons, dans toutes les chambres, ou tout au moins dans chaque cuisine, on trouve des soufflets destinés à souffler le feu; or tous ces soufflets sont terminés par un ajustage métallique, tantôt en fer, tantôt en cuivre, le plus souvent en zinc ou en fer-blanc.

Je n'hésitais jamais quand je croyais la chose nécessaire; je démolissais le soufflet, et j'avais bien vite entre les mains un tube capable de m'aider dans mes efforts, un instrument fort commode pour l'insufflation.

Je viens de parler des soufflets de ménage et m'accuser de les avoir quelquefois démolis; mais je dois déclarer bien vite que, la plupart du temps, j'ai laissé ces soufflets intacts, et que j'en ai retiré des services inattendus.

Jean-Pierre prétend que le soufflet ne peut être employé dans toutes ces circonstances délicates que par un homme bien renseigné, rempli de patience, retenu par l'expérience et guidé par un réel savoir. Le maître nageur a raison; mais il me semble à moi que les renseignements à donner ne sont pas tellement compliqués que chacun ne puisse les comprendre.

On introduit le tuyau du soufflet, dans la bouche de l'asphyxié, on sert ses lèvres autour du tuyau pour que l'air ne ressorte pas par la bouche, et l'on a soin de faire pincer le nez pour qu'il n'y ait point de fausse sortie; tout cela n'est pas difficile, j'imagine.

On donne un long coup de soufflet et puis on retire l'instrument; on laisse la bouche et les narines ouvertes, puis on ouvre le soufflet pour le remplir d'air, et on le place comme la première fois; on en donne un second coup, puis on le retire, et ainsi de suite pendant quelques instants.

Dès qu'on s'aperçoit que l'asphyxié commence à respirer, il ne faut plus donner que dix à douze coups de soufflet tout au plus dans une minute, et puis on laisse la nature agir, et l'on ne recommence que si cet adjuvant paraît tout à fait nécessaire.

Il ne faut point y aller avec la force d'un boucher qui gonfle un veau ou un mouton pour en retirer la peau. Mais, et c'est là précisément où les renseignements de Jean-Pierre me paraissent un peu fautifs, il faut employer un peu de force et projeter l'air de façon à ce qu'il descende jusqu'au fond des poumons.

Si l'on emploie un de ces soufflets ordinairement en usage dans les salons du monde élégant, instrument fort gracieux, mais bien peu capace, il faut le vider d'un seul coup dans la gorge du malade, autrement la colonne d'air n'arriverait point au fond de la poitrine.

Pendant que l'on emploie ce moyen, il faut prendre garde à un accident que voici. On sait que l'air que nous respirons entre dans la poitrine, puis en sort, mais ne va jamais dans le ventre. Or, lorsqu'on souffle de l'air dans la bouche, il faut savoir reconnaître si cet air entre bien dans la poitrine, ou s'il entre jusque dans le ventre, ce qui est un grand inconvénient.

On reconnaît que l'air entre bien dans la poitrine, si l'on voit la poitrine se gonfler pendant qu'on le pousse, puis se dégonfler après qu'on a retiré le soufflet; si, au contraire, au lieu de prendre la bonne route, l'air descend jusque dans le ventre en passant par le conduit des aliments, on voit que le ventre se gonfle d'abord, et puis ne se dégonfle pas au moment où l'on s'arrête de souffler; on entend aussi des gargouillements dans le ventre vers le creux de l'estomac; enfin le ventre finit par être gros et tendu comme un tambour. Pour bien reconnaître tout cela, il faut ôter les habillements de l'asphyxié, ou du moins lui en laisser fort peu, et les arranger de manière à bien voir tous les mouvements et tous les changements de volume du ventre et de la poitrine. Si cet accident arrive, on renonce au moyen qui l'a déterminé, et l'on s'en tient à l'usage des autres.

En même temps qu'une personne souffle de l'air dans la poitrine de l'asphyxié, une autre personne peut continuer à pratiquer des frictions. On peut, en un mot, employer plusieurs moyens à la fois, quand l'emploi de l'un ne gêne pas celui de l'autre.

Quand on s'aperçoit que le cœur recommence à battre ainsi que le pouls, que la respiration se rétablit, on suspend l'insufflation de l'air, et l'on se contente de continuer les frictions et les autres moyens que nous avons indiqués. Si la respiration, après s'être un instant relevée, allait ensuite en diminuant, il faudrait recommencer à souffler de l'air dans la poitrine et redoubler de zèle. On peut avoir un grand espoir de sauver la vie à l'asphyxié quand sa respiration commence à se rétablir, et surtout quand il reprend connaissance.

XVI. — Stimulation de la cavité buccale et de l'intérieur du gosier. Éponge imbibée de vinaigre, acide sulfurique étendu d'eau, jus d'orange et de citron.

Personne n'ignore combien le chatouillement pratiqué sur les organes que renferme l'arrière-gorge retentit profondément dans l'intestin. Chez bon nombre d'individus, il suffit de toucher la luette avec le doigt, avec une plume, ou avec tout autre instrument, pour déterminer des hauts de cœur, quelquefois même des vomissements.

J'ai cru bon d'utiliser cette remarque pour ajouter aux stimulations extérieures dont je viens de parler un commencement de stimulation intérieure.

Ainsi, une fois la bouche ouverte facilement, naturellement, ou par les manœuvres un peu brutales que j'ai pris soin de décrire, mon premier soin est de plonger dans la bouche un pinceau de charpie ou tout au moins un bourdonnet de coton pour la nettoyer d'abord des mucosités qu'elle pourrait contenir, et pour m'assurer ensuite si elle se trouve suffisamment ouverte.

Et puis, quand j'ai nettoyé, j'agace, je stimule, je surexcite, c'est-à-dire que je badigeonne le fond de la gorge avec un autre pinceau humecté d'acide sulfurique étendu, ou d'eau considérablement vinaigrée; souvent je projette dans la bouche le jus d'une orange ou mieux encore le jus d'un citron. Et bien des fois la secousse est assez bienfaisante pour exciter des mouvements respiratoires et rappeler un asphyxié à la vie.

XVII. — Stimulation produite sur la muqueuse nasale, eau de Cologne, alcali, allumette.

Je ne m'étendrai point beaucoup sur ce petit article, attendu que maître Jean-Pierre a dit à peu près tout ce qu'il fallait sur ce sujet. Cependant je le mentionne parce que j'ai une annotation importante à faire.

L'alcali volatil est un caustique, et bien souvent il arrive, quand on le fait respirer trop longtemps, qu'il produit de véritables cautérisations intérieures. L'eau de Cologne, au contraire, chauffe, stimule, pince la muqueuse, mais ne la cautérise jamais. C'est pourquoi j'ai pris l'habitude, quand je trouve à secourir un asphyxié déjà froid, et dont l'état réclame des manœuvres actives et promptement secouantes : des frictions, des insufflations et tous les moyens que je viens d'énumérer, j'ai coutume, dis-je, dès que j'ai fait ouvrir la bouche, d'introduire dans les narines deux bourdonnets de coton ou de charpie fortement imbibés de vinaigre, ou plutôt de cette eau spiritueuse, stimulante et parfumée que l'on nomme eau de

Cologne. J'ai eu bien souvent l'occasion de m'en applaudir.

Mais on n'a pas toujours de l'eau de Cologne sous la main; on n'a pas même du vinaigre, et l'on trouve encore bien moins d'alcali. Au contraire, on a partout des allumettes soufrées, bien des gens en portent dans leurs poches, et il n'est point un ménage, si petit qu'il soit, qui n'ait sa provision de ce pittoresque allume-feu.

Eh bien, faites brûler sous le nez de l'asphyxié une allumette pleine de soufre, approchez de ses narines, ne craignez rien; quand vous brûleriez un peu la muqueuse, vous ne feriez que la stimuler davantage; qu'importe, je vous le demande, une brûlure aussi légère si elle peut combattre efficacement le terrible accident de l'asphyxie?

XVIII. — Lavements salés, injections excitantes, dérivations intestinales.

Autrefois l'un des moyens le plus communément employés pour ranimer les individus frappés d'asphyxie était l'introduction, plus ou moins facilement faite, dans l'intérieur de l'intestin, d'une certaine proportion de la fumée narcotico-âcre produite par le tabac qui brûle. On a reconnu que ce moyen était illogique et à peu près inefficace; c'est pourquoi on l'a remplacé par des lavements irritants, par des douches ascendantes manifestement stimulantes.

Ainsi on trouve partout du sel de cuisine : on en fait fondre environ cent vingt-cinq grammes dans un demi-litre d'eau, et le médicament est tout préparé.

Si l'on peut se procurer du vinaigre, on en jette un plein verre dans l'instrument à lavement; on y ajoute trois verres d'eau froide, et le médicament est encore préparé.

J'ai dit eau froide, car, pour ne pas perdre de temps,

il vaut mieux donner tous ces lavements froids que de chercher à les faire chauffer.

XIX. — Annotation.

Le charitable écrivain qui nous a fait parvenir en manuscrit tous les détails qui précèdent y avait joint de longs chapitres et sur les pressions de la poitrine et sur les différents modes de frictions. Il avait même consacré spécialement un long article sur le secours à donner dans l'*asphyxie humide*. On comprend que nous ne rapporterons rien de toute cette portion du travail, de même que nous éviterons les redites qui se retrouvent dans son manuscrit pour chaque espèce d'asphyxie.

Nous allons analyser le reste du Mémoire, dire quelques mots de l'asphyxie pestilentielle, de l'asphyxie par strangulation, par suffocation, de l'asphyxie par le froid, par la chaleur, par le tonnerre, et nous terminerons. Autrement nous serions contraint de consacrer à ce travail presque toutes les pages du volume que nous avons intitulé la *Médecine des accidents*.

XX. — Asphyxie pestilentielle.

J'ai cru devoir désigner de la sorte (nous rendons la parole à notre collaborateur anonyme) l'asphyxie produite par les émanations des fosses d'aisance, des égouts et tout réceptable de matières corrompues. Dans ces accidents, en effet, ce n'est plus un simple manque d'air, il ne s'agit plus de gaz acide carbonique; celui qui prédomine est le gaz hydrogène sulfuré ; mais il existe aussi des molécules organiques décomposées, une véritable pestilence imprègne l'air atmosphérique ; il semble qu'en pareil cas il y a non-seulement asphyxie, mais empoisonnement.

A cet empoisonnement il faut un contre-poison; chacun sait que, pour arrêter les émanations cadavéreuses, pour décomposer les diverses molécules des émanations produites par une substance organique en putréfaction, il suffit de les mettre en contact avec cette solution chlorurée que l'on appelle vulgairement liqueur de la Barraque. En conséquence, c'est la liqueur de la Barraque qui m'a le mieux réussi et qui réussira toujours le mieux dans les asphyxies pestilentielles. Non-seulement on en lave le visage, on en asperge tout le corps, mais on peut en mettre une légère proportion dans les boissons que l'on fait prendre d'autorité à la personne frappée par ce genre d'asphyxie. Si l'on peut avoir de l'eau de Javelle, qui contient une quantité notable de chlore ou de la chaux chlorurée, ce que les chimistes appellent chlorure de calcium, on promène l'eau de Javelle sous le nez, on présente le chlorure sous les narines, mais à distance et pas trop longtemps, attendu que l'on occasionnerait une toux spasmodique qui pourrait retarder le rétablissement complet d'une bonne respiration.

Je ne suis pas grand partisan des vomitifs dans la plupart des cas d'asphyxie, car trop souvent il arrive des accidents dont il est facile de comprendre le mécanisme. C'est dans l'arrière-gorge ou vers la base de la langue, dans le trajet même du tube digestif, que s'ouvrent les canaux destinés à la respiration. Dans l'état de santé, cette disposition anatomique ne présente aucun inconvénient; la trachée-artère, en effet, se trouve hermétiquement fermée par un couvercle que l'on nomme épiglotte. Mais très-souvent, dans l'état d'asphyxie, les conduits aériens se trouvent remplis d'une mousse épaisse et muqueuse tout à fait analogue à celle que l'on retire de la bouche en pareille circonstance. Or ces mucosités, soulevant l'épiglotte, peuvent l'empêcher de bien fermer la trachée-artère.

Un asphyxié n'a pas toutes les forces musculaires d'un

malade ordinaire. De même que ses bras, ses jambes et son intelligence ne peuvent agir, son estomac et les parois de toute la partie supérieure du tube digestif se trouvent incapables de grandes contractions. Vous parvenez à déterminer des nausées et des vomissements à l'aide de l'ipécacuana ou même encore de l'émétique, soit! mais il peut se faire que le vomissement soit incomplet, que les matières rejetées, n'étant point lancées avec assez de vigueur, s'arrêtent dans l'arrière-gorge et filtrent sous l'épiglotte fortuitement entr'ouverte. Alors : de la toux, un attruchement formidable et quelquefois une nouvelle cause d'asphyxie.

Quand on se décidera à faire vomir un malheureux asphyxié à la suite d'une chute dans des fosses d'aisance ou dans quelque égout nauséabond, on y sera déterminé par cette circonstance, que l'asphyxié a dû avaler de l'eau dans la fosse ou dans l'égout, et, pour déterminer le vomissement, non-seulement il faudra chatouiller la base de la langue, mais on devra porter les doigts jusque sur l'épiglotte pour la remettre en place si, par malheur, elle était entr'ouverte.

Il est bien nécessaire, ce me semble, d'enseigner aux ouvriers maçons, aux cureurs de fosses, comme aux cureurs d'égouts, toutes les précautions à prendre pour éviter l'asphyxie pestilentielle.

— Toutes les fois que l'on veut procéder au curage d'une fosse d'aisance ou d'un égout, il faut prendre les précautions suivantes :

1° On introduit dans la fosse une chandelle allumée, et l'on s'assure si elle brûle pendant un quart d'heure environ : quelquefois il se fait une explosion par l'inflammation des gaz. Si la chandelle brûle bien sans s'éteindre, il n'est pas sûr, mais il est probable que la fosse ne contient pas beaucoup d'air malfaisant ;

2° On perce avec une perche la croûte qui se forme au-dessus des matières fécales et on les brasse à fond, après qu'on aura fait pendant une demi-heure la *ventilation;*

3° Tous les ouvriers qui descendent doivent être munis d'un bridage, afin qu'on puisse les retirer s'ils se trouvent mal;

4° On fait la *ventilation.* Cette opération consiste à suspendre un réchaud allumé à l'ouverture du lieu infecté; on surmonte ce réchaud d'un long tuyau en tôle pour faire tirer.

Avec ces précautions les ouvriers éviteront souvent cette asphyxie qu'ils appellent le *plomb.*

XXI. — Manque d'air.

Pour combattre l'asphyxie causée par la raréfaction de l'air atmosphérique, il faut porter au grand air le malade terrassé par cet accident, et, si cette translation est impossible, comme dans un éboulement ou dans le séjour forcé de certaines prisons, ou bien encore parce que la température est si froide que l'on pourrait craindre pour le moribond une cause funeste à sa situation, il faut donc avoir recours à des moyens de ventilation. On peut, comme nous l'expliquions tout à l'heure, en plaçant un brasier à l'une des ouvertures de la prison ou de l'éboulement, produire tout physiquement un courant d'air fort efficace. Mais, dans un appartement où l'on se trouve obligé de rester par crainte du froid extérieur, on peut, tout en ouvrant la fenêtre, faire petiller dans la cheminée un feu flamboyant.

Plusieurs fois il m'est arrivé, chez des paysans, de me servir comme d'un puissant ventilateur de ces petits moulins à bras qui servent à vanner le blé. Bien entendu on ne mettait dans le moulin aucune espèce de grain et on le débarrassait de toute espèce de poussière.

Mais on n'a pas partout des moulins à vanner. Eh bien, il faut en quelque sorte devenir moulin soi-même. Prenez une large planche, la plus mince que vous trouverez, prenez encore mieux un grand morceau de carton et puis agitez de bas en haut avec énergie, avec courage, et, chassant les colonnes d'air insuffisantes à la respiration, vous sentirez bientôt revenir un air atmosphérique bienfaisant et pur.

XXII. — Pendu.

On trouve chez les pendus deux causes de mort qu'il faut savoir comprendre et combattre en même temps.

La corde qui a si malheureusement serré le cou, fermant tout passage à l'introduction de l'air atmosphérique, a causé l'asphyxie proprement dite, l'engorgement des poumons et la chute du sang noir dans les cavités du cœur qui ne lui sont pas destinées. Mais il existe aussi un engorgement sanguin du côté du cerveau. Quiconque se serre un doigt avec un lien quelconque voit bien vite ce doigt étranglé se gonfler, rougir et souvent devenir violet. Pourquoi? Parce que la circulation des veines s'est trouvée arrêtée et qu'il y a dans le doigt torturé une stase sanguine capable de déterminer bien des petits accidents. Il se passe quelque chose d'analogue du côté du cerveau; et, comme la boîte osseuse qui renferme le centre nerveux ne peut ni se distendre ni par conséquent s'élargir, au gonflement externe du visage se joint alors un gonflement interne dans le cerveau qui forme pression et détermine tous les résultats d'une légère apoplexie.

XXIII. — Gens étouffés.

Ainsi, non-seulement il faut chercher à rétablir la circulation chez un pendu aussitôt qu'on a pu le débarrasser du lien qui entoure son cou, mais il faut chercher à établir une dérivation sanguine par des sinapismes aux pieds, par des lavements très-chauds, très-excitants, et surtout en appliquant des ventouses scarifiées, non-seulement au-dessus du cœur et des poumons, mais surtout derrière chaque oreille.

Je fais une différence entre l'étouffement et l'étranglement, attendu que je n'appelle étouffement, dans cette classification, que l'asphyxie toute mécanique causée par l'introduction d'un corps étranger dans l'arrière-gorge ou même dans la trachée-artère. L'étranglement, au contraire, est produit par des pressions extérieures. L'étouffement est un accident assez commun dans la classe intéressante des petits enfants ou chez les grandes personnes assez imprudentes pour tenir machinalement dans la bouche des corps étrangers d'un assez notable volume. Un coup, une surprise, une frayeur, déterminant une aspiration spasmodique, les forcent d'avaler l'objet qu'ils avaient entre les dents, et puis cet objet, ne pouvant traverser le détroit du gosier, y reste et barre tout passage à l'air atmosphérique. Il faut, à l'aide d'une baleine ou de tout autre instrument, essayer prudemment de pousser le corps étranger en deçà de l'épiglotte; mais si l'on ne peut y parvenir, il faut tacher du moins de glisser entre le corps étranger et les parois qui constituent l'arrière-gorge une canule, un tube, un tuyau quelconque; peu importe que l'instrument soit de petite dimension, il aidera toujours à gagner du temps en permettant le passage d'un tout petit courant d'air.

XXIV. — Asphyxie par le froid.

Le point important dans le traitement de ce genre d'asphyxie est de bien veiller à ne pas réchauffer trop brusquement les pauvres victimes de la froidure. Le mécanisme de cette asphyxie est très-compréhensible : le froid, en engourdissant tous les muscles du corps humain, en arrête toutes les qualités contractiles, et, par conséquent, il les empêche d'agir. Plus de mouvements possibles ni dans la poitrine ni dans le diaphragme, et, le grand soufflet respiratoire se trouvant inactif, la respiration, puis la circulation et finalement la vie tout entière se trouvent en péril.

Il serait fort imprudent de mettre un homme gelé dans un lit bien chaud ou dans un bain à haute température, car il est déjà bien faible, le malheureux malade! et la secousse trop violente qu'il éprouverait par cette brutale transition le tuerait immanquablement. Il ne faut réchauffer que peu à peu, partiellement d'abord, et combattre, en commençant, tous les accidents, par le massage et les frictions.

XXV.— Asphyxie par la chaleur.

Vous l'avez fait remarquer dans votre *Cours d'hygiène*, les extrêmes se touchent, et bien souvent dans la nature humaine deux causes absolument contraires produisent des résultats identiques. La grande chaleur asphyxie comme le froid exagéré.

J'ai à recommander pour le traitement de cette asphyxie nouvelle les précautions de transition que je recommandais tout à l'heure pour l'asphyxie produite par les frimas. Gardez-vous d'exposer subitement à une atmosphère refroidie un homme dont la respiration vient d'être suspendue par une trop grande chaleur. Mettez-le dans une chambre encore chaude dont vous n'ouvrirez qu'une fenêtre d'abord, puis ventilez, frictionnez, mais ne déshabillez pas tout de suite! Quand vous aurez déshabillé, ne multipliez pas les aspersions trop froides! Prudence, prudence! il en faut d'autant plus ici que l'asphyxie par la chaleur est l'une des asphyxies les plus facilement guérissables, et qu'il serait terrible de la rendre redoutable par de fausses manœuvres dans le traitement.

XXVI. — Victimes du tonnerre.

Très-souvent le coup de tonnerre qui frappe une personne la fait périr de mort subite. On pense que, dans ce cas, la mort est produite par asphyxie, c'est-à-dire par la suspension de la respiration; en outre, il est très-probable que l'ébranlement du cerveau, qui doit être considérable, suffirait à lui seul pour amener la mort. Dans le cas où le tonnerre ne cause pas une mort subite, il peut arriver deux espèces d'accidents : ou bien l'individu a perdu connaissance et se présente dans le même état qu'une personne évanouie, ou bien il a seulement une partie du corps paralysée, tantôt le bras, tantôt la jambe, tantôt la langue, etc. Dans le premier cas, il faut se conduire comme s'il s'agissait d'une syncope. Dans le second cas, l'accident n'a rien de pressant; on peut consulter un médecin, et suivre ses prescriptions.

DE LA SYNCOPE

I. — Notre but est pourtant bien compréhensible.

Quand l'*Encyclopédie de la santé* n'aurait à traiter que la question qui va nous occuper, elle aurait un rôle important, une mission véritable à remplir.

O vous qui plaisantez les travailleurs qui s'évertuent à rendre populaires certaines notions médicales! n'avez-vous donc jamais songé à la rage, à l'asphyxie, à l'apoplexie, en un mot à toutes les maladies qui réclament de prompts secours, et dans lesquelles quelques instants perdus sont de graves imprudences et d'épouvantables dangers?

Laissons là, si vous le voulez, ces grandes questions d'asphyxie, d'apoplexie et de congestion cérébrale, prenons un petit accident qui semble moins que rien, qui peut arriver partout et tous les jours : prenons l'évanouissement, ce que l'on appelle vulgairement le *trouver-mal*, ce que vous autres, messieurs les savants, vous appelez du grand mot de *syncope;* ne savez-vous pas qu'une syncope prolongée peut aller jusqu'à la mort et déterminer ainsi, en quelques minutes, une catastrophe inattendue?

Que deviendra le patient, s'il faut un médecin véritable pour le remettre en équilibre, pour le rappeler en quelque sorte à la vie? Hélas! en pareil cas, le médecin se trouve rarement; il demeure très-loin, ou bien il est sorti, ou bien il est occupé, et pendant ce temps-là l'évanouissement, se prolongeant, peut tuer sans miséricorde.

Donc il faut que tout le monde sache porter secours à une personne évanouie. Pour que ces secours soient efficaces, il faut qu'ils soient logiques. Bref, il faut comprendre le mécanisme de la syncope pour la combattre, il faut connaître minutieusement toute la stratégie nécessaire pour en triompher.

C'est là notre but : instruire pour sauver, renseigner pour prévenir ou guérir, telle a été la pensée fondamentale de notre recueil et le mobile de tous nos travaux.

II. — La syncope peut être mortelle.

Je soignais à Paris, il y a cinq ou six années, une jeune personne venue de la province avec sa mère; la pauvre enfant subissait cette maladie, hélas! trop commune, que l'on appelle *pâles couleurs*. Elle en avait le teint, les accidents et toute la faiblesse. Mais, comme au milieu de cette pauvreté sanguine survenaient des moments d'étouffement et de cruelles palpitations, la famille de la jeune malade, mal renseignée, croyait avoir à combattre une exagération circulatoire, une véritable hypertrophie.

Je demandai en consultation un professeur de la Faculté de médecine qui a su pousser jusqu'à ses dernières limites le diagnostic de toutes les maladies du cœur. M. Bouillaud fut de mon avis : il déclara qu'il y avait atonie, pauvreté, faiblesse, et d'un commun accord nous conseillâmes les toniques et les ferrugineux.

La malade était une fille unique, adorée par toute sa famille, gâtée surtout par sa mère, qui craignait sans cesse de la contrarier.

J'allai un soir pour leur rendre visite, et comme je me présentais à la porte de leur appartement, la mère s'avança vers moi avec de grands signes, et me supplia de ne point faire de bruit.

— Que se passe-t-il donc? demandai-je.

— Ma pauvre enfant, monsieur, a eu deux ou trois évanouissements aujourd'hui; mais, Dieu merci! depuis une demi-heure elle est bien calme et bien tranquille, elle ne bouge pas, je crois qu'elle dort : si vous me promettez d'aller bien doucement, je vous laisserai vous en assurer.

Le mot d'*évanouissement* m'avait fait bondir le cœur d'inquiétude; j'insistai pour voir la malade. Hélas! plus de pouls, plus de chaleur, plus de respiration; la syncope méconnue et trop prolongée avait tué la pauvre enfant.

Encore une fois, il est important de savoir reconnaître une syncope, il est nécessaire de savoir lui opposer des moyens efficaces, et je crois remplir la mission que j'ai embrassée en consacrant quelques pages à cet important sujet.

III. — Mécanisme de la syncope.

Le cœur, centre de la circulation du sang, se crispant, se contractant, battant sans cesse, par ses incessantes contractions, envoie à tous nos organes un liquide vivifiant et nécessaire, — le sang artériel. — Je dis liquide *nécessaire*, et cela est si vrai, que, si le sang artériel n'arrive point à un organe, cet organe se flétrit et meurt. Il tombe en gangrène, témoin la gangrène des vieillards, dont les artères s'ossifient et s'oblitèrent, témoin la gangrène qui survient à la main quand l'artère du bras est coupée. Or le sang est nécessaire non-seulement aux muscles, aux bras, aux pieds; mais il est indispensable aussi à l'action du cerveau. Lorsqu'il survient que, par une cause ou une autre, la colonne de sang poussée par le cœur ne va pas jusqu'à la tête, la cervelle, comme vous dites, vous autres, le centre nerveux, pour parler comme les savants, ne remplit plus sa fonction : la vie s'arrête, la respiration, la circulation se suspendent, la peau pâlit, les yeux se troublent, l'intelligence s'obscurcit, et l'individu chez qui se passent ces divers phénomènes finit par tomber sur le carreau.

IV. — Il y a différentes espèces de syncopes.

« On comprend sous le nom de *syncope*, dit un auteur du siècle dernier, toute affection qui, dès son début, frappe subitement comme d'une mort apparente, dans laquelle la sensibilité est presque toujours détruite ou diminuée, les forces musculaires anéanties ou produisant des mouvements irréguliers, et qui est constamment accompagnée de la perte des facultés animales ou de l'usage des sens. »

Après une semblable définition, il n'est point étonnant que le même auteur ait rangé dans le cadre des syncopes les convulsions, les spasmes nerveux et jusqu'à l'épilepsie. J'embarrasserais très-certainement plus d'un lecteur si je voulais adopter cette étrange méthode. Je ne veux considérer comme syncope que la suspension vitale provenant d'une circulation artérielle incomplète d'abord, puis totalement arrêtée. Mais il est un accident qui singe la syncope, qui tout à coup jette les gens par terre et tue plus promptement encore que l'évanouissement : c'est l'apoplexie. — Il me paraît indispensable d'apprendre à tout le monde les moyens de distinguer l'apoplexie de la syncope; car, si les résultats sont les mêmes dans l'une et l'autre de ces sortes d'attaques, c'est-à-dire s'il y a perte de connaissance, suspension de forces et de mouvements, les moyens à employer dans les deux circonstances sont complétement différents.

Les résultats de l'apoplexie sont les mêmes que les résultats de la syncope; mais pourquoi? Parce que les extrêmes se touchent; parce que l'estomac trop plein amène trop souvent les mêmes désordres que l'estomac complétement vide; parce que le cerveau, pressé par une masse de sang qui le serre avec brutalité, est obligé de suspendre ses fonctions, comme le cerveau qui n'est point stimulé par la dose nécessaire de sang artériel.

V. — Différence des symptômes extérieurs de la syncope et de l'apoplexie.

Dans une attaque de syncope, le visage du patient est toujours d'une pâleur caractéristique.

Dans la plupart des apoplexies, le visage est rouge et comme tuméfié.

Dans l'évanouissement, les traits de la figure restent toujours réguliers.

Dans l'apoplexie, au contraire, ils se passe sur le visage des crispations, des désordres, des grimaces significatives. Souvent l'un des côtés du visage se trouve affaissé; l'un des yeux est retourné; l'un des coins de la bouche est abaissé outre mesure, etc., etc.

Dans l'évanouissement, la circulation et la respiration se trouvent complétement suspendues. Aucune des artères ne fait sentir ses battements ordinaires : le pouls se tait sous le doigt qui l'interroge. Mettez l'oreille sur la région du cœur, vous ne constaterez que le plus désolant silence.

Dans l'apoplexie, au contraire, la circulation et la respiration continuent. Écoutez le cœur, il bat avec violence; regardez les grosses artères qui se trouvent de chaque côté du cou, vous n'aurez pas besoin de les interroger en les tâtant, car elles se contractent si fort qu'elles soulèvent visiblement la peau et font remuer toute la région qu'elles parcourent. La respiration se dénonce d'une façon plus flagrante encore, car elle devient sifflante, embarrassée, *stertoreuse*, comme disent les médecins, c'est-à-dire qu'elle se fait avec une espèce de râle que l'on a comparé au ronflement qui a souvent lieu pendant le sommeil.

Il est bien important de comprendre et d'apprécier toutes ces différences, car les secours dans la syncope ne sont pas les secours à donner dans l'apoplexie. — Un homme qui tombe d'inanition ne peut être soigné comme un homme terrassé par l'intempérance.

VI. — La position horizontale.

Si vous avez bien compris le mécanisme de la syncope, vous allez comprendre et retenir, j'espère, les moyens qu'il faut employer pour la combattre.

Et d'abord, il faut étendre sur un plan horizontal la personne qui vient de s'évanouir.

Non-seulement il faut placer tout le corps dans la position horizontale, mais quelquefois il est prudent d'incliner la tête un peu plus bas que tout le reste.

Dans une pareille situation, en effet, le sang, que le cœur n'a pas la force de pousser, coule tout naturellement du cœur à la tête, arrive au cerveau, il le stimule, et l'admirable mouvement vital se rétablit.

Il me souvient d'une aventure qui date déjà de longtemps, et que j'ai racontée dans la *Santé du Peuple*.

J'étais simple élève en médecine, mais élève de seconde année; j'avais donc étudié l'anatomie et la physiologie : tout fier de mes petites connaissances, j'étais aussi plein d'ardeur pour soulager ceux que je voyais souffrir. Un matin, en sortant de la cour du Louvre par la porte des colonnades, j'aperçus près de l'église Saint-Germain-l'Auxerrois un rassemblement vers lequel me poussa une

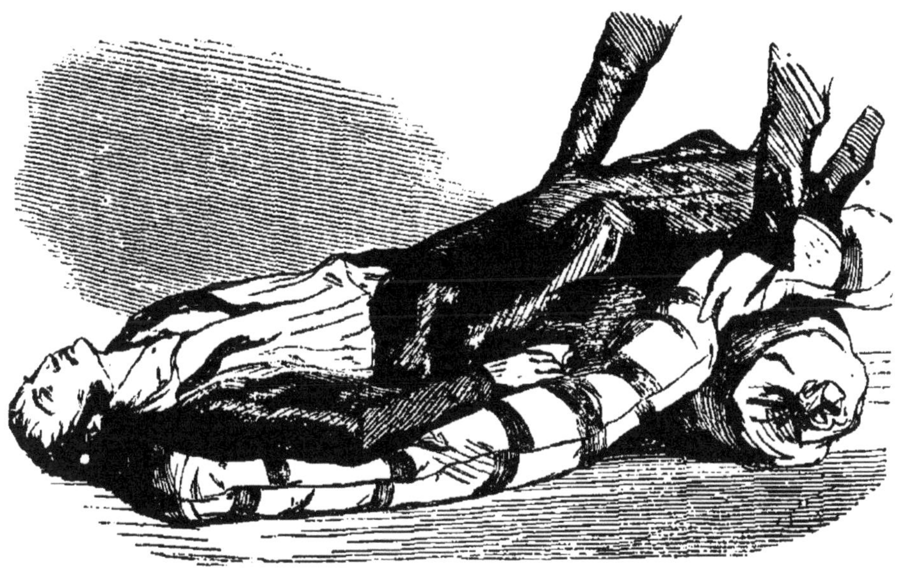

Non-seulement il faut étendre la personne évanouie sur un plan horizontal, mais parfois il est prudent de mettre la tête plus bas.

pardonnable curiosité. Il s'agissait d'un bon vieillard qui s'était trouvé mal à l'église. Vite tous ses voisins s'étaient portés à son secours. On l'avait fait sortir, le donneur d'eau bénite avait prêté sa chaise, la fruitière, la mercière, tous les habitants de la place étaient accourus apportant quelque chose, un verre d'eau sucrée, du vin, de la fleur d'orange, du bouillon, que sais-je; et on faisait avaler tout cela au malade, qui restait pâle, penché sur sa chaise et ne revenait point à lui. Je perce la foule et je vais prendre le pouls du patient. — Il faut coucher cet homme par terre, dis-je à ceux qui l'entouraient. — On me regarde avec stupéfaction ; j'insiste, on me dit des sottises. Je déclare que je suis médecin, on me rit au nez, on se moque de moi ; si bien que, sans pouvoir rien obtenir, je fus contraint de m'éloigner. — Les commères m'auraient fait un mauvais parti.

On a la manie de faire asseoir les pauvres gens pris d'évanouissement, et tout mécaniquement on prolonge ainsi leur syncope.

VII. — Manœuvres pour rétablir la respiration.

La cause première de la syncope est évidemment un vice, un désordre, une véritable faiblesse dans la circulation sanguine. Or, dans mon *Cours d'hygiène*, en expliquant l'hygiène de la circulation et de la respiration, j'ai démontré minutieusement que les deux fonctions respiratoire et circulatoire se tiennent, sont liées l'une à l'autre, s'enchevêtrent et se corroborent. La respiration, en effet, que l'on a comparée au phénomène tout chimique de la combustion, est chargée de changer le sang veineux en sang artériel, le sang noir et épais préparé par la transformation alimentaire en sang limpide et rutilant, en sang artériel, seul véritablement réparateur. De même que l'œil a besoin de lumière pour percevoir et distinguer, de même le cœur a besoin d'une dose considérable de sang artériel pour agir, c'est-à-dire pour battre et se contracter. Or, en stimulant la respiration, vous activez la formation du sang artériel, et ce sang artériel, poussé vers le centre de la circulation, le stimule à son tour, le contraint de pousser vers le cerveau le sang artériel qui lui manque, et c'est ainsi que l'on peut mettre en quelques minutes tout évanouissement en déroute.

VIII. — Nécessité de l'air.

Pour respirer il faut de l'air, de l'air vif, de l'air pur; c'est parce que l'atmosphère est rendue délétère par les expirations carbonisées d'un certain nombre d'assistants que, dans les grandes réunions, tant de gens se sentent d'abord mal à l'aise, et finalement tombent en syncope.

Il est évident qu'en pareille circonstance la première précaution à prendre est d'emporter au grand air la personne évanouie; mais, de grâce, écartez la foule, ne laissez pas former à l'entour du patient ces cercles de curieux, espèce de muraille impénétrable à l'air, dont la présence, par conséquent, prolonge les malaises et les souffrances de la personne évanouie.

IX. — Moyen de ranimer la circulation.

Tout en agissant sur l'appareil respiratoire, il est bon d'essayer tous les moyens capables de réveiller et d'exciter le centre de la circulation.

Et d'abord il est certaines liqueurs stimulantes, certains liquides tellement efficaces, qu'on les a appelés *cordiaux*. Ce sont les liqueurs alcooliques, ce sont les vins de différentes espèces, et certaines macérations de plantes amères et toniques.

Ainsi, on peut faire boire quelques gouttes d'eau-de-vie ou de rhum.

Il est bon d'introduire dans la bouche et de faire mécaniquement avaler quelques gorgées d'un vin généreux et fortifiant.

Enfin, si l'on n'a sous la main aucun de ces liquides, si l'on est proche d'un pharmacien, il faut courir lui demander quelques gouttes d'une huile essentielle. L'huile ou essence de menthe est, en pareil cas, d'une puissance merveilleuse.

On en jette une ou deux gouttes sur un morceau de sucre.

On fait dissoudre ce morceau de sucre dans un verre d'eau, et l'on fait boire quelques cuillerées du liquide ainsi obtenu à la personne qui se trouve en syncope.

Remarquez bien que je recommande de mettre l'huile essentielle sur le sucre au lieu d'en jeter quelques gouttes dans un verre d'eau sucrée; pourquoi? Parce que l'huile, quelle qu'elle soit, est insoluble dans l'eau; mais l'huile en contact avec le sucre forme un corps nouveau et parfaitement soluble, une sorte de composé chimique que les savants appellent *saccharate*. Le saccharate de menthe, dissous dans une proportion convenable d'eau, est un des meilleurs remèdes à employer contre toute espèce d'évanouissement.

Récamier ne sortait jamais de chez lui sans avoir préalablement vérifié s'il portait dans sa poche la trousse qui contenait ses lancettes et ses instruments; mais de plus, au fond de cette trousse se trouvait un petit flacon rempli d'essence de menthe. Or il se passait peu de semaines où il n'eût l'occasion de se servir avec avantage de ce portatif médicament.

Pourquoi les mères de famille, les chefs d'établissement et toutes les personnes appelées à se trouver dans de grandes réunions n'auraient-elles pas un peu des précautions de l'illustre Récamier? Elles peuvent se dispenser des lancettes et de la trousse proprement dite; mais un petit flacon d'essence est si facile à mettre dans la poche, si facile à faire remplir, si facile à toujours garder!

X. — Les sels.

Il est d'usage, en cas d'évanouissement, de faire respirer des substances à odeurs excitantes, des sels, de l'alcali, du vinaigre; j'approuve cet usage de grand cœur, mais seulement je crois nécessaire d'expliquer et de donner les raisons qui rendent ces moyens efficaces.

Quand vous approchez des fosses nasales un flacon contenant un peu d'alcali, les vapeurs de ce produit chimique, s'élevant et s'introduisant jusque dans les fosses nasales, y produisent une sensation désagréable qui semble le prodrome d'une douleur plus considérable, et comme l'avant-coureur d'une cautérisation. L'alcali, en effet, surexcite, enflamme et désorganise.

Les fosses nasales, vivement impressionnées, exécutent forcément plusieurs aspirations successives; ces aspirations appellent et prennent une dose notable d'air atmosphérique; cet air est porté jusqu'au fond de l'appareil respiratoire; son affluence active la transformation sanguine, et produit ainsi une quantité inattendue de sang artériel qui va réveiller le centre de la circulation et combattre tous les symptômes de l'évanouissement. — C'est l'histoire d'un soufflet de cuisine qui, projetant de l'air sur des charbons allumés, ranime, vivifie et parvient à faire flamboyer quelques tisons qui semblaient agoniser dans la cendre.

XI. — Les odeurs nauséabondes.

Tout le monde connaît la propriété des sels employés contre l'évanouissement, mais il est un grand nombre de personnes qui ignorent la vertu de certaines liqueurs nauséabondes.

Prenez un peu de drap, un morceau de cuir, ou tout simplement une plume d'oie;

Allumez une bougie, une chandelle, une lampe, une lumière quelle qu'elle soit;

Faites brûler à cette lumière le drap, le cuir ou la plume, et portez l'une ou l'autre de ces substances brûlées sous les narines de la personne évanouie;

Bien souvent, sous la puissance de ce seul moyen, vous la verrez se ranimer et reprendre connaissance.

Pourquoi? Par deux raisons :

Parce que les odeurs nauséabondes impressionnent les fosses nasales et déterminent les aspirations que je vous expliquais tout à l'heure;

Parce que ces sortes d'odeurs sont médicamenteuses, elles agissent sur le système nerveux, elles sont antispasmodiques, c'est-à-dire qu'elles jugulent l'effervescence des nerfs et brident en quelque sorte la surexcitation du centre nerveux.

XII. — Les gouttes d'eau.

Généralement quand un homme tombe en syncope, non-seulement on a la sottise de le faire asseoir, mais on le fait boire à satiété. Que quelques gorgées d'eau fraîche, produisant une sensation agréable, raniment un peu et puissent commencer la guérison, c'est chose très-admissible; mais dès que vous faites boire en profusion, vous remplissez l'estomac outre mesure, et un estomac rempli, distendu, gênant le jeu du diaphragme, apporte un obstacle tout mécanique à la respiration ; je l'ai expliqué quand j'ai parlé du canal alimentaire et de ses importantes fonctions. (Voir le *Cours d'hygiène.*)

Au lieu de faire boire de la sorte, projetez sur le visage de la personne évanouie et que vous avez eu la précaution de mettre dans une position horizontale, projetez quelques gouttes d'eau froide.

Pour cette manœuvre, il suffit de tremper dans un verre rempli d'eau la main tout entière; puis, fermant cette main humide, et l'approchant du visage de la personne évanouie, il faut étendre brusquement les doigts; il suffit même, retenant l'indicateur et le médius avec le pouce, d'exécuter la petite manœuvre que produit une main quand elle veut donner une pichenette.

Si jamais, plongé dans un bain, quel qu'il soit, ou tout

simplement vous promenant dans la rue, vous avez reçu en plein visage quelques gouttes d'une eau bien froide,

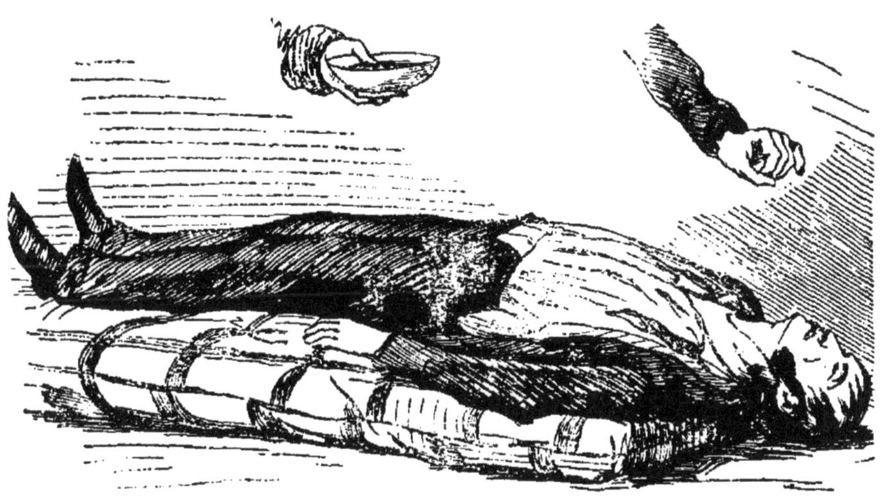

Puis projetez des gouttelettes d'eau froide au visage.

vous devez vous rappeler que sous l'impression reçue votre visage s'est cripsé et vous avez forcément exécuté une aspiration énergique et en quelque sorte convulsive. C'est donc un moyen bien facile d'activer la respiration dans un cas d'évanouissement et de rappeler la circulation et l'intelligence.

XIII. — Les projections d'eau froide.

Mais il est des constitutions peu sensibles, des syncopes profondes et rebelles à tous les moyens que je viens d'indiquer.

Pour en triompher, il faut de l'énergie, du courage : ce ne sont plus de simples gouttelettes d'eau ; pour gagner cette petite bataille, il faut avoir recours à de véritables aspersions.

Prenez deux ou trois serviettes, entourez de ces linges

la figure de la personne évanouie, que nous supposons toujours horizontalement étendue.

Drapez vos serviettes sur la poitrine et sur les cheveux, de façon à les abriter suffisamment.

Cela fait, prenez un verre vide et une carafe pleine d'eau.

Versez au fond du verre la valeur d'une à deux cuillerées de liquide.

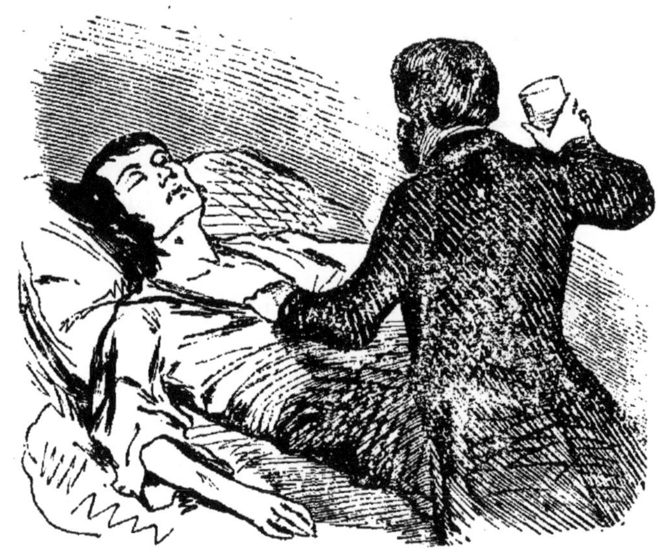

Ou bien prenez un verre contenant la valeur de 1 à 2 cuillerées d'eau froide.

Et puis, prenant le verre de la main droite, écartant le bras et élevant la main à peu près comme la figure que nous avons fait représenter, projetez brutalement juste vers les narines du patient, projetez d'un seul coup toute l'eau qui se trouve dans le verre que vous avez à la main.

Et, soyez-en sûr, vous produirez une commotion efficace; peut-être la personne évanouie, se soulevant spasmodiquement, reproduira-t-elle la grimace que représente notre gravure; mais qu'importe, si la respiration lui revient et si la syncope s'évanouit?

Il me resterait bien quelques mots à dire sur les frictions générales ranimant la circulation et la rappelant à

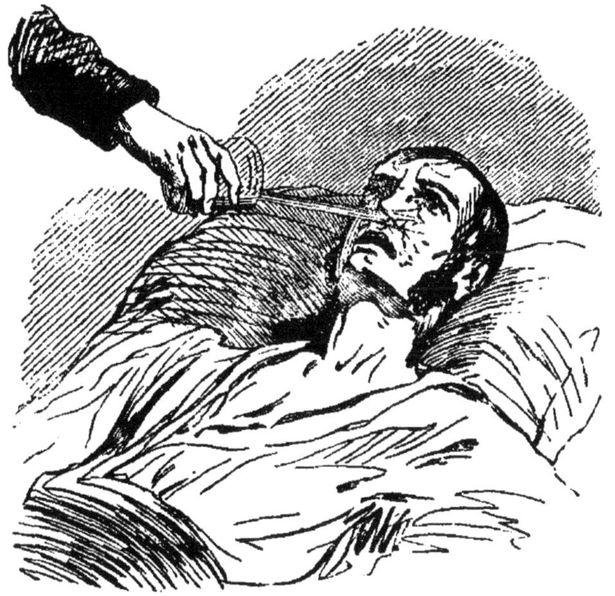

Et projetez brutalement vers les narines du patient.

la surface cutanée; mais nous en avons déjà parlé à propos des secours à donner aux noyés, et nous l'avons fait longuement dans les *Mémoires d'un asphyxié*.

LE REGISTRE AUX CONTRE-POISONS

I.— Embarras compréhensible.

Il existe ici-bas des coïncidences assez inexplicables; il semble que dans notre monde civilisé les pensées répandent des rayons invisibles et que les idées se communiquent par des effluves mystérieuses et avec l'instanstanéité des courants électriques. — Bien souvent, quand vous pensez à un ami, quand vous parlez d'un indifférent, vous les voyez arriver et obéir comme malgré eux à cette évocation mentale. Rêvez à une mélodie, ruminez dans votre tête une phrase de musique, et tout à coup vous entendez votre voisin chanter précisément l'air que vous aviez en tête.

J'étais depuis plusieurs jours fort occupé, ou, comme on le dit vulgairement, fort *préoccupé* de la grande question des poisons et contre-poisons.

On a fait, sur cet important sujet, des travaux minutieux, consciencieux, admirables. Le professeur Orfila, de si regrettable mémoire, a dressé des tables, imaginé des tableaux synoptiques qui sont d'un grand secours pour les médecins, mais qui me semblent beaucoup trop savants pour le commun des martyrs.

Des gens charitables, puis des pharmaciens industrieux,

et enfin des spéculateurs intéressés, ont voulu extraire des enseignements d'Orfila des applications quotidiennes, des indications pratiques, une espèce d'analyse qu'ils ont jetée dans le commerce sous forme de grands tableaux, — tableaux qui peuvent servir à faire acheter et débiter un certain nombre de drogues et de contre-poisons, mais qui, bien étudiés, bien examinés, sont manifestement incapables de renseigner, en cas d'empoisonnement, les personnes étrangères à la chimie et à la médecine.

Comment voulez-vous ne pas embrouiller les ignorants, quand, à propos de l'empoisonnement par l'arsenic, par exemple, vous parlez de l'*orpiment*, du *réalgar*, et quand vous indiquez que le contre-poison est un *hydrate de peroxyde de fer gélatineux?*

D'un autre côté, il est bien certain que la question des poisons et des contre-poisons est tout spécialement chimique. Or vous ne pouvez guère expliquer une science qu'avec les termes techniques et la nomenclature qui lui est spéciale, de même que, pour faire une grammaire anglaise, il faut bien citer les mots anglais, et que, pour enseigner la langue française, on ne peut convenablement employer le langage des habitants d'outre-Manche.

C'est pourquoi le grand chapitre des poisons et contre-poisons me paraissait très-difficile à expliquer aux gens du monde, — et cependant il m'apparaissait comme un des côtés les plus importants de ce que j'intitule *Médecine des accidents*. Car, enfin, je vous accorde que l'industrie a initié bien des gens à quelques notions chimiques, j'admets que l'instruction donnée dans les colléges donne quelques éléments de chimie, il n'en est pas moins vrai que neuf fois sur dix vous embarrasserez beaucoup les gens, et vous les trouverez incapables de vous répondre si vous leur demandez : Qu'est-ce que le *muriate de mercure précipité?* Qu'est-ce qu'un *hydrate de peroxyde?*

Que faire donc?

Fallait-il commencer la série de mes renseignements par une petite leçon sur la nomenclature chimique?

Fallait-il, à côté des noms de la chimie, accumuler toute la kyrielle des dénominations vulgaires?

Quelques auteurs l'ont essayé. Mais, en vérité, cette nomenclature en partie double est si complexe, si étrange, qu'elle papillote aux yeux, embarrasse la mémoire et éblouit l'intelligence. D'autant que, dans un cas d'empoisonnement, on est toujours un peu bouleversé, plus ou moins ému, et que, s'il s'agit d'un accident survenu par le *sel d'oseille*, par exemple, c'est-à-dire par l'*oxalate, acide de potasse*, on n'en pourra que difficilement trouver la mention dans la nomenclature des *acides concentrés* et dangereux. Je viens de les relire et de les compter dans un auteur, et, pour cet unique chapitre, je trouve cinquante noms différents!

Fallait-il ne traiter que des poisons les plus communs? — Et, dans ce cas, fallait-il les appeler par leur nom vulgaire ou les désigner par leurs dénominations scientifiques?

J'avoue bien naïvement que j'étais fort embarrassé, et comme tout homme en pareille situation, tenant mon front dans ma main, ouvrant des yeux grands comme des portes cochères, immobile, c'est-à-dire fixe au moral comme au physique, je réfléchissais laborieusement, quand mon domestique m'annonça une visite.

— Mais vous savez bien que ce n'est point mon jour de consultation et que je ne reçois pas aujourd'hui!

— Monsieur, la personne a beaucoup insisté, et puis je crois bien que c'est un monsieur médecin, car il m'a dit avoir à faire à monsieur une communication médicale.

— Oh! si c'est un confrère, vous avez très-bien fait. Faites entrer bien vite, faites entrer.

II. — Une visite.

Un homme tout de noir habillé, d'un extérieur un peu commun, mais d'une politesse outrée, entra en me saluant sept ou huit fois.

— Mille pardons, mon cher confrère, fis-je en lui présentant un siége.

— Hé! hé! confrère, pas tout à fait, monsieur.

— On vient de m'annoncer que vous vous présentiez pour une communication médicale.

— On ne vous a dit que la vérité.

— Alors jen ai conclu que vous étiez médecin.

— Pas tout à fait, monsieur, pas tout à fait! Je suis rentier.

— Ce qui est bien différent, je vous assure.

— Par exemple, j'ai gagné mes rentes dans le commerce en gros de l'épicerie. Or, vous le savez, monsieur le docteur, les épiciers ont quelques accointances avec la médecine : ils vendent de la farine de graine de lin, de la farine de graine de moutarde, de la pâte de jujube et de guimauve, de la réglisse, du gros miel, que sais-je encore!

— J'attends votre communication, monsieur, répondis-je solennellement avec un tantinet de mauvaise humeur.

— Monsieur, j'ai une femme charmante et précieuse.

Je m'inclinai en signe de compliment.

— Oh! c'est la communication qui commence, ne vous impatientez pas; mon épouse, monsieur, vaut tout simplement son pesant d'or.

J'exécutai un nouveau salut.

—Nous n'avons pas eu le bonheur d'avoir d'enfants, et, ma foi! quand les affaires ont eu donné quelques profits, quand la boule m'a semblé assez ronde, j'ai dit à ma femme : Arrêtons-nous, nous irons vivre heureux à la campagne ; tu auras des poules, des canards; moi, je pêcherai à la ligne, si nous avons une rivière, ou je me promènerai sur les grandes routes, la canne à la main, pour prendre de l'air et de l'appétit. J'ai d'abord voulu acheter près de Paris, et puis c'était cher, et puis j'ai consulté des amis et les *Petites Affiches*. Bref sur bref, je suis devenu propriétaire dans la Côte-d'Or, un pays vignoble, pittoresque, mais qui devient industriel à faire trembler. Imaginez-vous qu'il y a là des forges, des usines et des manufactures d'une conséquence!... Enfin nous y sommes, c'est fait, que voulez-vous? — Savez-vous ce que mon épouse a conquis dans ce pays... une réputation... mais une réputation fabuleuse. N'ayant pas grand'chose à faire, elle s'est tout d'abord occupée des malades : on visite, on console, on donne un conseil et une petite pièce, vous savez! Et puis tout d'un coup elle a pris une spécialité... elle s'est mise à traiter et à guérir tous les gens, grandes personnes, vieillards et enfants surtout qui avaient eu le malheur de s'empoisonner, et elle a réussi si bien que tout le monde dans le pays ne l'appelle plus que madame la *guérisseuse*.

Je commençais à m'impatienter, mais au mot d'empoisonnement je dressai la tête et j'écoutai avec curiosité. Mon visiteur poursuivit.

— Elle les guérit tous, monsieur ; les eaux-fortes, les plantes vénéneuses, le vert-de-gris, le plomb, tout enfin, tout. —Mais Frosine, que je lui disais toujours (mon épouse s'appelle Frosine), comment est-ce que tu fais, comment as-tu appris ce que tu conseilles, comment est-ce que tu te débrouilles, comment arrive-t-il que tu réussis presque toujours? Mon épouse hochait la tête avec mystère, et ne me confiait rien du tout. Pour lors, un jour où, presque sous mes yeux, elle avait rappelé à la vie le garçon d'une blanchisseuse en gros, qui avait bu de l'eau de Javelle en croyant avaler du sirop, — je lui dis : Ce n'est pas tout ça, on ne sait ni qui vit ni qui meurt en ce monde; tu es riche de talents, ma Frosine, il faut que tu me dises tes secrets. — Sois tranquille, me dit-elle, ils sont écrits et ne se perdront pas; tu vas voir, et elle alla me chercher un registre que je vous apporte, docteur, et que je vous supplie d'examiner.

Ce disant, le visiteur me tendit un petit registre in-folio, analogue pour la forme aux cahiers que tous les négociants emploient pour l'enregistrement des affaires de chaque jour, cahiers que l'on appelle communément des *mains-courantes*. J'avoue que la première vue me fit une assez mauvaise impression; j'entr'ouvris, et j'aperçus des nomenclatures en regard dans le genre des comptes en partie double. Je refermai bien vite, et me levant alors pour abréger la visite de mon interlocuteur, je lui promis d'examiner sérieusement.

— Monsieur, me dit le brave rentier en me quittant, nous sommes à notre aise, nous n'avons point d'enfants, sans quoi peut-être j'aurais pensé à prendre un brevet pour la publication du registre que je viens de vous remettre.

— Monsieur, on ne peut prendre aucun brevet pour ce qui a trait à l'art de guérir, pour tout ce que l'on appelle médecine, médicament.

— Ah! je ne savais pas; mais peu importe, ma femme a fait tout cela par charité. Nous n'avons pas de médecin dans le pays que nous habitons, attendu que les ouvriers forgerons sont une assez mauvaise clientèle. Or il survenait si souvent des empoisonnements à cause des boissons, des ateliers, vous comprenez! que mon épouse s'est dit un jour : Il faut pourtant m'occuper de cela. Alors elle s'est mise à interroger, elle a même été à Dijon consulter là-dessus des médecins et des vétérinaires, et puis elle a bâti le livre à consulter que je vous remets entre les mains.

Vous le parcourrez, vous l'apprécierez, vous le jugerez en un mot, et si vous croyez qu'il soit utile d'en publier quelques extraits, vous qui écrivez tant, monsieur! avec l'autorisation de ma femme je vous en donne la permission.

III. — Le registre.

J'avoue que je n'étais point tenté de parcourir le manuscrit que l'on m'avait laissé entre les mains. Figurez-vous un petit in-quarto usé, crasseux, un vrai livre de ménage, ou plutôt une main-courante d'épicier.

La qualité d'épicier retiré m'avait paru une très-mauvaise recommandation; c'était, il faut le dire, une prévention mal fondée, une crainte fort ridicule; mais, en fin de compte, j'habite Paris depuis une trentaine d'années, et messieurs les épiciers, qui ont le monopole des denrées coloniales, n'ont point dans le public parisien la réputation d'être des phénix d'intelligence ni des coryphées scientifiques.

Malgré le titre du cahier qui m'était confié, malgré la bonne impression que j'avais éprouvée au moment où l'on m'avait dit ce qu'il contenait, je laissai plus d'un mois le registre sur mon bureau sans y faire la moindre attention et sans même avoir la curiosité de l'ouvrir, et puis, un jour, comme je travaillais la grande question des empoisonnements, après avoir lu tous les gros volumes d'Orfila, après avoir parcouru tous les tableaux synoptiques lancés dans le commerce, après avoir discuté toutes les difficultés que j'ai tâché d'analyser en abordant cette délicate question, l'idée me vint d'ouvrir—simplement par curiosité—le registre de la rentière, et, dès les premières pages, je restai tout ébahi, profondément frappé de son utilité pratique.

C'était bien là la bonhomie, le naturel et la lucidité

que je cherchais. La charité avait été bien plus ingénieuse que la science; le manuscrit de l'épicière retirée m'apparut beaucoup plus logique, beaucoup plus précieux que tous les gros volumes des savants, que tous les tableaux inventés par nos chimistes émérites, par nos pharmaciens les plus distingués.

Il est bien peu de mes lecteurs qui ne sachent comment se tient un livre de commerce, comment est disposé le registre de compte que l'on appelle ordinairement le grand-livre. D'un côté se trouvent inscrits tous les déboursés, toutes les dépenses, de l'autre sont mentionnés les chiffres de vente et de recette. C'est le *doit* et *avoir;* les déboursés et les rentrées pécuniaires; les sacrifices et les récompenses.

Pour juger de la situation d'une maison, il suffit de voir si les dépenses sont équilibrées par les profits. Donné tant, reçu tant; additionnons, puis soustrayons, et voyons de quel côté il reste quelque chose.

Le registre que m'apportait l'original, dont je vous ai raconté toute la conversation, était précisément calqué sur ces bases commerciales. D'un côté étaient inscrites, sous le titre de poisons, les substances vénéneuses de même caractère et de même famille; à la suite se trouvaient mentionnés les moyens de reconnaître le poison ingéré; et de l'autre côté était le chapitre des soins à donner, l'indication minutieuse des contre-poisons de toute nature.

Les substances vénéneuses étaient indiquées par leur nom vulgaire, c'est-à-dire le plus généralement connu. Les antidotes étaient recommandés sous la forme de recettes aussi bourgeoisement qu'un article de cuisine ou qu'une formule d'économie domestique.

Tout cela naïf, détaillé, souvent formulé d'une façon peu grammaticale, m'apparut clair, simple, utile comme la vérité.

Au reste, vous en jugerez vous-même; car, profitant de la permission que l'on m'avait donnée, je résolus de faire imprimer ce registre, afin d'aider à tous les services qu'il me paraissait capable de rendre. Donc, les tableaux synoptiques qui vont suivre ne sont ni de notre invention ni de notre cru; seulement, comme ils n'étaient pas complets, nous avons cru nécessaire d'y ajouter certaines annotations; c'était par respect pour la science médicale et par courtoisie pour MM. les savants, car j'ai l'intime conviction que les titres vulgaires donnés aux poisons et aux contre-poisons par la dame charitable dont on nous a communiqué le travail, sont mieux connus, et, par conséquent, seront toujours mieux compris que les titres chimiques, scientifiques, et minutieusement caractéristiques.

IV. — Prémisses nécessaires.

Les substances vénéneuses sont moins rares qu'on ne se l'imagine d'ordinaire; les poisons sont multiples et de caractères bien différents.

Tantôt ils sont minéraux, tantôt ils sont végétaux, acides ou alcalins, irritants ou stupéfiants, âcres ou narcotiques.

Pour les combattre avantageusement, pour administrer surtout ces corps neutralisants que l'on appelle des contre-poisons, des antidotes, il est important de reconnaître le genre de poison, cause des accidents que l'on veut combattre. Pourquoi? parce qu'un acide qui neutralisera les effets délétères de ces corps cautérisants que l'on appelle des alcalis, augmentera, au contraire, les dévastations d'un poison alcalin; de même que l'ingestion d'un acide capable d'arrêter les dévastations produites par un poison alcalin, augmenterait les perturbations produites par les substances vénéneuses que l'on appelle acides concentrés.

Lisez, parcourez notre petit registre des poisons et contre-poisons, et je m'en rapporte à votre intelligence. Vous jugerez, vous comprendrez et vous applaudirez, j'en suis certain.

V. — Soins généraux.

Je l'ai dit, notre registre n'est en quelque sorte qu'une suite de nomenclatures; il ne renferme que des recettes, des observations toutes crues, sans réflexions, sans explications, sans commentaires. Moi je crois utile d'expliquer préalablement les soins que réclame l'empoisonnement, de quelque nature qu'il soit.

Il apparaît tout de suite deux indications principales : la première, c'est de chercher à neutraliser le poison;

La seconde, c'est de tâcher de faire sortir au plus vite la dose de poison qui, malgré son ingestion dans l'estomac, n'a pas eu le temps d'être absorbée.

En d'autres termes, il faut se hâter de donner le contre-poison et l'antidote.

Puis il faut travailler à débarrasser le tube digestif, non-seulement par le haut, mais par le bas.

Pour chercher à neutraliser le poison, il faut le connaître, et cela n'est pas toujours facile.

Certainement, quand il s'agit d'un empoisonnement par imprudence, lorsqu'il reste un peu de poison pris, on reconnaît bien vite le nom et la qualité de l'ennemi qu'il s'agit de combattre; mais, sur cent cas d'empoisonnement, il y en a un bon quart qui sont des suicides, c'est-à-dire qui sont volontaires. Alors survient de deux choses l'une : ou le malade, ayant caché tous les reliquats, toutes les traces matérielles de son crime, ne veut pas parler; ou, torturé par les souffrances, crispé, tordu par les convulsions, il ne peut plus parler. — Dans l'une et l'autre supposition, il faut avoir des moyens de reconnaître le genre de poison; le registre vous le donnera.

Quant aux divers antidotes, notre registre vous donnera non-seulement les noms, mais vous expliquera la manière de vous en servir.

Pour les vomissements et les évacuations, je répète ou plutôt j'analyse ce que j'ai dit dans le volume intitulé l'*Art de soigner les malades*.

On fera vomir d'autant plus promptement et plus facilement les malades, qu'on les gorgera d'une plus grande quantité de liquide, et que l'on aura soin de chatouiller la luette et de porter les doigts, s'il le faut, jusque dans les profondeurs du gosier.

Une petite recommandation en passant : Toutes les fois que l'on soigne une personne empoisonnée en l'absence du médecin, en attendant la visite d'un homme expérimenté, il faut avoir grand soin de conserver les vomissements et les garde-robes, afin de pouvoir les soumettre à l'appréciation du praticien.

Et puis, quand le poison est rendu, quand l'intestin est débarrassé, quand le malade sauvé d'un danger imminent se plaint cependant de douleurs à l'estomac, de souffrances au foie, de tortures dans les entrailles, il faut donner des boissons mucilagineuses d'abord, c'est-à-dire calmantes, adoucissantes, quelquefois même un peu narcotiques; ensuite il faut rafraîchir la bouche et le gosier par des gargarismes de lait ou d'eau légèrement vinaigrée; sur le devant de la poitrine on peut pratiquer des onctions faites avec une huile médicamenteuse, l'huile d'amande douce, par exemple, ou même encore l'huile de camomille camphrée.

Sur le creux de l'estomac et sur le ventre tout entier,

il est bon d'étendre des cataplasmes faits avec de la farine de graine de lin ou des cataplasmes féculents, soit de riz, soit de semoule; seulement il est urgent, pour tirer de ce moyen calmant tout le parti possible, de n'appliquer que des cataplasmes bien humides et surtout de cataplasmes qui ne soient pas trop lourds.

Si le poids de ces médicaments émollients devient trop pénible (j'en ai vu déterminer de véritables tortures), il faut remplacer ces cataplasmes par des fomentations.

Si les fomentations sont mal supportées, il est nécessaire d'avoir recours aux embrocations. (Voy. l'*Art de soigner les malades.*)

VI. — Une dernière explication.

Tout en publiant le registre de la rentière, et tout en cherchant à le compléter, nous suivrons sa marche, ses rubriques, nous nous conformerons à sa manière, c'est-à-dire que nous énoncerons sans trop expliquer, et que nous tâcherons de concentrer toutes nos observations complémentaires dans de courtes réflexions ou par une espèce de nomenclature.

PETIT REGISTRE

DES

POISONS ET CONTRE-POISONS

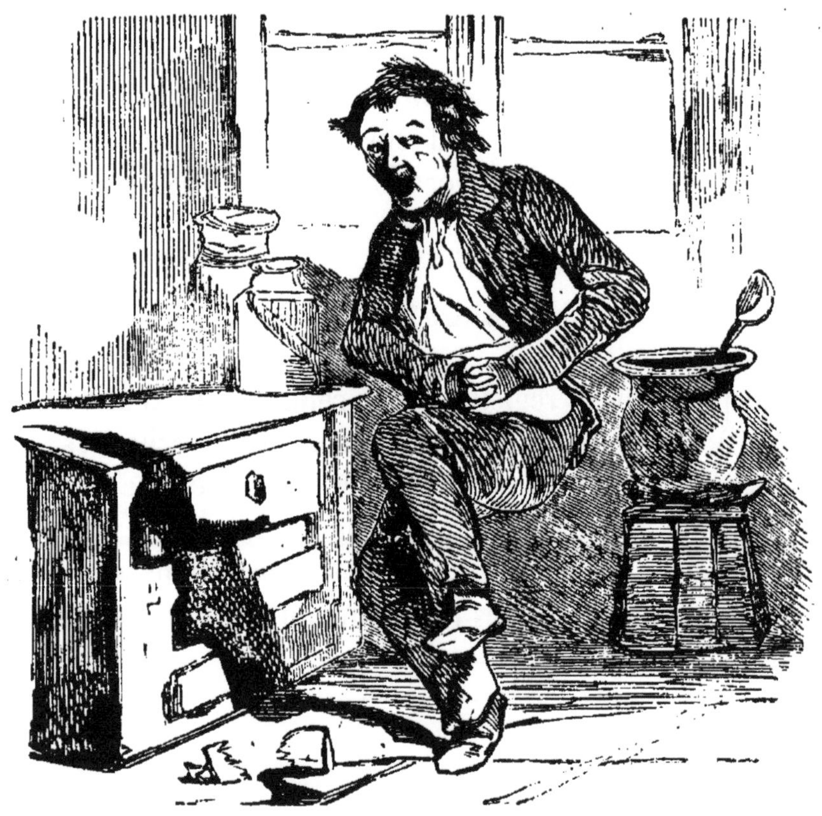

Dans un cas d'empoisonnement,
Il faut se rappeler et donner l'antidote ;
Pour hâter le vomissement,
Il faut plonger ses doigts jusque sur l'épiglotte.
L'important est d'agir promptement, hardiment.

POISONS.

EAU-FORTE, HUILE DE VITRIOL, EAU DE JAVELLE, VINAIGRE.

OBSERVATIONS.

Poisons terribles et promptement mortels. — Les moyens de reconnaître un empoisonnement par ces diverses substances sont les mêmes pour les quatre. — Le premier, le plus frappant, est le *bouillonnement que produisent les matières vomies sur le carreau.* — L'haleine est très-fétide. — Le malade a soif, toujours soif. — Ses lèvres sont tachées à l'intérieur de points noirs ou rouges, ou jaune foncé; j'en ai vu quelquefois de grises. — La figure est cadavéreuse. L'empoisonné se plaint d'un goût acide et d'un sentiment de brûlure dans la gorge, dans l'estomac et dans tout le ventre. Vomissements et selles souvent sanguinolentes.

Note complémentaire. — Hélas! il n'y a pas que l'eau-forte, l'huile de vitriol et l'eau de Javelle, les poisons ci-dessus énoncés font partie de la grande classe des poisons que les chimistes appellent acides concentrés. En voici la liste.

ACIDES DANGEREUX.

(NOMS SCIENTIFIQUES ET NOMS VULGAIRES.)

Acide sulfurique (huile de vitriol, acide vitriolique, acide du soufre, esprit de soufre).
Acide sulfurique tenant de l'indigo en dissolution (bleu de teinture).
Acide nitrique (eau-forte, eau seconde des graveurs, esprit de nitre, acide nitreux blanc).
Acide muriatique ou hydrochlorique (acide marin, esprit de sel fumant).
Acide nitro-hydrochlorique (eau régale, acide régalin, acide nitro-muriatique).
Acide phosphorique (acide de l'urine).
Acide oxalique (acide de l'oseille, acide du sucre, acide oxalin).
Acide tartarique (acide tartareux, acide du tartre)
Acide acétique (vinaigre radical, acide acéteux, esprit de Vénus, vinaigre),
Acide citrique (acide du citron).
Chlore (acide muriatique oxygéné, eau de Javelle, liqueur de Labarraque)

CONTRE-POISONS.

MAGNÉSIE, EAU DE SAVON, CRAIE EN POUDRE, BLANCS D'ŒUFS.

RECETTES.

1° Il faut agir *promptement* : chercher à neutraliser le poison et faire vomir.

2° On délaye dans un litre d'eau trente grammes environ de magnésie (poudre blanche pharmaceutique, dont il est bon d'avoir toujours un flacon chez soi). — Deux cuillerées à bouche représenteront assez bien les trente grammes. L'on fait boire un verre de cette eau toutes les deux ou trois minutes.

3° Si l'on n'a pas de magnésie sous la main, il faut, pendant que l'on envoie en demander à un pharmacien, faire boire de l'eau dans laquelle on met environ quinze grammes de savon pour un litre.

4° Si l'on n'a pas de savon, on écrase de la craie, et on en met deux ou trois grandes cuillerées par carafe.

5° Si on manque de craie, on peut au moins toujours trouver des œufs, on en délaye les blancs (trois ou quatre dans une carafe d'eau).

6° Quand un litre est bu, on en recommence un second.

7° Lorsque les vomissements tardent à se déclarer, on en provoque l'explosion en mettant les doigts dans la bouche et en chatouillant l'arrière-gorge.

SOINS ULTÉRIEURS.

Boissons adoucissantes, c'est-à-dire décoction de fleurs de mauve, eau de gruau ou lait coupé; cataplasme sur l'estomac et sur le ventre; lavements, fomentations ou sangsues. C'est, du reste, au médecin à réglementer tout cela.

POISONS.

POTASSE, SOUDE, ALCALI ET CHAUX VIVE.

OBSERVATIONS.

Ce sont les mêmes douleurs que l'empoisonnement par l'eau-forte, c'est-à-dire des souffrances dans la gorge, dans l'estomac, dans le ventre, partout.

— Ils sont bien dangereux aussi.

— Les vomissements ne *bouillonnent pas en tombant sur le carreau.*

Le goût de la bouche n'est plus acide, il est âcre, c'est-à-dire excessivement revêche, encore plus brûlant que dans l'empoisonnement par l'*eau-forte.*

L'odeur de l'haleine ressemble à celle des urines puantes.

Souvent, à l'intérieur de la bouche et des lèvres, on trouve la peau entamée.

C'est l'alcali qui est le plus terrible des quatre.

Note complémentaire. — Les poisons ci-dessus mentionnés font partie de la grande classe de poisons que les chimistes appellent alcalis concentrés ; ils sont tous solubles dans l'eau et verdissent le sirop de violettes. En voici la nomenclature.

ALCALIS DANGEREUX.

(NOMS SCIENTIFIQUES ET NOMS VULGAIRES.)

Potasse à l'alcool et potasse à la chaux (potasse caustique, alcali végétal caustique, pierre à cautère).

Potasse silicée (liqueur de cailloux).

Sous-carbonate de potasse (sel de tartre, huile de tartre par défaillance).

Soude (soude caustique).

Sous-carbonate de soude (lessive des savonniers, alcali marin, alcali minéral caustique).

Ammoniaque liquide (alcali volatil, alcali volatil fluor).

Acétate d'ammoniaque (esprit de Mindérérus).

Chaux (chaux vive, lait de chaux).

CONTRE-POISONS.

VINAIGRE, JUS DE CITRON, JUS D'OSEILLE.

RECETTES, SECOURS A DONNER.

Les meilleurs contre-poisons sont le vinaigre et le jus de citron. Il faut donc se hâter de faire prendre à la personne empoisonnée une boisson faite en mettant deux cuillerées à bouche de vinaigre, ou le jus d'un citron, dans un verre d'eau. Si l'on ne peut pas se procurer tout de suite ces remèdes, on fait boire au malade une grande quantité d'eau tiède afin de le faire vomir. Quand les vomissements auront eu lieu, et quand on aura donné un contre-poison, on fera prendre au malade des boissons adoucissantes.

Souvent, quand je n'ai trouvé ni citron ni vinaigre, ce qui est bien rare dans les ménages, mais cela m'est arrivé chez quelques paysans, alors j'ai fait piler de l'oseille; on en a extrait tout le jus en versant le pilage dans une serviette et en tordant au-dessus d'un vase; le jus d'oseille m'a rendu grand service.

Faire boire souvent et faire administrer des lavements acides aussi.

Note complémentaire. — Il est une limonade toute pharmaceutique que ne pouvait connaître notre rentier. Je vais laisser parler le formulaire :

On peut encore administrer plusieurs verres d'eau acidulée avec 10 grammes d'acide tartrique par litre. On peut aussi prendre de la limonade sulfurique, qui se prépare en versant dans de l'eau quelques gouttes de cet acide (jusqu'à ce que l'on obtienne une agréable acidité). Ensuite on a recours aux boissons et fomentations émollientes, Une fois maître des accidents, prendre quelques tasses de bouillon de veau ou de poulet.

POISONS.

SUBLIMÉ CORROSIF.

OBSERVATIONS.

C'est un des poisons les plus violents, les plus caustiques, il corrode comme son nom l'indique ; il ne se donne pas souvent la peine d'aller jusqu'au ventre pour tuer ses victimes ;

Il prend surtout à la gorge et il y produit un resserrement effrayant ;

Il y a du hoquet et des renvois fétides ;

La figure est décomposée ; — il y a des crampes dans les jambes ; — les pieds et les mains sont glacés.

J'ai souvent remarqué que les empoisonnés par le sublimé corrosif se plaignaient de ne pouvoir plus uriner.

J'ai vu un enfant qui avait avalé une grande poignée de ce qu'on appelle du calomel, du *mercure doux*, et qui a éprouvé presque les mêmes symptômes que par le sublimé corrosif. Seulement au lieu du resserrement de la gorge, c'était les vomissements et les diarrhées qui dominaient.

Note complémentaire. — Le mercure doux, le calomel, est une préparation ou plutôt un sel de mercure.

PRÉPARATIONS DE MERCURE DANGEREUSES.

(NOMS SCIENTIFIQUES ET NOMS VULGAIRES.)

Bichlorure de mercure (sublimé corrosif).
Protochlorure de mercure (calomel, caloméłas, mercure doux).
Deutoxyde de mercure (précipité rouge, cinabre et sirops de mercure).
Nitrate de mercure (nitre mercuriel, eau mercurielle, remède du capucin).
Iodures de mercure (iodure mercurieux, iodure mercurique).
Sous-sulfate de mercure (turbith minéral).
Onguent mercuriel (onguent gris, onguent napolitain).

CONTRE-POISONS.

PROTOSULFURE DE FER, BLANCS D'ŒUFS, LAIT, FARINE.

RECETTES, SECOURS A DONNER.

Le protosulfure de fer est une substance que l'on ne peut trouver que chez les droguistes et les pharmaciens. — Quiconque s'intéresse au sort des populations qui l'entourent, quiconque, habitant la campagne, veut s'adonner à la *Médecine des accidents*, doit avoir chez lui non-seulement de la magnésie, que j'ai recommandée dans un autre feuillet, mais du *protosulfure de fer.*

S'il est possible d'administrer ce remède immédiatement après l'empoisonnement, il en sera mis trente grammes en suspension dans un litre d'eau, et l'on donnera ce mélange par verres, à trois minutes d'intervalle; bien agiter chaque fois.

A défaut de cet antidote, délayer quatre ou cinq blancs d'œufs frais dans deux litres d'eau froide, que l'on donnera par demi-verre toutes les deux minutes, afin de favoriser le vomissement; on peut encore donner en abondance du lait étendu d'eau, ou même de la farine délayée dans l'eau, ou bien encore une boisson mucilagineuse, que l'on prépare soit avec la graine de lin, soit avec la racine de guimauve.

SOINS ULTÉRIEURS.

Les soins qui doivent suivre un empoisonnement de cette nature, quand on est assez heureux pour en rester vainqueur, sont les soins recommandés pour l'eau-forte, c'est-à-dire pour les acides concentrés.

POISONS.

VERT-DE-GRIS.

OBSERVATIONS.

La plupart des empoisonnements causés par le vert-de-gris sont involontaires; ils arrivent parce qu'on a fait cuire des aliments dans des ustensiles en cuivre mal préparé.

Très-peu de temps après le repas surviennent des coliques douloureuses, et puis on éprouve à la bouche un goût de cuivre insupportable.

Vomissements de matières verdâtres, crachotement continuel, renvois multipliés, et tout cela a le goût du cuivre.

Soif très-vive, grande gêne à respirer.

Selles fréquentes et teintes de sang.

Note complémentaire. — Le vert-de-gris est un sel de cuivre, et beaucoup de préparations de cuivre sont des poisons dangereux.

PRÉPARATIONS DE CUIVRE DANGEREUSES.

(NOMS SCIENTIFIQUES ET NOMS VULGAIRES.)

Sous-carbonate de cuivre (vert-de-gris naturel).
Sous-acétate de cuivre (vert-de-gris, vert-de-gris artificiel, verdet, oxyde de cuivre).
Acétate de cuivre cristallisé (verdet cristallisé, cristaux de Vénus).
Sulfate de cuivre (couperose bleue, bleu de Chypre, vitriol bleu, bleu de Vénus, bleu de cuivre).
Hydrochlorate de cuivre (sel marin cuivreux, muriate de cuivre).
Nitrate de cuivre (nitre de cuivre).
Oxyde de cuivre (chaux de cuivre, rouille de cuivre).
Oxyde de cuivre ammoniacal (eau céleste).
Hydrochlorate de cuivre et d'ammoniaque (fleurs ammoniacales cuivreuses).

CONTRE-POISONS.

PROTOSULFURE DE FER, BLANCS D'ŒUFS, LAIT ET FARINE.

RECETTES, SOINS A DONNER.

On voit qu'il s'agit des mêmes antidotes que pour le mercure.

La marche doit être la même, les soins aussi minutieux, les médicaments aussi adoucissants.

Note complémentaire. — Puisque le registre nous laisse un peu de place, profitons-en. — Les casseroles qui sont bien étamées ne présentent aucun danger, quel que soit l'assaisonnement qu'on y prépare ; mais il faut bien savoir que, lorsqu'elles sont mal étamées, le vin, le vinaigre, le jus d'oseille, l'huile, toutes les graisses et beaucoup d'autres substances forment du vert-de-gris qui se mêle aux aliments et donne lieu à un empoisonnement très-dangereux. Le vert-de-gris est surtout produit en très-grande quantité quand on laisse les ragoûts se refroidir dans la casserole mal étamée ; c'est pour cela que, lorsqu'on est obligé de se servir de casseroles mal étamées, il faut transvaser les aliments encore tout bouillants. Quelquefois on est empoisonné par de la salade, parce qu'elle a été assaisonnée avec du vinaigre qui a séjourné dans de petits tonneaux de cuivre, et qui en conséquence contient du vert-de-gris. Il faut donc éviter de laisser du vinaigre dans des vases de cuivre non étamés. Il est bon d'avertir que des ouvriers ambulants recouvrent de zinc au lieu d'étain les ustensiles qu'on leur donne à étamer. Pour reconnaître cette fraude, on fait bouillir pendant quelques minutes du vinaigre dans le vase que l'on veut éprouver ; si ce vase n'est recouvert que de zinc, la surface se trouvera attaquée par le vinaigre ; la même chose n'aura pas lieu si le vase est étamé comme il faut.

POISONS.

MORT AUX RATS, POUDRE AUX MOUCHES.

OBSERVATIONS.

Ce que j'ai remarqué de plus caractéristique dans l'empoisonnement par la mort aux rats, ce sont les faiblesses, les trouver mal.

Les accidents n'arrivent pas tout de suite après que le poison est avalé, il n'y a d'abord qu'un mauvais goût à la bouche. On crache continuellement, et la gorge se serre.

J'ai vu de très-forts hoquets avant les vomissements.

C'est un poison très-mauvais, et il suffira d'une très-petite quantité pour mettre en danger.

Note complémentaire. — La mort aux rats et la poudre aux mouches sont des préparations d'arsenic dont la plupart sont essentiellement vénéneuses; en voici la nomenclature.

PRÉPARATIONS D'ARSENIC DANGEREUSES.

(NOMS SCIENTIFIQUES ET NOMS VULGAIRES.)

Acide arsénieux (arsenic blanc, chaux d'arsenic).
Acide arsénique (acide arsenical).
Arséniate acide de potasse (sel neutre arsenical de Macquer).
Arséniate acide de soude (sel arsenical de soude).
Sulfure d'arsenic jaune (orpiment natif et orpiment artificiel).
Sulfure d'arsenic rouge (réalgar natif et réalgar artificiel).
Oxyde noir d'arsenic (poudre aux mouches).
Pâte arsenicale (pâte de Rousselot, pâte du frère Côme).

CONTRE-POISONS.

TRITOXYDE DE FER HYDRATÉ, EAU DE CHAUX.

RECETTES, SOINS A DONNER.

On prend une demi-livre de limaille de fer, quatre onces d'acide hydrochlorique et quatre onces d'eau-forte. On mêle le tout dans un vase en porcelaine ou en faïence qui puisse aller sur le feu, et on le fait chauffer à petit feu jusqu'à ce que toute la limaille de fer soit fondue dans le liquide, alors on le retire du feu et on ajoute quatre ou cinq cuillerées d'alcali volatil; aussitôt le liquide prend une couleur foncée et devient trouble; on le passe à travers des filtres de papier gris sans colle ou bien à travers plusieurs linges bien fins et bien serrés. On jette le liquide qui a passé, mais on ramasse l'espèce de pâte qui est restée sur les filtres; on la remue dans un demi-litre d'eau et on filtre cette liqueur une seconde fois. Cela fait, on ramassera le tritoxyde de fer hydraté qui sera resté sur le filtre, et on le fera avaler au malade en le délayant avec du sucre dans quatre verres d'eau que l'on fera prendre à quelques minutes d'intervalle, si l'on n'avait pu se procurer de suite le tritoxyde de fer hydraté.

A défaut de cet antidote, on fera prendre de l'eau sucrée pure ou coupée avec le tiers d'eau de chaux, une boisson mucilagineuse ou albumineuse (quatre ou cinq blancs d'œufs dans deux litres d'eau), ou du lait, ou une eau sulfureuse.

On prépare l'eau de chaux de la manière suivante : on prend de la chaux vive gros comme le bout du doigt, on fait tomber dessus de l'eau goutte à goutte jusqu'à ce que la chaux soit réduite en poussière; on met cette poussière dans deux litres d'eau, on agite, on laisse reposer, puis on passe à travers un linge.

POISONS.

EXTRAIT DE SATURNE ET CÉRUSE.

OBSERVATIONS.

Les enfants prennent souvent l'extrait de saturne pour une préparation sucrée, d'autres fois en suçant des couleurs blanches faites avec la céruse, on s'empoisonne.

Le signe particulier de cet empoisonnement est la saveur sucrée qui reste dans la bouche.

Et puis les coliques deviennent terribles, d'autant que les selles ont du mal à se déclarer.

Le reste comme dans les autres empoisonnements.

Note complémentaire. — L'extrait de Saturne et la céruse sont des préparations de plomb. Le plomb par lui-même n'a rien de dangereux. On voit des balles de plomb séjourner longtemps dans les chairs sans y déterminer aucun désordre, mais certains sels de plomb sont des poisons quand ils sont pris en grande quantité.

SELS DE PLOMB DANGEREUX.

(NOMS SCIENTIFIQUES ET NOMS VULGAIRES.)

Acétate de plomb cristallisé (sucre de Saturne).
Sous-acétate de plomb (extrait de Saturne, sel de Saturne, eau blanche).
Carbonate de plomb (blanc de plomb, céruse).
Protoxyde de plomb (litharge, massicot).
Oxyde rouge de plomb (minium, rouge de plomb).

Les vins et le cidre qui contiennent de la litharge sont de vrais poisons.

CONTRE-POISONS.

LIMONADE SULFURIQUE, SULFATE DE MAGNÉSIE ET SULFAFE DE SOUDE.

RECETTES, SECOURS A DONNER.

Le traitement de cet empoisonnement est très-simple, parce qu'il existe un excellent contre-poison, c'est tout simplement la limonade sulfurique que l'on prépare en mettant de six à dix gouttes d'huile de vitriol dans chaque verre d'eau;

Un autre remède aussi très-sûr est le sel de Glauber (sulfate de soude) ou le sel d'Epsom (sulfate de magnésie), dont on met trente à soixante grammes dans un litre d'eau.

Quel que soit celui de ces contre-poisons que l'on emploie, on en fait boire plusieurs verres de suite. On peut favoriser le vomissement en chatouillant le fond de la bouche, et, quand il a eu lieu, on donne à boire du lait, ou de l'eau de mauve, de l'eau de riz, etc.

Dans les fabriques de litharge, de minium, de céruse, etc., les ouvriers sont très-exposés à ce qu'on appelle la colique de plomb ou à des douleurs dans les membres. Pour prévenir ces maladies les maîtres de ces établissements devraient forcer les ouvriers à prendre le plus souvent possible des bains entiers, savonneux, pour enlever le poison qui se met dans la peau, et surtout à boire tous les jours un ou deux pots de limonade sulfurique, préparée en mettant un gramme d'huile de vitriol (acide sulfurique) dans chaque pot d'eau : on y ajoute un peu de sucre, si l'on veut, pour la rendre plus agréable.

POISONS.

ÉMÉTIQUE.

OBSERVATIONS.

L'émétique pris en grande quantité est un vrai poison; mais comme on n'en trouve guère que chez les pharmaciens, on rencontre rarement son empoisonnement.

Cependant je l'ai vu, moi, et cela ressemblait fort à tous les empoisonnements les plus violents.

Les vomissements sont très-abondants et semblent parfois interminables ; les selles sont très-copieuses. Le malade éprouve une grande gêne de la respiration ; il a quelquefois la gorge tellement resserrée qu'il ne peut rien avaler ; il éprouve aussi quelquefois des crampes très-douloureuses; il semble qu'il est ivre ; il est dans une grande faiblesse, dans un grand abattement.

Note complémentaire. — L'émétique est un sel d'antimoine, et la plupart de ces préparations chimiques sont des poisons redoutables.

SELS D'ANTIMOINE A REDOUTER.

(NOMS SCIENTIFIQUES ET NOMS VULGAIRES.)

Tartrate de potasse antimonié (tartre stibié, tartre émétique, tartre antimonié, émétique).

Chlorure d'antimoine (muriate d'antimoine, beurre d'antimoine).

Sous-hydrosulfate d'antimoine (kermès minéral, poudre des Chartreux).

Sous-hydrosulfate sulfuré d'antimoine (soufre doré d'antimoine, oxyde d'antimoine orangé).

Sous-hydrochlorate d'antimoine (poudre d'algaroth, mercure de vie, mercure de mort).

Deutoxyde d'antimoine par le feu (fleurs d'antimoine, fleurs argentines de régule d'antimoine).

Oxyde d'antimoine blanc sublimé (neige d'antimoine).

Deutoxyde d'antimoine par le nitre (antimoine diaphorétique lavé, matière perlée de kerkringins, céruse d'antimoine).

Deutoxyde d'antimoine uni à la potasse (antimoine diaphorétique non lavé).

Deutoxyde d'antimoine par l'eau régale (bézoard minéral).

CONTRE-POISONS.

SOLUTION AQUEUSE DE TANIN, OPIUM ET DÉCOCTION DE PAVOTS, NOIX DE GALLE.

RECETTES, SOINS A DONNER.

De même qu'il faut avoir chez soi de la magnésie, du protosulfure de fer et un peu d'acide sulfurique, il est bon de se précautionner du contre-poison que les pharmaciens appellent solution aqueuse de tanin. Voici la manière de s'en servir :

Provoquer le vomissement avec de l'eau tiède; donner à plusieurs reprises une solution aqueuse de tanin (une légère prise par verre.)

A défaut de tanin, on peut employer toutes les préparations qui contiennent du tanin (la décoction de quinquina, ou de noix de galle, ou de thé, ou d'écorce de chêne, de cerisier, de marronnier, de saule, etc.). On fait bouillir pendant dix minutes, dans deux litres d'eau, quatre ou cinq noix de galle, ou trente grammes de quinquina concassé : passez et faites-en boire plusieurs demi-verres à quelques minutes d'intervalle.

L'opium est encore très-efficace : on donne à l'empoisonné un verre d'eau sucrée dans lequel on a fait fondre cinq centigrammes d'extrait d'opium; si ce moyen ne réussit pas du premier coup, on le donne une seconde fois et même une troisième à un intervalle de demi-heure.

Si l'on n'a pas d'extrait d'opium, on fait prendre au malade trente grammes de sirop diacode.

Enfin, si l'on n'a pas de ce sirop, on donne par demi-verre toutes les cinq minutes, un litre d'eau dans lequel on a fait bouillir pendant un quart d'heure quatre à cinq têtes de pavots, et dans lequel on ajoute du sucre.

POISONS.

PIERRE INFERNALE.

OBSERVATIONS.

A la suite de cet empoisonnement les lèvres sont tachées en pourpre, dans la bouche on trouve des morceaux de peau brûlée.

Note complémentaire. — La pierre infernale est du nitrate d'argent fondu, on s'en sert beaucoup en médecine pour cautériser les plaies, elle détruit la peau extérieure avec assez de peine quand elle est sèche, mais elle mord rapidement sur les parties écorchées, et sur la peau mince et humide que l'on appelle muqueuse, qui garnit toute la bouche et tout le tube digestif.

On conçoit les dangers d'une semblable préparation.

C'est spécialement dans les hôpitaux, où les médicaments sont laissés à la merci des malades, que le nitrate d'argent est employé comme poison ; il en est de même pour l'émétique, cité plus haut.

CONTRE-POISONS.

EAU SALÉE.

RECETTES, SOINS A DONNER.

On met deux cuillerées de sel de cuisine dans un litre d'eau, on agite pour faire fondre et on en fait boire au malade plusieurs verres : alors les accidents diminuent par l'effet du vomissement ; s'ils persistent, on met une quinzaine de sangsues sur le ventre, et on donne des boissons adoucissantes, le lait, l'eau de riz, ou de mauve, ou de guimauve, etc.

Note. — Puisque le registre nous laisse la place de dire quelques mots, permettez-moi de bien expliquer que le nom de *pierre infernale* est une fâcheuse dénomination donnée au nitrate d'argent. Ce bienfaisant caustique est si précieux qu'on devrait l'appeler *providentielle* plutôt qu'infernale.

J'engage tous ceux qui de par la loi de charité se chargent de soigner les malades et de secourir ceux qui souffrent à avoir un petit crayon de nitrate d'argent fondu. — Il figure dans toutes les trousses des élèves en médecine, et franchement il est d'un usage journalier.

Quelqu'un se pique avec un instrument qui n'est pas parfaitement propre, vite il faut cautériser avec la pierre infernale; contre les bourgeons charnus qui s'élèvent exagérément sur les vésicatoires et surtout sur les cautères, on doit agir avec la pierre infernale. Contre les plaies qui revêtent un aspect blafard, qui sont compliquées de ce qu'on appelle pourriture d'hôpital, la pierre infernale est un grand secours. Contre les plaies strumeuses, pierre infernale. Il n'est point jusqu'aux engelures ulcérées qui ne réclament souvent l'usage de la pierre infernale.

POISONS.

EAU DE LAURIER-CERISE, HUILE D'AMANDES AMÈRES.

OBSERVATIONS.

Prises en quantité, ces substances sont des poisons; elles frappent surtout sur la tête et produisent tous les symptômes de l'ivresse. L'empoisonné exhale une respiration qui sent le noyau.

Note complémentaire. — L'eau de laurier-cerise et l'huile d'amandes amères contiennent une légère proportion de l'acide hydrocyanique, plus connu sous le nom d'*acide prussique*, qui est le plus violent de tous les poisons.

A l'état d'extrait, il frappe comme la foudre et laisse peu d'espoir de guérison.

On en a fait souvent l'expérience sur des chiens et même sur des bœufs et des chevaux; une petite baguette trempée dans ce poison et mise en contact avec l'œil ou avec la langue de l'animal le tue à l'instant.

L'eau de laurier-cerise et l'huile d'amandes amères n'en contiennent fort heureusement qu'une proportion minime; c'est pourquoi il y a moyen de sauver les gens empoisonnés par ces deux sortes de substances.

CONTRE-POISONS.

ALCALI VOLATIL, CAFÉ.

RECETTES, SECOURS A DONNER.

On met dix à douze gouttes d'alcali dans un verre d'eau et on fait boire.

On fait respirer l'alcali pur, à distance, pour ne point cautériser le nez. Ce sont des moyens excellents qui peuvent réveiller la sensibilité et la contractilité. Il ne faut point oublier que l'alcali lui-même est un poison et un poison très-pernicieux.

Administrer dix à quinze centigrammes d'émétique. Verser sur la tête, sur la nuque, et sur tout le trajet de l'épine dorsale, de l'eau très-froide. — Placer sur la tête une vessie remplie de glace concassée. Plus tard, on donnera une tasse d'une forte infusion de café, préparée en versant un litre d'eau bouillante sur deux cents grammes de café moulu. On en donnera par tasse à une heure d'intervalle.

L'acide prussique est gazeux ou liquide : dans ces deux états, il a une odeur forte et piquante, semblable à celle des amandes amères.

Il n'est prudent à personne de garder chez soi de l'acide prussique, pas plus qu'il n'est sage de garder chez soi des armes à feu chargées.

POISONS.

MOUCHES CANTHARIDES, VÉSICATOIRES.

OBSERVATIONS.

Il arrive dans les hôpitaux que des gens cherchent à s'empoisonner et y parviennent en avalant de la poudre de cantharides.

Et puis c'est un remède que l'on délivre d'ordinaire sans ordonnance. — Les vésicatoires, ceux des campagnes surtout, ne sont autre chose que des emplâtres de résine sur lesquels on étend une couche plus ou moins épaisse de poudre de cantharides.

Les goûts sont parfois tellement pervertis chez les malades, que l'on voit des malheureux, en délire sans doute, avaler leurs vésicatoires.

Alors non-seulement il y a nausées, vomissements, selles sanguinolentes, mais, ce qui est tout particulier à cet empoisonnement, il y a des ardeurs extrêmes de la vessie, des urines sanguinolentes, et, chose bizarre! des douleurs atroces à la peau.

Note complémentaire. — J'ai vu quelquefois, chez des individus à peau fine et douée d'une absorption extrême, tous les symptômes de l'empoisonnement par les cantharides à la suite d'une application de larges vésicatoires aux cuisses, au ventre surtout.

Trop souvent des vieillards, honteux de n'être plus jeunes, se sont imaginés que la teinture de cantharides était une liqueur analogue à l'eau de Jouvence, et se sont empoisonnés dans le fol espoir de retrouver toute l'ardeur de leurs jeunes années.

CONTRE-POISONS.

CAMPHRE.

RECETTES, SECOURS A DONNER.

Le camphre est un des contre-poisons les plus efficaces, et quand il est employé promptement et en quantité suffisante, il détruit à coup sûr les terribles effets des cantharides.

Au reste, voici la marche à suivre :

Provoquer le vomissement en faisant boire abondamment de l'eau tiède, ou bien une décoction de guimauve, de lin ou de mauves, ou bien encore de l'orgeat, du lait d'amandes ; injecter dans la vessie des liquides mucilagineux ; si l'ardeur de la vessie persiste, frotter la partie interne des jambes, des cuisses et le ventre avec de l'huile camphrée ; plus, des fomentations émollientes sur le ventre, et un lavement avec le même liquide. Si on a du camphre, une infusion de lin camphré (une prise par verre) en boisson, en lavement et en injection dans la vessie.

Si l'empoisonnement a lieu par l'usage externe, ne point faire vomir, se contenter des autres soins indiqués.

Remarque. — C'est parce que le camphre est l'antagoniste des cantharides, et annihile merveilleusement ses effets délétères, que, dans l'*Art de soigner les malades*, nous avons recommandé de n'appliquer les vésicatoires qu'après les avoir fait bien et dûment *camphrer*.

Disons, puisque l'occasion s'en présente, que les vésicatoires préparés par incorporation, et spécialement appelés vésicatoires anglais, sont bien préférables à ces emplâtres de résine sur lesquels on étend tout simplement la poudre de cantharides ; ils sont plus efficaces, moins dangereux, et ils peuvent servir plusieurs fois.

POISONS.

RENONCULE, NARCISSE DES PRÉS, CLÉMATITE ET PIGNONS D'INDE.

OBSERVATION.

Ces plantes se trouvent dans les jardins ou dans les champs, et il arrive assez souvent que des enfants ou des paysans un peu niais les sucent, les mâchent et s'empoisonnent.

Il y a non plus brûlure, mais une sécheresse et une sorte de constriction à la bouche, à la langue, à l'estomac et aux intestins, puis surviennent des nausées, du hoquet, des vomissements.

La respiration est très-gênée, et j'ai vu quelquefois des convulsions horribles.

Note complémentaire.—Les quatre plantes vénéneuses mentionnées sur ce feuillet font partie de la grande classe des plantes vénéneuses que les savants intitulent poisons irritants végétaux.

PLANTES VÉNÉNEUSES IRRITANTES.

Colchique, staphysaire, coloquinte, anémone, chélidoine, concombre, *clématite*, gratiole, bryone, écorce de garou, euphorbe, *pignons d'Inde*, sabine, ricin, gomme-gutte, *renoncule*, joubarbe, *narcisse des prés*.

Je n'indique pas tous les noms vulgaires de chacune de ces plantes; ces sortes de dénominations sont tellement multipliées en botanique qu'elles sont capables de décourager les gens les plus passionnés pour cette étude; à coup sûr elles irriteraient des indifférents.

CONTRE-POISONS.

IL N'Y A PAS DE CONTRE-POISON PROPREMENT DIT.

SECOURS A DONNER.

Il ne faut point employer l'émétique pour faire vomir, parce qu'il augmenterait l'inflammation; il faut se contenter de faire boire beaucoup d'eau tiède, et de chatouiller le fond de la bouche. Quand les vomissements ont eu lieu, on donne une boisson adoucissante.

Quand les douleurs ne sont pas bien vives, quand le malade est très-abattu et dans un état d'insensibilité marquée, il faut, après qu'il a vomi, lui donner plusieurs petites tasses de café, et de temps en temps un jaune d'œuf délayé avec dix à quinze centigrammes de camphre dans un verre d'eau sucrée. Si le malade vomit le café, on le donne en lavement. Quand, au contraire, le malade est dans une grande irritation, qu'il a des convulsions, du délire, il faut, après l'avoir fait vomir, lui donner à petits coups une once de sirop diacode, ou bien cinq centigrammes d'opium délayés dans un verre d'eau sucrée, ou bien une décoction de pavots, préparée en faisant bouillir pendant une demi-heure une tête de pavot dans un demi-litre d'eau; on sucre cette boisson pour la rendre plus agréable.

Note. — J'ai laissé parler le registre, mais il me paraît mal fondé dans ses craintes contre l'émétique; l'émétique donné en lavage, c'est-à-dire avec beaucoup d'eau tiède, ne produit jamais d'effets bien irritants, et il est si important de faire vomir dans les cas d'empoisonnement!

POISONS.

GRAINES DE PAVOTS, BELLADONE, LAUDANUM ET OPIUM

OBSERVATIONS.

Ce poison endort d'une façon effrayante; la figure des gens qui en ont pris en excès est exactement celle d'un cadavre.

Les yeux sont renfoncés, les paupières souvent entr'ouvertes, mais si lourdes qu'elles semblent de plomb.

Si la perte de connaissance n'est pas complète, il y a de la divagation, du délire, une véritable aliénation mentale.

Rarement il survient des vomissements avant qu'on les ait provoqués.

Note complémentaire. — Ce qui est dit ici de l'opium, il faut le dire de la morphine en sel ou en sirop, puisque la morphine n'est qu'un extrait d'opium.

J'ai vu malheureusement plus d'un cas d'empoisonnement causé par ces substances, et j'ai parfaitement constaté cet aspect cadavéreux qui fait croire à une mort inévitable.

D'autres fois, j'ai rencontré des gens empoisonnés par de l'opium qui subissaient, au contraire, une telle surexcitation, qu'ils criaient, se débattaient et se tordaient dans la douleur; c'est l'exception.

Ce qu'il est important de faire remarquer, ce dont il faut bien prévenir, c'est que souvent une dose très-minime d'opium suffit pour empoisonner; c'est que la dose qui a fait du bien à certain malade tue le voisin qui n'avait ni le même tempérament, ni les mêmes habitudes. Donc il n'en faut jamais prendre sans ordonnance.

CONTRE-POISONS.

VINAIGRE ET CAFÉ.

RECETTES, SECOURS A DONNER.

Il faut commencer par faire vomir le malade en lui donnant dix à vingt centigrammes d'émétique fondus dans un verre d'eau ; si après un quart d'heure il ne vomit pas, il faut lui faire boire un peu d'eau tiède. Pour faciliter le vomissement, il faut chatouiller le fond de la bouche avec le bout du doigt ou avec les barbes d'une plume; il ne faut pas, comme on le fait dans d'autres cas, donner une grande quantité de boissons, parce que ce moyen ferait passer plus facilement le poison dans le sang avant de le faire rejeter au dehors. Pour l'évacuer plus complétement, il est encore utile de faire prendre un lavement contenant trente grammes de sel de Glauber, ou soixante grammes d'huile de ricin.

Une fois que le poison a été évacué par en haut et par en bas, il faut donner au malade, de cinq en cinq minutes, une tasse d'eau vinaigrée, ou de limonade faite avec du citron, et une tasse de café. On ne donne pas le café et la limonade en même temps, mais l'un après l'autre, à cinq minutes d'intervalle. En même temps, quand les membres sont engourdis, on les frotte avec une brosse ou avec un morceau de laine.

Note complémentaire. — J'ajoute que le tanin est aussi un bon antidote contre les narcotiques, et par tanin j'entends toutes les décoctions qui contiennent du tanin, le quiquina, la noix de galle. Voir au reste ce qui a été dit là-dessus au sujet de l'empoisonnement par l'émétique.

POISONS.

JUS DE TABAC, CIGUE, DIGITALE POURPRÉE, LAURIER-ROSE.

OBSERVATIONS.

Comme pour les renoncules et les pignons d'Inde, ces sortes d'empoisonnement arrivent le plus communément par imprudence; il en résulte que le malade est le premier à dénoncer le poison qu'il a pris.

On remarque du reste des signes qui prouvent bien vite l'espèce de poison qui cause les accidents. Il y a grande agitation, l'empoisonné pousse des cris aigus, et puis dans le visage, dans les mâchoires, dans les bras et les jambes, même dans le cou, surviennent des mouvements convulsifs.

Note complémentaire. — Les poisons enregistrés à ce feuillet font tous partie de la série des plantes vénéneuses; mais, au lieu d'être des poisons irritants et même des poisons narcotiques, ce sont des poisons narcotico-âcres.

En voici la nomenclature :

L'*aconit*, le *tabac*, l'*ellébore*, la *noix vomique*, la *ciguë*, que l'on confond si souvent avec le persil, la *coque du Levant*, la *rhue*, la *digitale pourpre*, le *datura*, le *seigle ergoté*, c'est-à-dire ces épis noirs qui semblent brûlés par le soleil, la *scille*, le *laurier-rose*, la *strychnine* et la *brucine*.

CONTRE-POISONS.

ENCORE INCONNU. VOMITIF ET PURGATIF.

RECETTES ET SECOURS A DONNER.

Faire vomir avec dix à quinze centigrammes d'émétique dans deux verres d'eau, que l'on prendra en deux fois, à quinze ou vingt minutes d'intervalle; l'effet en sera favorisé par la titillation à la gorge. L'estomac débarrassé, on purgera avec l'eau de Sedlitz ou le sulfate de soude, pour obtenir cinq à six évacuations; ensuite on donnera de la limonade ou de l'eau sucrée vinaigrée; on peut donner aussi de l'eau gommée, de l'eau de graine de lin, de l'eau sucrée; en boire en abondance. — Les plantes vénéneuses, malheureusement, sont très-communes dans nos campagnes, et il en résulte journellement des méprises qui peuvent avoir des suites fort dangereuses.

Note complémentaire. — Mon opinion est que, dans le cas d'empoisonnement par les plantes narcotico-âcres, on peut très-bien tenter de tous les moyens employés contre les narcotiques proprement dits.

J'ai eu l'occasion de tirer un très-bon parti dans ces circonstances du café et du citron; je me souviens entre autres d'un individu empoisonné par la digitale à qui j'ai fait prendre du café sucré contenant quelques gouttes de jus de citron et que j'ai pu ranimer de cette façon.

POISONS.

CHAMPIGNONS.

OBSERVATIONS.

Vomissements, déjections et urines sanguinolentes; soif ardente et douleurs; tout cela n'est que la kyrielle des symptômes de tout empoisonnement.

C'est un des poisons les plus dormeurs, c'est-à-dire qu'il n'agit souvent qu'après une journée ou même vingt-quatre heures.

Il y a transport, oppression, gonflement du ventre.

Note complémentaire. — C'est un empoisonnement si connu et survenant si généralement par le fait de l'ignorance, qu'en vérité il me paraît inutile d'indiquer plus au long les moyens de le reconnaître, mais il faut aligner minutieusement la liste des champignons vénéneux, et la voici :

CHAMPIGNONS VÉNÉNEUX.

(NOMS SCIENTIFIQUES ET NOMS VULGAIRES.)

Agaric annulaire (tête de Méduse).
Agaric de l'olivier (oreille de l'olivier, œil de l'olivier).
Agaric brûlant (oreille de l'olivier, œil de l'olivier).
Agaric caustique (oreille de l'olivier, œil de l'olivier).
Agaric meurtrier (morton, raffoult, mouton zoné, etc.).
Agaric styptique (morton, raffoult, mouton zoné, etc.).
Amanite fausse oronge (fausse oronge).
Amanite vénéneuse (agaric bulbeux, agaric printanier).
Amanite bulbeuse blanche (oronge ciguë blanche).
Amanite sulfurine (oronge ciguë jaunâtre).
Amanite verdâtre (oronge ciguë verte).
Oronge souris, oronge croix de Malte, oronge peaucière de Picardie, oronge dartreuse, oronge blanche ou citronnée, oronge à pointes de trois quarts, oronge à sape.

Je crois que malgré tous ces renseignements on laisse les gens dans le doute, dans la crainte. J'estime que dans le doute il faut s'arrêter, s'abstenir.

CONTRE-POISONS.

IL N'Y EN A PAS DE CERTAIN.

SECOURS A DONNER.

La première chose à faire est de provoquer des selles et des vomissements.

Les vomissements par l'émétique, dont on met dix ou quinze centigrammes dans un verre d'eau, que l'on donne en plusieurs fois à quelques minutes d'intervalle.

Les selles par des lavements purgatifs avec du séné et du sulfate de soude : trois grammes de séné et trente grammes de sulfate de soude.

Si malgré tous ces moyens il n'y avait point de vomissements ni de garde-robes, si par conséquent les champignons restaient dans le ventre, et que cependant les accidents allassent toujours en augmentant, il faudrait faire bouillir pendant un quart d'heure trente grammes de tabac dans un litre d'eau, puis passer la liqueur au travers d'un linge et la donner en lavement. Ce remède amène presque à coup sûr le vomissement.

Recommandations. — Lorsqu'on fait usage des champignons dont la bonne qualité n'est pas bien certaine, il faut prendre quelques précautions pour éviter des accidents. Ainsi l'on sait que le vinaigre détruit et décompose la matière vénéneuse qui existe dans l'*amanite bulbeuse* et dans la *fausse oronge;* de sorte que l'on peut manger ces champignons sans inconvénient, après qu'on les a laissés pendant plusieurs heures dans l'eau fortement vinaigrée. Par conséquent, il est très-utile et même nécessaire de tenir pendant quelque temps dans l'eau vinaigrée les champignons qui ne sont pas bien connus pour être de bonne qualité.

POISONS.

LIQUEURS ALCOOLIQUES EN EXCÈS, POISSONS ET VIANDES GATÉES.

Tout le monde connaît les effets de l'ivresse, mais tout le monde ne sait pas que l'ivresse peut aller jusqu'à l'empoisonnement. C'est pourtant ce que j'ai vu.

Non-seulement le vin, mais la bière, mais le cidre, mais toutes les boissons fermentées causent l'ivresse.

Les moules, le homard, la lamproie, le congre, et quelques autres poissons, donnent lieu bien souvent à des symptômes alarmants, qui sont ceux d'un véritable empoisonnement. Dans ces cas-là, on éprouve des douleurs de tête, des vertiges, des vomissements et des coliques violentes ; parfois la peau se couvre d'une éruption semblable à celle que font surgir les piqûres d'orties. Le malade ne tarde pas à avoir du délire, des convulsions, et il peut même mourir, si on ne se hâte de le secourir. La même chose arrive pour les viandes gâtées.

Note complémentaire. — Un ivrogne qu'on laisse couché sur le dos peut mourir instantanément.

En effet, non-seulement l'ivresse agit sur le cerveau, mais elle agit aussi sur l'estomac : elle amène des nausées, des vomissements. Or les muscles de la gorge d'un ivrogne ne sont pas plus énergiques que les muscles de ses bras, de ses jambes, de tout le reste de son corps. Si le malheureux reste couché sur le dos, les aliments, ramenés par leur régurgitation, n'arrivent dans sa bouche qu'en petite proportion, le reste séjourne dans l'espèce d'entonnoir que forme le gosier. Dans cet entonnoir est l'ouverture du conduit aérien, ouverture qui peut se trouver bouchée par la présence des aliments, et quand le conduit aérien est bouché, il y a bien vite étouffement, asphyxie.

CONTRE-POISONS.

ALCALI ET ÉTHER SULFURIQUE.

RECETTE.

1° Contre l'ivresse :

Faire boire de l'eau tiède, à laquelle on peut même ajouter deux à trois grains d'émétique par verre. Une fois l'estomac débarrassé, on donne un thé léger, ou une infusion d'oranger ou de tilleul.

Quand l'ivresse est légère, faire respirer de l'alcali volatil, et en donner cinq à six gouttes dans un demi-verre d'eau sucrée bien remuée. Renouveler la même dose au bout de quinze minutes, s'il est nécessaire.

2° Dans le cas d'indisposition par des poissons ou des viandes gâtées :

Si l'indisposition survenait à la suite d'un repas copieux, et qu'il y ait indigestion, faire vomir avec dix centigrammes d'émétique dissous dans un verre d'eau, à donner en trois fois, à vingt minutes de distance. En des cas ordinaires, le thé ou le tilleul suffisent souvent... L'éther sulfurique est le souverain remède contre toutes ces indispositions; on en donne une cuillerée à café par quart de verre d'eau sucrée, répétée à vingt minutes de distance. On se trouve bien aussi de le respirer.—A défaut d'éther, on a recours aux spiritueux, l'eau de Cologne, ou l'eau de mélisse des Carmes.

Petite note.— Il faut placer un ivrogne ivre mort sur le côté ou sur le ventre. Dans cette situation, il pourra du moins éviter l'asphyxie, car les aliments dégurgités, tombant par leur propre poids, ne courront plus risque d'arrêter la respiration.

POISONS.

RÉSIDU PROVENANT DES VASES D'ÉTAIN.

OBSERVATIONS.

Mise en contact avec les vases d'étain, l'eau simple, froide ou chaude, n'en acquiert aucune qualité vénéneuse. Mais quand dans les liquides soumis au feu il se trouve des acides, quand l'eau que l'on fait bouillir dans ces vases est de mauvaise qualité, il arrive que les aliments ainsi préparés, les liquides ainsi chauffés, se chargent d'un principe vénéneux assez funeste pour produire la mort en quinze ou dix-huit heures si l'on n'agit point de façon à tout rétablir en ordre.

Souvent l'on a confondu des sels d'étain employés dans les manufactures, et il en est survenu de terribles empoisonnements. Les signes de cet empoisonnement sont les mêmes que les signes d'empoisonnement par le vert-de-gris.

Note complémentaire. — Il est bien peu de préparations d'étain qui ne soient manifestement vénéneuses; en voici les noms.

SELS D'ÉTAIN QU'IL FAUT CRAINDRE.

(NOMS SCIENTIFIQUES ET NOMS VULGAIRES.)

Hydrochlorate d'étain (muriate d'étain, chlorure d'étain, beurre d'étain, liqueur fumante de Libavius, étain corné, sel de Jupiter, sel d'étain).

Oxyde d'étain (oxyde d'étain gris, potée d'étain, fleurs d'étain).

CONTRE-POISONS.

LAIT, CRÈME DE LAIT.

RECETTES.

Le lait, sous toutes les formes, en liquide, en crème, en fromage même, est le meilleur contre-poison. — Il faut donc en faire boire au malade le plus abondamment possible.

Annotation. — J'ajoute que la limonade sulfurique ou mieux encore la limonade nitrique peuvent rendre de grands services si l'on n'a point de lait à employer.

Il est important aussi d'expliquer que le *fer-blanc* doit être considéré comme une lame de fer dont toutes les surfaces sont combinées avec de l'étain, et que par conséquent c'est un alliage qui, pour certaines préparations culinaires, ne peut être employé sans danger.

POISONS.

FAUSSE MORT AUX RATS, REMÈDES PARFAITS EMPLOYÉS CONTRE LES SCROFULES.

OBSERVATIONS.

J'étudiais depuis assez longtemps la question des poisons et contre-poisons sans avoir encore entendu parler de celui-là, lorsque tout dernièrement j'ai trouvé un pauvre ouvrier tout près de mourir, et son entourage me dit : Il s'est empoisonné avec la mort aux rats des Anglais. J'ai demandé ce que c'était. On m'a répondu *barome* ou baryte. J'ai depuis approfondi cette question, et appris que certains sels de baryte étaient des poisons très-dangereux.

Note complémentaire. — Notre petit registre a raison. M. Orfila raconte que l'hydrochlorate de baryte est un poison si violent, qu'appliqué sur une écorchure, à la dose de quelques centigrammes, il est rapidement absorbé et détermine des convulsions qui ne tardent pas à être suivies de mort. — Heureusement les préparations de baryte, qui sont des poisons, ne sont pas très-nombreuses ; en voici les noms.

SELS DE BARYTE A REDOUTER.

(NOMS SCIENTIFIQUES ET NOMS VULGAIRES.)

Baryte (barote, terre pesante, spath pesant).
Carbonate de baryte (terre pesante aérée).
Hydrochlorate de baryte (sel marin barotique, muriate de baryte).

CONTRE-POISONS.

SULFATE DE SOUDE ET SULFATE DE MAGNÉSIE, EAU DE PUITS, DISSOLUTION DE PLATRE.

RECETTE.

On se hâtera de faire boire au malade plusieurs verres d'eau, dans laquelle on aura fait fondre du sulfate de soude ou du sulfate de magnésie.

Le sulfate de soude est aussi appelé sel de Glauber, sel admirable; le sulfate de magnésie est aussi appelé sel d'Epsom, sel cathartique amer, sel de Sedlitz, sel d'Égra, vitriol de magnésie. On prendra donc l'un de ces deux remèdes, et on en mettra trente grammes par litre d'eau. Si l'on n'a pas ces remèdes, on donnera au malade plusieurs verres d'eau de puits, parce que cette eau contient une certaine quantité de plâtre qui décompose le poison. Si l'on avait du plâtre, on en jetterait une poignée dans un seau d'eau, on remuerait bien, puis on laisserait reposer pendant deux minutes, et on ferait boire au malade cette eau quand elle serait devenue un peu claire. Quand le malade aura bu plusieurs verres, et qu'il aura beaucoup vomi, on se contentera de lui donner de l'eau sucrée, ou de l'eau de riz, ou de l'eau de mauve, ou du lait, etc., en un mot, une boisson adoucissante.

POISONS.

BLANC DE FARD, EAUX ARTIFICIELLES DE BARÉGES.

OBSERVATIONS.

Encore deux sortes de poisons que je ne connaissais pas. — Une domestique, voulant se venger des maîtres qui lui avaient signifié son congé, et ayant entendu dire que le blanc de fard était vénéneux, a eu la perfidie de prendre celui dont se servait sa maîtresse et d'en mêler aux aliments, sauces ou crème qu'elle avait à servir. — L'empoisonnement a été violent. — Heureusement la Providence m'a inspiré l'idée d'un contre-poison qui m'a paru fort efficace.

Quelques jours après, un malade, fort peu intelligent, à qui l'on avait conseillé des bains de Baréges, s'est imaginé qu'il fallait boire le contenu de la bouteille rapportée de chez le pharmacien, et qui était destiné à prendre en bain. — Les accidents ont été terribles, mais grâce au médecin et au pharmacien même que j'envoyai chercher en toute hâte, nous sommes parvenus à en triompher.

Note complémentaire. — Le blanc de fard n'est autre chose qu'une préparation chimique que les anciens appelaient magistère de bismuth, que les modernes ont intitulé *nitrate* et *sous-nitrate de bismuth.* — La dissolution destinée aux bains de Baréges artificiels est une solution de foie de soufre que l'on doit regarder, dit Orfila, comme un mélange de sulfate de potasse et de sulfure de potassium. — Médicaments fort utiles, mais fort caustiques et très-vénéneux.

CONTRE-POISONS.

LAIT, QUANTITÉ D'EAU SIMPLE.

RECETTES.

Le lait est, sans contredit, un des meilleurs remèdes que l'on puisse employer contre l'empoisonnement par le blanc de fard.

L'eau simple, en grande quantité, est le moyen le plus logique pour combattre l'irritation produite par les eaux de Baréges (foie de soufre); du reste, sauf le contre-poison spécial de l'arsenic, le tritoxyde de fer, — le traitement doit être le même que dans les cas d'empoisonnement par l'arsenic.

POISONS.

VERRE PILÉ, FARINE DE SEIGLE GATÉE.

OBSERVATIONS.

Bien souvent, dans les campagnes, on prépare des omelettes avec du verre pilé pour empoisonner les rats, ou bien on fait des boulettes de pain ou de pommes de terre remplies du même ingrédient, et trop souvent, hélas! des enfants ignorants et gourmands mangent de ces substances empoisonnées. — Ils confessent bien vite leur faute et leur gloutonnerie, car des douleurs atroces surviennent à l'estomac, et puis des vomissements, des tranchées. — On en a vu mourir.

On voit dans les champs de seigle des épis tout noircis qui semblent brûlés par le soleil ou pourris par l'humidité. — Des enfants les cueillent et les portent imprudemment à leurs lèvres et subissent tous les symptômes des empoisonnements par le jus de tabac ou par les champignons.

Note complémentaire. — Ce seigle, appelé *seigle ergoté*, est employé en médecine, mais il doit l'être avec grande précaution, car il a la malheureuse propriété de disposer à la folie et à la gangrène.

CONTRE-POISONS.

PANADE, LÉGUMES AQUEUX, SALADE, ÉPINARDS, CHOUX CUITS.

RECETTES.

Faire prendre et recommander de les avaler, sans les trop mâcher, des épinards, de la salade cuite ou des choux.

Ou faire avaler bien vite une panade fort épaisse.

Le verre, en effet, n'est point un poison par lui-même, il n'est dangereux pour l'estomac que par les coupures qu'il peut y faire. En l'entourant de substances molles et faciles à pénétrer, il pourra ensuite, à l'aide d'un vomitif, être facilement rendu.

Remarque relative au pain de seigle. — Le seigle ergoté donne une farine dont il n'est pas très-prudent de se servir pour faire du pain, toutes les fois que la proportion de ce mauvais grain est assez considérable. En effet, c'est à l'usage prolongé du pain de cette nature qu'il faut attribuer la gangrène des jambes ou de quelque autre partie du corps qu'on observe surtout dans les années pluvieuses, parce que c'est dans ces années-là qu'il se produit une plus grande quantité de seigle ergoté. Ce poison produit aussi à la longue des convulsions et différents autres accidents. Quand le pain n'en renferme qu'une petite quantité, il n'en résulte qu'une espèce d'ivresse qui n'est pas sans jouissance pour ceux qui en font usage, et c'est pour cela que beaucoup d'habitants de la campagne ne céderaient pas leur gros pain noir pour le pain blanc des villes; ce pain remplace pour eux un verre de liqueur après le repas. C'est cependant une chose assez dangereuse pour que l'on doive y renoncer.

CONCLUSION.

Il est certain que la lecture de notre petit registre n'a pas dû vous sembler très-récréative; mais, en revanche, dans un cas d'empoisonnement, elle pourra renseigner tout le monde, les ignorants comme les savants, et d'une façon très-profitable.

Il en ressort une importante conséquence : c'est qu'il faut toujours être prêt à combattre cette espèce de Protée méchant, ce caméléon ennemi que l'on appelle maladie.

Pour combattre, il ne s'agit point de savoir la manœuvre, de connaître plus ou moins bien le maniement des armes, il faut des munitions; en d'autres termes, pour arrêter les progrès mortels d'un empoisonnement, il faut avoir toujours sous la main les antidotes reconnus efficaces, les contre-poisons principaux.

L'*Encyclopédie de la Santé*, spécialement écrite pour les personnes qui habitent la campagne, pour toutes les familles qui, dans un cas de maladie subite et d'accidents dangereux, ne peuvent faire venir tout de suite un médecin, croit de son devoir d'expliquer en détail la pharmacie toute particulière que les châtelaines, les bons curés de campagne, que toutes les personnes charitables, qui peuvent être dans le cas de suppléer à l'absence d'un médecin, doivent avoir chez eux ou tout au moins à leur disposition.

Oh! la dépense ne sera pas lourde, le sacrifice pécuniaire ne sera point exagéré, car on comprend bien que je ne vais point demander une provision spéciale de lait, d'œufs, de vinaigre, de plâtre ou de citron; mais il est essentiel d'avoir des vomitifs, des purgatifs, et puis certains antidotes bien et dûment reconnus tels.

Voici les provisions que je conseille à tous ceux dont la bourse n'est point trop aplatie,

Aux personnes dévouées, qui comprennent qu'il vaut cent fois mieux sauver la vie d'un homme en péril, c'est-à-dire sauver l'âme peut-être d'un chrétien frappé à l'improviste, et qui n'est pas prêt, hélas! à rendre ses comptes au bon Dieu, — que de donner quelques sous à un mendiant, que de jeter dix francs dans la bourse d'une quêteuse, quelque gracieuse, quelque méritante qu'elle soit.

L'un, du reste, n'empêchera pas l'autre; mais il faut être clair en affaire, et j'estime que pour trente à quarante francs on pourra se procurer toute la pharmacie antivénéneuse que je vais prendre soin de détailler minutieusement.

— Trente à quarante francs, mais c'est une somme!

— Oui, mais une somme une fois donnée, représentée par des valeurs réelles qui pourront servir non pas un an, mais des années entières.

Quel est le pasteur de village qui, se présentant mon livre à la main, et disant : Je veux assurer tout mon entourage, non pas contre l'incendie, mais contre le sinistre fléau qu'on appelle empoisonnement; il me faut quarante francs (cinquante francs peut-être, car les denrées pharmaceutiques varient de cours comme les denrées alimentaires, comme le blé et la viande de boucherie); je viens vous demander vingt sous, tout en vous recommandant de prendre toutes les précautions possibles pour qu'aucun de vous, ni de vos enfants, n'avale de substances vénéneuses, mais en vous avertissant qu'en cas d'un accident de cette nature, vous serez promptement secouru ; quel est, dis-je, le bon curé qui ne trouvera pas cinquante paroissiens capables de lui donner un franc?

Je ne mets point en cause les châtelaines, ni les personnes aisées qui consacrent leurs loisirs et leur dévouement aux profitables travaux de la bienfaisance; ceux-là trouveront toujours l'argent nécessaire pour les petites provisions que je recommande.

Quiconque veut être convenablement approvisionné de façon à se trouver pharmaceutiquement en garde contre toute espèce d'empoisonnement doit avoir à sa disposition :

Douze paquets d'émétique de dix centigrammes chaque,

Douze paquets d'ipécacuana d'un gramme chaque,

Six paquets de sulfate de soude de trente grammes chaque,

Six paquets de sulfate de magnésie de trente grammes chaque,

Un flacon de magnésie de carbonate de cent grammes,

Un flacon de protosulfure de fer de même quantité,

Puis un flacon de teinture de tanin de trente grammes,

Un flacon de la solution dite tritoxyde de fer (hydr.),

Un flacon de quinze grammes d'acide sulfurique,

Un flacon de quinze grammes d'acide nitrique,

Un flacon de huit grammes d'ammoniaque, vulgairement appelé alcali volatil,

Des noix de galle, de la farine de graine de moutarde,

Un peu de camphre et d'éther.

Tout cela, bien étiqueté, doit être mis sous clef dans une armoire spéciale.

Pour cette espèce de pharmacie, on s'adresse à un pharmacien consciencieux ou à un droguiste en réputation. — Inutile, à mon avis, de faire la dépense d'une boîte spéciale; car j'admets l'économie, mais aussi je prêche la prudence, la prévoyance et la charité.

SECOURS AUX BLESSÉS

I. — L'apprenti couvreur.

Dans le quartier que j'habite, à vingt ou trente pas de mon domicile, vivait une petite famille d'ouvriers : je dis petite, car le père était mort; la femme avait une quarantaine d'années, et elle ne possédait qu'un garçon qui avait nom Joseph. Joseph était le type de ce qu'on appelle gamin de Paris. Treize ans, petite taille, structure malingre, peau sale, blouse déchirée; avec cela une langue bavarde, un ton malin, une désinvolture d'espiègle, une figure de singe, mais de singe intelligent. Le gamin était apprenti couvreur.

Il courait dans les gouttières comme un chat, il sautillait sur les ardoises comme un moineau, il gambadait sur les tuiles comme en pleine rue, en plein ruisseau.

Un jour Joseph eut la rougeole. L'éruption se fit sans encombre, la convalescence traîna un peu, et comme je recommandais la prudence à mon petit malade, sa mère se mêla de la conversation pour renchérir sur mes recommandations et me dénoncer son garçon comme un écervelé.

— Il ne prend aucune précaution, voyez-vous, s'écriait-elle.

— Il a tort, il en prendra à l'avenir.

— Il court, il va, il joue sans faire jamais attention au péril. Je suis étonnée qu'il ne me revienne pas tous les mois avec une fluxion de poitrine, et j'ai le sentiment qu'il en fera tant, qu'il se tuera.

— Allons! allons! fis-je en calmant la mère.

— Tiens, maman, répondit le gamin d'un ton goguenard, si tu étais un camarade, je te dirais que tu dis des bêtises.

— C'est que je n'ai que lui, voyez-vous, monsieur le docteur. Il commence à gagner à présent! Moi, je fais des ménages, mais ça ne va pas fort, et si je le perdais...

— Mais tais-toi donc, maman; — elle s'emporte, elle monte comme le lait baptisé de la marchande du coin.

La convalescence terminée, Joseph reprit son travail. Un certain mercredi, à l'heure consacrée aux consultations de mon cabinet, tandis que j'étais en conférence avec un gros fermier venu de dix-huit lieues pour causer avec moi, on frappa vigoureusement à la porte de mon appartement.

— Tout à l'heure! répondis-je légèrement impatienté.

— C'est pressé, monsieur, très-pressé, me dit une voix en dehors.

— Entrez, alors.

Soudain fit éruption devant nous un homme en blouse, un ouvrier du quartier, qui pouvait à peine parler, tant il avait couru.

— Voulez-vous venir tout de suite, monsieur?

— Tout de suite, c'est difficile.

— C'est le petit Joseph, le fils à Marianne, vous savez, qui vient de tomber d'un toit au beau milieu de la rue.

— Diable d'enfant! fis-je en me levant bien vite.

Et, demandant la permission aux quelques personnes

qui m'attendaient, je courus moi-même porter secours au petit blessé.

Joseph avait été transporté dans une boutique; il était couché sur un matelas mis par terre, recouvert d'une vieille couverture, le front sanglant, contusionné, mais la figure impassible.

— Eh bien, gamin, lui dis-je en arrivant, je t'avais pourtant bien recommandé la prudence; ta mère aussi.

— Ne parlez pas de la maman, monsieur le médecin, c'est mon plus grand mal, soyez-en sûr.

— Qu'est-ce qui s'est passé?

— Il est arrivé que j'ai voulu courir après une pile d'ardoises qui dégringolaient. J'ai couru trop fort et pas assez, les ardoises sont tombées, et moi aussi. J'ai rencontré en tombant un gredin de balcon qui m'a cassé la cuisse. Je ne sais pas comment je n'ai pas la tête en compote.

Je relève la couverture, j'examine, je trouve une fracture du fémur et une plaie affreuse au travers de laquelle passait l'os fracturé.

— Comment a-t-on transporté cet enfant ici? demandai-je aux assistants.

— Avec précaution, monsieur le docteur.

— C'est moi qui ai dirigé la manœuvre, répondit un gros homme bouffi d'une prétentieuse ignorance; je connais assez ce qu'il faut faire, vous comprenez! Je suis maçon...

Le petit Joseph me fit un signe qui semblait dire : Je veux vous faire une confidence. Je penchai mon oreille vers le pauvre patient, et c'est à demi-voix, mais avec un ton sardonique qui tenait à son caractère, que Joseph murmura :

— Il s'y connaît comme ma pantoufle! Ces brigands-là n'ont-ils pas voulu me faire asseoir sur une chaise; ils m'ont tiraillé ma cuisse cassée; la peau n'était pas entamée; il ont si bien fait que l'os a crevé tout. J'ai crié, on m'a dit que j'étais un papier mâché; je n'ai plus rien dit, et voilà la chose.

A cette révélation, je sentis au cœur un resserrement, que tout le monde comprendra. Mais, bien vite, me mettant en devoir de panser le blessé et sa fracture, je dissimulai ma secrète mauvaise humeur.

Pendant cette cruelle opération, l'enfant ne poussa pas un cri et mordit sa couverture pour empêcher les plaintes de passer. Sa mère arriva quand le pansement était terminé. Elle entra tout effarée, toute bouleversée. Le petit blessé l'accueillit avec un semblant de sourire. Je conseillai le transport à l'hôpital; et comme on procédait au départ, Joseph me fit signe encore, et me murmura à voix basse :

— Je crois que mon affaire n'est pas bien belle : mais n'en dites rien à la maman, ça la chagrinerait trop, et ça la mettrait en colère après moi...

Trois semaines après, malgré les soins les plus assidus, malgré les précautions d'un chirurgien de mes amis auquel je l'avais adressé, le petit Joseph mourut à l'hôpital. Or ma conviction est que la cause de cette catastrophe est l'inexpérience des braves gens qui l'ont relevé.

Grâce à Dieu, le dévouement ne manque pas dans ce monde; aussitôt qu'un accident arrive dans la rue, tout le monde accourt pour donner des soins. Mais comme la plupart des gens n'ont aucune notion médicale, les soins qu'ils donnent sont parfois terribles et dangereux : l'on tue en croyant secourir.

II. — Sang-froid, intelligence, autorité et charité.

J'aurais très-bien pu intervertir l'ordre des quatre recommandations que j'ai à faire dans ce petit article. Je les ai rangées par degré d'importance, les grands en avant, les plus petits les derniers.

Le *sang-froid*, en effet, est la première qualité que doit avoir un homme qui veut porter secours à l'un de ses semblables blessé grièvement; sang-froid pour garder toute sa présence d'esprit, sang-froid pour bien comprendre les premiers secours à donner, sang-froid pour ne s'effrayer ni du sang qui coule, ni du malade qui se plaint, ni de la foule des curieux, ni des exclamations, objections ou recommandations des ignorants accourus vers cet accident comme vers un spectacle gratis, sang-froid, enfin, pour savoir prendre une initiative, pour arrêter les mouvements intempestifs, pour écarter la foule des badauds, pour dire à l'un : Allez-moi chercher ceci ; pour dire à l'autre : Aidez-moi à faire cela.

L'*intelligence* suppose des notions acquises, de l'instruction, de la science populaire, primitive, mais suffisante. Ainsi il me paraît indispensable que les gens du monde quels qu'ils soient, après avoir appris la lecture, l'écriture et l'arithmétique, apprennent aussi ce qu'ils doivent faire pour conserver non-seulement leur santé, mais la santé, le bien-être et la vie de tous ceux qui les entourent.

Eh ! mon Dieu ! au lieu des romans souvent nauséabonds de certaines bibliothèques que l'on dit populaires, au lieu des articles si parfaitement inutiles que lisent toutes les classes sous le spécieux prétexte qu'ils s'adressent à tous, pourquoi ne pas consacrer quelques soirées à parcourir les livres élémentaires qui traitent de la structure du corps humain et de tous les soins minutieux que réclame le bien si fragile de la santé ? On y gagnerait de toutes les façons, on ne perdrait point son temps à des lectures inutiles quand elles ne sont point dangereuses, et l'on meublerait son esprit, sa mémoire, de cette science anatomique qui semble ennoblir l'homme et reporte tout naturellement sa pensée vers le tout-puissant architecte qui a su bâtir un si magnifique monument, qui a rempli le monde de cette merveille vivante que l'on appelle roi de la création.

Et puis non-seulement il saurait les moyens de prévenir les accidents qui mettent son existence en péril; mais une fois face à face avec ces redoutables ennemis, qu'il s'agisse de lui, de sa famille, de ses voisins ou du simple prochain de la rue, il pourrait agir, batailler, attaquer, combattre et vaincre. Et, croyez-moi, chacune de ces victoires deviendrait une source de bonheur intime et lui apporterait un de ces contentements secrets que le cœur savoure, qui semblent rajeunir l'âme et la pensée.

La *charité*. — Oh ! je le sais, cette expression est souvent prise en mauvaise part; des philanthropes incrédules, des philosophes humanitaires, ont crié, ont déblatéré contre l'aumône et la charité. Ils ont prétendu qu'une bienfaisance trop religieuse avilissait et démoralisait la société. Pauvres gens ! méchants écrivassiers ! stupides et ridicules raisonneurs ! Mais ils ignorent donc les premiers enseignements de l'Évangile ? Mais ils ne savent donc pas que, de par la religion, chaque homme doit considérer son voisin comme son ami, comme son frère ?

Laissons, laissons crier ces hommes à tête creuse, ces philosophes fous, ces esprits travestis, et, au nom de la charité chrétienne, engageons tous ceux qui rencontrent des blessés à leur porter de prompts et d'efficaces secours! Chaque démarche de cette nature leur vaudra plus d'une bonne note sur le grand registre du maître qui a promis de récompenser un simple verre d'eau donné en son nom.

Pourquoi plusieurs bonnes notes? Oh! c'est que, d'une part, secourant leurs frères, leur consacrant leur temps, leurs forces, leur aptitude, ces gens-là se seront montrés véritablement charitables, religieusement dévoués, et, de par leur sainte croyance, courageux, intelligents, aimants et agissants.

D'autre part, en secourant un frère en péril, ils peuvent non-seulement sauver sa vie, mais sauver son âme. Quel est celui d'entre nous qui peut se targuer d'être tout prêt à se présenter devant le suprême tribunal de Dieu? Quel est le pécheur qui ne compte (un peu trop peut-être) sur le repentir des derniers moments, sur la préparation nécessaire au grand voyage de l'éternité? Mais aussi, si vous en exceptez le soldat qui se prépare à un combat meurtrier, si vous en exceptez les chrétiens toujours préparés, hommes admirablement exemplaires, quel est l'individu, inopinément atteint d'une blessure inattendue, broyé dans une chute, assommé par un coup imprévu, terrassé par une stupeur organique, ou mis en danger par une foudroyante hémorragie, qui se trouve véritablement prêt à passer de cette vie dans l'autre?

Au secours! je vous en conjure, courez au secours de tous ces malheureux, agissez non-seulement pour attendre l'arrivée du médecin, mais aussi pour laisser au ministre de la réconciliation le temps de se présenter.

Enfin, *autorité*. — Qui veut atteindre un but doit prendre les moyens d'y arriver. Si, poussé par tous les motifs que je viens d'énumérer, un homme se met en devoir de secourir un blessé gravement frappé, il faut non-seulement qu'il agisse avec sang-froid, avec intelligence, avec charité, mais il faut qu'il dépense un peu de hardiesse, une certaine somme de commandement, une précieuse autorité; il faut qu'il empêche la foule des ignorants de s'opposer à tout le bien qu'il tâche de faire, et, semblable au cultivateur qui veut préserver ses champs de l'inondation et de la dévastation qu'elle entraîne, il faut qu'un homme sensé, dévoué et religieusement charitable, sache placer, entre la foule et le blessé qu'il secourt, une digue aux deux épouvantables torrents de la sottise et de la curiosité.

III. — Nous ne nous occuperons que des blessures graves.

Bien entendu, nous ne nous entretiendrons pas dans ce chapitre des écorchures, des pieds meurtris, des contusions légères ou des coups de coude douloureux. Il ne s'agit en ce moment que des blessures graves mettant en péril non-seulement le bien-être, mais l'existence des gens qui s'en trouvent affectés.

J'entends par blessure grave des plaies profondes, des contusions énormes, des fractures compliquées, des pertes de sang abondantes, etc.

Ce genre de blessures peut survenir de plusieurs manières : tantôt, comme dans l'histoire de notre petit Joseph, elles sont l'effet d'une chute : un individu tombe d'un toit ou d'une fenêtre, quelquefois même il lui suffit de tomber de son haut; tantôt c'est quelque chose qui tombe sur l'individu, un outil, une charpente, une cheminée, que sais-je? Tantôt vient une voiture qui vous renverse, ou bien vous êtes dans la voiture et le véhicule tombe avec vous.

Je me souviens qu'il y a cinq ou six ans, avant certains règlements de police municipale, quiconque osait se hasarder à aller à pied dans les rues de Paris, par un temps de tempête, c'est-à-dire de grand vent, se trouvait exposé à recevoir sur la tête un pot de fleur tombé d'un cinquième ou sixième étage, qui, non content de renfoncer le chapeau du passant, le blessait souvent de manière à l'étendre par terre, et de façon à faire maudire toute espèce de jardins suspendus.

Dans chacun de ces différents accidents, il survient tout d'abord des phénomènes qui sont toujours les mêmes.

Ainsi :

L'individu, blessé gravement, est pris d'une stupeur, c'est-à-dire d'un ébranlement nerveux, qui non-seulement le fait trembler, mais le renverse; qui non-seulement le renverse, mais, amenant une syncope, peut produire tout mécaniquement l'asphyxie.

Une plaie largement ouverte peut causer une perte de sang assez considérable pour mettre la vie en péril dans le court espace de quelques minutes.

Enfin on ne peut laisser le malheureux blessé dans la rue, sur un grand chemin, dans un fossé ou dans la boue! Pour le secourir, il faut le transporter dans un asile quel qu'il soit; et, pour le transporter, il est urgent — vous avez dû le comprendre par l'histoire de notre apprenti couvreur — de savoir comment opérer, de comprendre les manœuvres nécessaires, de connaître enfin les instruments à employer et les précautions à prendre.

IV. — Stupeur, moyens de la combattre.

Dès qu'une personne se trouve terrassée par une blessure formidable, tous ceux qui l'aperçoivent s'empressent d'accourir; je le disais en commençant, ce n'est pas le dévouement qui manque, ce sont les renseignements nécessaires. On se presse, on accourt, on entoure, et le malheureux patient se trouve bien vite enfermé dans une prison de curieux qui le séparent de l'air atmosphérique et qui l'empêchent de respirer à l'aise, lui qui a tant besoin de respirer un peu!

A l'œuvre, vite! vous qui, fort heureusement, connaissez la gravité de cette situation; écartez la foule, renvoyez les femmes, qui crient, se plaignent, et s'approchent toujours trop. Renvoyez surtout les enfants, qui, par leur curiosité et leur inintelligence, deviennent des obstacles et suscitent de dangereux embarras.

Le blessé est là par terre, étendu sans mouvement, sans presque aucune connaissance; la secousse qu'il vient d'éprouver a tellement stupéfié tout cet organisme si vivace peu de temps auparavant, qu'il n'y a plus ni mouvement, ni intelligence, et souvent même la sensibilité est si faible, que l'on peut craindre cette effrayante catastrophe que l'on appelle : *mort sous le coup.*

Nous sommes convenus que vous auriez de l'autorité : vous venez d'en faire acte en écartant la foule; je vous ai recommandé la charité, et vous en faites preuve en vous dévouant au service du blessé que vous allez secourir.

Maintenant il faut montrer de l'intelligence et du sang-froid; il faut opérer, il faut agir.

La stupeur n'est funeste que par l'évanouissement qu'elle amène, que par la suspension vitale qu'elle finit souvent par déterminer. Donc, il faut combattre cette stupeur, comme une syncope ordinaire, ou comme une de ces léthargies nerveuses qui mettent la vie en danger.

Vous avez écarté la foule et vous avez bien fait, car à votre blessé il fallait un air vif et pur.

Ayez soin de le laisser dans la position horizontale, par terre, sur le pavé ou dans la boue, peu importe; tant que la syncope n'est pas victorieusement prévenue, tant que la stupeur persiste, tant que la vitalité n'est pas complétement revenue, vous devez laisser le blessé dans la position horizontale.

J'ai pris soin d'expliquer dans mon *Cours d'hygiène*, et dans l'*Art de soigner les malades*, qu'un organisme vivant, terrassé par une maladie grave, ne devait dépenser que le moins de mouvement possible. J'ai eu soin de faire remarquer que les convalescents débilités, et tous les malades sérieusement atteints, étaient pris de syncopes, dès qu'ils voulaient se mouvoir comme dans l'état de santé, dès qu'ils essayaient simplement de s'asseoir dans leur lit.

Eh bien, les blessures dont nous parlons sont des maladies graves, si graves, qu'elles tuent quelquefois en quelques heures, et c'est pour cela qu'il faut tenir le blessé dans une position horizontale, et le garantir contre tous les mouvements intempestifs.

De même qu'aux premiers symptômes de l'accident vous avez vu accourir la foule des curieux, la troupe des indifférents, la cohue de tous ceux qui viennent à passer; bientôt vous verrez arriver près du blessé la multitude charitable, c'est-à-dire tous les braves gens qui, non contents d'apporter leur bonne volonté, veulent fournir un petit secours alimentaire.

Les femmes arrivent avec de grandes tasses de bouillon, des grands verres d'eau sucrée ou des petits flacons d'eau de fleurs d'oranger. Les hommes apportent des grands verres de vin, des petits verres de rhum ou d'eau-de-vie, et si on laissait faire tout ce monde ignorant, il contraindrait le malade à boire successivement de tout cela !

Empêchez ! empêchez ! de la sévérité, de l'autorité, de l'aplomb ; faites le gendarme et le médecin, renvoyez tous les aliments et tous les spiritueux, ne demandez que du vinaigre et de l'eau fraîche. J'ai tâché de vous le faire comprendre au chapitre de la syncope : en projetant quelques gouttes d'eau froide sur le visage d'une personne évanouie on détermine des commotions, et finalement, des aspirations spasmodiques, automatiques, presque convulsives, mais qui finissent par mettre tout mécaniquement la syncope en déroute.

Après avoir projeté de l'eau fraîche au visage, faites-en boire quelques gorgées si vous le voulez, cela rafraîchira, et par conséquent ranimera un peu votre blessé. Mais quant aux aliments, au lait, au bouillon, etc.; quant aux spiritueux, au vin, à l'eau-de-vie, à toutes les liqueurs, il est de votre devoir de les défendre; je vais tâcher de vous en faire comprendre la raison.

Un homme gravement blessé n'a encore reçu qu'un premier choc, choc terrible, choc dangereux, choc tout physique et que j'appellerais volontiers choc extérieur; mais sur un organisme vivant, un coup un peu considérable produit nécessairement un contre-coup; à la suite de la blessure, de la contusion, de la fracture, comme après un membre démis, il survient toujours une fièvre générale, une inflammation locale plus ou moins redoutable. Or nourrir un malade menacé de cette réaction désastreuse, c'est nourrir sa maladie, compliquer sa situation, et jeter de l'huile sur le feu.

V. — Plaies saignant exagérément; nécessité d'arrêter le sang qui coule.

Lorsque, dans un cas de blessure largement ouverte, dans un accident de plaies profondes, une artère se trouve coupée, le sang s'écoule avec tant d'abondance que si on ne prend point les précautions nécessaires pour l'arrêter, en moins de huit à dix minutes, l'hémorragie jette sa victime dans le fossé d'une syncope très-dangereuse et du fossé de la syncope, dans le terrible abîme du trépas.

Il ne s'agit point de faire ici de la physiologie, ni de l'anatomie, ni de s'évertuer dans des considérations philosophico-médicales; mais il est urgent de bien faire comprendre que le sang artériel est le moteur nécessaire du mouvement incessant de la vie. Dès que le sang artériel n'arrive point dans un organe, cet organe se flétrit et meurt, c'est-à-dire qu'il tombe en gangrène. Dès que le sang artériel, se trouvant subitement diminué, ne peut plus envoyer ses ondées stimulantes jusqu'au centre nerveux (j'ai pris soin de l'expliquer à l'article de la syncope), il survient aussitôt perte de connaissance et de mouvement. Aucun organe ne peut agir sans être stimulé par le sang artériel; ni la tête, ni les membres, ni le tronc et les divers organes qu'il contient; par conséquent, ni les poumons, ni le diaphragme, ni l'estomac, ni le foie, ni les entrailles, ni les organes de la sécrétion urinaire.

Donc, quand une artère est coupée, il faut prendre tous les moyens possibles pour empêcher le sang d'en sortir. Les chirurgiens ont deux moyens bien simples que pourraient employer les gens du monde après quelques manœuvres préparatoires, après un apprentissage de deux ou trois séances tout au plus. Ils emploient la torsion ou la ligature. Une artère ouverte est facile à reconnaître dans une blessure, attendu qu'elle projette un sang beaucoup plus rose que le sang veineux et qu'elle lance ce sang par petites saccades. Que fait le chirurgien en pareille circonstance? Armé d'une pince, il saisit résolûment toute la petite région où il a vu le sang s'élancer; peu lui importe qu'il prenne en même temps avec sa pince de la graisse, des filets nerveux ou de la chair, c'est-à-dire une portion du tissu musculaire. Quand il a saisi, quand, adroitement, il est parvenu à boucher le vaisseau qui coule, savez-vous ce qu'il fait? Il tourne sa pince sur elle-même, sans la desserrer, bien entendu, et, de cette façon, il tord et bouche le canal artériel qui se trouverait dangereusement ouvert. Ou bien il s'y prend d'une façon plus simple encore : il emploie un procédé moins douloureux, plus facile et plus sûr, il tire à lui la portion qu'il a saisie avec ses pinces, et il charge une personne de son entourage de passer un fil, de faire un nœud et de serrer vigoureusement. On laisse le fil à demeure, et l'hémorragie se trouve tout mécaniquement suspendue.

Franchement, serait-il bien difficile à des gens du monde un peu intelligents de pratiquer des opérations de cette nature ?

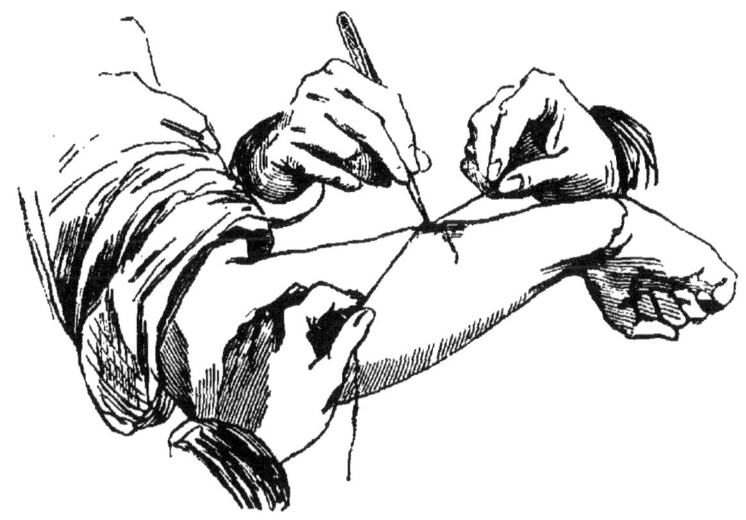

Ligature d'une artère ouverte.

Ce n'est pourtant pas l'opération que je veux leur recommander, il faut une grande habitude chirurgicale pour manœuvrer avec sang-froid contre une plaie saignant exagérément. La vue du sang fait toujours une impression pénible. J'ai vu de vieux militaires, qui avaient assisté à bien des combats, qui s'étaient montrés intrépides dans plus d'une bataille, et qui tombaient en syncope devant une saignée faite ou une simple hémorragie du nez. Oh ! ceux-là n'ont que faire auprès d'un blessé atteint d'une plaie profonde; mais vous, à qui j'ai recommandé du sang-froid, de l'intelligence et de la charité, il faut vous approcher et vous hâter d'agir, car, dès qu'une artère de moyen calibre se trouve ouverte, l'hémorragie qui en résulte peut devenir mortelle en moins de huit à dix minutes.

Que faire donc? — Arrêter le sang.

Mais comment l'arrêter? — Tout simplement avec la main, avec les doigts.

Tout d'abord prenez une précaution : faites lier et serrer au-dessus de la blessure, si le cœur est en haut; au-dessous de la blessure, si le cœur est inférieur; et puis appuyez la main avec ténacité; ne craignez pas les plaintes du malade, et ne vous effrayez pas des réclamations de l'entourage. Ne s'agit-il pas de sauver la vie à votre frère et de vous montrer intelligemment charitable, charitablement religieux? Appuyez, appuyez ferme! Je vais vous avertir des petits obstacles qui pourraient vous arrêter dans cette disgracieuse opération.

Et d'abord, comme le sang est liquide, gluant, glissant, il se peut qu'en appuyant vous sentiez votre main changer de place, reprenez bien vite la position première, et, si vous craignez de ne pouvoir la garder, faites préparer par l'entourage tout ce qui est nécessaire pour pratiquer un énergique tamponnement. Des boulettes de charpie? Oh vite! remplissez-en la plaie béante. Vous n'avez point de charpie? prenez du lin, de la filasse. Vous n'avez rien de tout cela? prenez un mouchoir, un morceau de linge suffit; tournez, roulez, préparez des bouchons bien serrés, et puis placez, appuyez, retenez bien en place; de la sorte au moins vous pourrez attendre les secours d'un homme expérimenté, l'arrivée tant désirée du médecin qu'il faut avoir grand soin d'envoyer chercher.

VI. — Transport du blessé.

Il ne s'agit pas simplement de combattre la stupeur d'une personne grièvement blessée, d'arrêter une hémorragie qui pourrait devenir mortelle; le blessé ne peut rester dans la rue ni sur le grand chemin; il lui faut un asile, un refuge, par conséquent, vous qui désirez le secourir avec intelligence, avec charité, vous devez chercher bien vite le lieu où le malade peut être transporté.

— Mais c'est chez lui, si sa position de fortune lui permet de se faire soigner à domicile, ou sinon c'est à l'hôpital, dans ces maisons consacrées à recevoir tous les malades et que l'on a si noblement appelées les hôtels du bon Dieu.

Si le blessé ne demeure pas très-loin, si l'hôpital est assez proche, je n'ai point à combattre l'idée de ce transport définitif; mais s'il s'agit d'une route considérable, d'une espèce de petit voyage, il faut, avant de l'organiser, transporter le malade *provisoirement* dans la première maison venue.

VII. — Asile à choisir.

Dans les villes, on choisit d'ordinaire la boutique la plus voisine. Dans les campagnes, on se dirige généralement vers ces maisons ouvertes à tous les buveurs, que l'on appelle des cabarets. Dans l'un et l'autre cas, on commet une faute que je vous dénonce et que je vais vous expliquer.

Dans toute boutique, en effet, il y a des comptoirs, des tables, des marchandises, des chaises, tout un ameublement, et il est bien difficile de manœuvrer à l'aise dans un milieu de cette nature. D'un autre côté, les boutiques ne sont pas généralement bien grandes, non-seulement on y manque d'espace, mais on n'y trouve que très-peu d'air atmosphérique. Or, un blessé sorti de la stupeur a besoin d'un air vivifiant et abondant. Pourquoi ne pas le transporter tout simplement sous une porte-cochère, là vous ne serez gêné ni par les meubles, ni par l'espace trop rétréci, et surtout vous aurez pour vous aider l'air atmosphérique en grande abondance.

— Mais nous nous y trouverons dans un courant d'air!

— Non pas! non pas! car une fois entrés, vous fermerez la grand'porte, et vous jouirez encore d'un avantage, c'est que vous pourrez agir sans l'inspection toujours ennuyeuse de la foule des curieux : foule qui s'agglomère immanquablement aux alentours d'une boutique vitrée dans laquelle on vient de transporter un malheureux devenu la victime d'un déplorable accident.

Si la foule ne faisait que de regarder, il n'y aurait pas grand mal; mais, dans l'attroupement en question, se trouvent toujours quelques indiscrets, quelques ignorants qui croient en savoir plus que les autres et qui font éruption dans la boutique, qui non-seulement encombrent et embarrassent, mais qui objectent, qui veulent agir et donnent les plus ridicules avis.

En pleine campagne, au lieu de choisir pour asile un café, un restaurant, un cabaret, il est cent fois préférable de transporter le blessé dans une grange ou sous un hangar. Vous trouverez là, en effet, la liberté de mouvement, la tranquillité et le bon air si nécessaires dans la circonstance. De plus, vous trouverez facilement du foin ou de la paille pour organiser un lit provisoire. C'est sous le hangar, dans la grange ou sous la porte-cochère que vous terminerez le plus facilement la période de stupeur, que vous arrêterez le plus commodément les dangereuses hémorragies.

Toutefois, ce mot d'hémorragie m'oblige, avant de passer outre, à vous faire une importante recommandation. Si, par malheur, une artère est ouverte, si le sang coule à grands flots, il ne faut pas songer à changer le blessé de place; exécutez la manœuvre que je vous ai dite, serrez, tamponnez, comprimez, arrêtez le sang; mais jusqu'à ce que l'hémorragie soit à peu près arrêtée, jusqu'à ce qu'un homme d'expérience soit venu à votre aide et ait pris toutes les précautions nécessaires pour empêcher le sang de couler, laissez le blessé à la place où vous l'avez trouvé. Quand il serait dans la boue ou sur la neige, quand il barrerait la rue ou le grand chemin, laissez-le là; représentez à ceux qui s'en impatientent, qu'il s'agit de la vie d'un homme, car le moindre mouvement peut rendre l'hémorragie plus formidable, car le transport, si bien exécuté qu'il soit, peut mettre en péril l'existence du pauvre blessé.

VIII. — Transport définitif, précautions à prendre.

Un blessé ne peut rester longtemps dans l'asile provisoire que nous venons de recommander. Dès qu'il est revenu tout à fait à lui, dès que l'hémorragie est suffisamment arrêtée, il faut songer à transporter le malade, soit à l'hôpital, soit chez lui.

Ce transport est généralement la cause et l'occasion des plus dangereuses sottises. La plupart de ceux qui s'offrent pour transporter un blessé, commettent tant de gaucheries, que bien souvent ils sont plus dangereux pour le blessé que la blessure même.

J'ai dit la nécessité de tenir le blessé dans une position horizontale, ce qui signifie que, pour le transporter chez lui, il faut absolument le porter couché.

L'accident est arrivé dans une ville, ou il est survenu dans la campagne.

Dans une ville, il sera bien facile de faire ce que l'on appelle vulgairement un brancard ou une civière. A Paris, par exemple, on en trouve chez tous les commissaires de police, dans tous les établissements de bienfaisance; on en trouve aussi dans toutes les gares de chemins de fer, attendu que l'autorité impose à ces administrations l'obligation d'avoir des brancards et toute une pharmacie;

c'est une indication que je prie les gens charitables de ne point oublier, et je vais tâcher de la leur graver dans la tête par un petit exemple.

Il y a quelque temps qu'un de mes clients, monté sur un cheval rétif et ombrageux, fut emporté par son coursier qui le démonta et le laissa presque mort sur la place. C'était en plein bois de Boulogne, à proximité de cette mare d'Auteuil, qui se trouve bien honteuse, je pense, depuis l'établissement du lac et de la rivière. Des passants curieux, des cavaliers charitables surtout, accoururent au secours du jeune homme blessé. On le croyait mort; il m'a dit depuis qu'il se croyait mort lui-même. Mais le baron S..., membre de l'Institut, auteur d'un grand nombre d'ouvrages, l'un des plus aimables savants que nous possédions, se trouvait fort heureusement dans la foule; il déploya le sang-froid, l'intelligence, l'autorité et la charité que je recommandais plus haut.

Après avoir palpé le malade, après l'avoir fait revenir à lui, après l'avoir convaincu qu'il n'était pas encore mort, il s'occupa des moyens de le faire transporter chez lui, et comme la gare du chemin de fer d'Auteuil n'était pas très-éloignée, il s'y présenta en personne pour y demander un brancard.

— Nous n'en avons pas, lui répondit brutalement le chef de service.

— Vous devez en avoir, monsieur, répliqua sévèrement le baron. Si vous n'en avez réellement pas, je prends acte de votre déclaration, et je la transmettrai à qui de droit.

— Eh bien, monsieur, nous en avons, mais ce n'est point pour tout le monde.

— Comment! ce n'est point pour tout le monde?

— Ils ne doivent servir, ce me semble, que dans les accidents de chemins de fer.

— En vérité, monsieur, vous me paraissez bien peu charitable, et par votre refus et par l'indifférence avec laquelle vous me parlez de ces accidents. Vous ne voulez point me livrer votre brancard ?

— Non, monsieur.

— Eh bien, vous allez m'écrire et me signer votre refus.

— Comment, s'il vous plaît ?

— Vous allez m'attester par écrit votre inhumanité et votre barbare conduite. Si vos règlements vous défendent de prêter vos brancards à ceux qui en ont besoin, votre refus signé, monsieur, prouvera que vous êtes un employé fidèle; s'il en est autrement, votre écrit me servira de preuve contre vous-même. Et comme j'ai tant soit peu de crédit, je vous préviens que dans deux ou trois jours vous ne devrez pas vous étonner si l'on vous demande votre démission.

L'employé murmura quelques paroles de mauvaise humeur, mais, en fin de compte, il mit à la disposition du requérant le brancard demandé.

J'engage tous les hommes charitables à montrer la même énergie dans des circonstances analogues.

La recommandation du brancard ou de la civière est spécialement adressée aux gens qui habitent une ville; mais comment voulez-vous qu'un pareil conseil soit profitable pour les modestes habitants de nos campagnes? Autant vaudrait prendre les allures de cet hygiéniste moderne, qui, s'adressant au peuple, et voulant le renseigner sur les précautions à prendre pour garder longtemps une bonne santé, écrivait avec une majesté fort ridicule : « Les aliments végétaux sont moins profitables que les aliments animaux, les viandes blanches sont moins substantielles que les viandes rouges. En conséquence, je conseille à tous ceux qui veulent se bien porter de faire dominer dans leur régime alimentaire les viandes de boucherie, bœuf et mouton. Le veau et la volaille pourront venir de temps en temps pour prévenir la satiété. Quant aux légumes, on ne doit les regarder que comme des sauces et des amusements. »

J'ai beaucoup ri des prescriptions de ce majestueux confrère; par cette raison même, je craindrais d'exciter une hilarité générale si je tentais de le suivre dans cet étrange et scientifique sentier.

Nous sommes à la campagne, où les chutes dangereuses sont plus multipliées que partout ailleurs, car on trouve des couvreurs au village comme à la ville; il y a là aussi des maçonneries et des échafaudages; mais, de plus, il y a des meules à bâtir, des arbres à élaguer, des fruits très-haut perchés qu'il s'agit de cueillir; et puis, la neige et la glace glissent plus encore dans les champs, sur les grand'routes que dans les rues de nos cités populeuses; et puis, au village, où la police existe peu, on prend moins de précautions que dans les villes pour éviter à ceux qui passent des occasions de chute, ou la rencontre d'instruments blessants.

Donc il s'agit de transporter chez lui un paysan blessé dans le village ou dans la plaine, et qui se trouve gravement atteint. Sa blessure étant grave, on ne peut le transporter que couché; je vous en ai dit les raisons. Malheureusement on ne trouve pas facilement un brancard à la campagne.

Comment donc faire?

Il faut savoir improviser un brancard, et voici là-dessus quelques renseignements.

Partout on trouve des échelles, partout on trouve de vieilles chaises ou des tabourets de rebut, partout enfin on peut emprunter un matelas, ou tout au moins une paillasse. Oh! je sais que nos bons villageois sont assez craintifs et ridiculement scrupuleux sur le chapitre des meubles, sur le délicat article des emprunts. Mais, par contre, ils ont bon cœur, ils sont doués d'une humanité et d'un

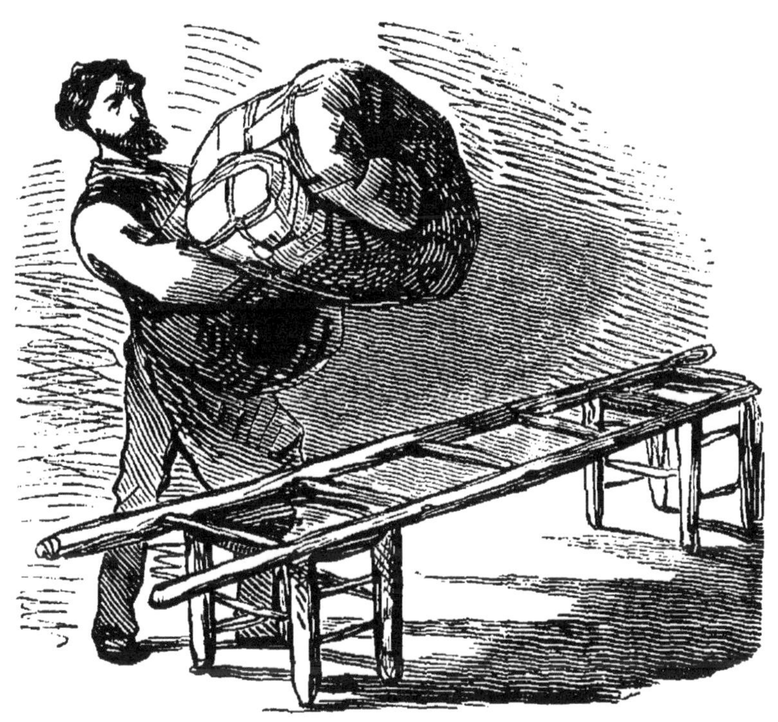

Brancard improvisé.

dévouement qu'on trouve bien rarement à la ville. Dites-leur toute la vérité, expliquez-leur bien qu'il s'agit de transporter un compatriote, un pays, un frère, qui vient de se blesser grièvement, et vous les trouverez tout disposés à vous accorder ce que vous leur demandez. La fermière, la bourgeoise, *maîtresse*, comme on dit en Normandie, pourra bien faire la grimace et tenter de refuser; mais vous lui expliquerez qu'il s'agit d'une bonne action, qu'on lui fera recarder son matelas si elle le croit nécessaire, et qu'ainsi elle y gagnera de deux manières, la première par la satisfaction d'avoir fait une œuvre de charité, la seconde parce que, ayant son matelas recardé, elle pourra dormir plus doucement et plus à l'aise.

Vous êtes parvenu à vous procurer tous les ustensiles nécessaires : une petite échelle, deux tabourets et un matelas.

Vous placez les deux tabourets à distance, et bien en face l'un de l'autre ; sur ces deux tabourets vous faites poser l'échelle, sur l'échelle vous étendez le matelas.

Et voilà votre brancard parfaitement organisé; il ne s'agit plus que d'y étendre le blessé. Une fois le blessé commodément étendu, un homme se met en tête de l'échelle, comme il le ferait dans un brancard ordinaire, un autre se place à l'extrémité opposée.

— Y êtes-vous?

— Oui.

— Enlevez!

Chacun enlève, on emporte, et l'on part. Bien entendu, dans cette circonstance plus encore que dans la supposition d'un brancard ordinaire, les porteurs doivent marcher en mesure, en cadence, pour harmoniser les secousses et prévenir tout soubresaut.

Mais ce n'est pas tout. Un brancard a l'avantage d'avoir un support, c'est-à-dire quatre ou six pieds ou soutiens, et quand ceux qui le portent se trouvent fatigués, ils placent le brancard par terre et le reprennent sans inconvénient. Or notre brancard improvisé n'a pas de support, les deux tabourets ont fait momentanément l'office des pieds. Mais une fois le brancard en route, les tabourets restent, les supports manquent, il n'y a plus moyen de se reposer.

Si fait, vraiment, et la recette est bien simple; vous avez utilisé deux tabourets pour organiser une espèce de brancard; eh bien, faites en sorte que ces tabourets ne vous quittent point. Priez une personne de l'entourage de vous suivre en portant les deux tabourets; et quand, sentant vos forces épuisées, vous comprendrez l'obligation d'un instant de repos, vous ferez placer les deux tabourets parallèlement, à distance convenable, au milieu de la rue où vous vous trouverez, ou sur le grand chemin que vous serez contraint de parcourir. Alors vous pourrez déposer sur ces deux soutiens le brancard improvisé, qui rend au blessé un si incontestable service.

IX. — Le médecin n'arrive pas.

Il ne s'agit plus d'attendre le médecin, car le blessé souffre et se refroidit, il faut aviser au moyen de le panser, et s'arranger de façon à remettre un peu tout en ordre.

J'ai dit ailleurs (*Art de soigner les malades*) la manière de panser les plaies de toute nature; j'ai non-seulement décrit, mais fait représenter les compresses, les linges troués, les plumasseaux de charpie et les bandes roulées; j'ai minutieusement expliqué la manière d'appliquer ces différents bandages; je n'y reviendrai donc point ici.

D'autre part, dans un des chapitres qui suivront, dans les avis et renseignements tirés du portefeuille d'une rebouteuse, j'indiquerai les soins à donner en cas de fractures, d'entorses et de membres démis; il ne me reste donc qu'à formuler quelques conseils sur la manière de panser, toujours provisoirement, bien entendu, les blessures les plus simples, les plaies compliquées d'une dangereuse hémorragie et les plaies dites à lambeau.

X. — Pansement des plaies simples.

Dans les cas de plaies simples, il faut tâcher de préparer une cicatrisation prompte, et faciliter la réunion des bords de la blessure, en rapprochant adroitement ces bords l'un de l'autre; puis, à l'aide de bandelettes découpées dans une toile collante (sparadrap, diachylum ou taffetas gommé), on maintient la plaie dans la situation normale, c'est-à-dire aussi fermée que possible.

Il va sans dire qu'à l'aide de bandes et de compresses, par des tampons de linge et de charpie, on solidifie le rapprochement et l'on complète l'opération.

Et, à ce sujet, je dois mentionner un préjugé populaire fort bizarre, fort ridicule, dangereux souvent, et cependant généralement répandu.

On comprend qu'avant de *réunir*, c'est-à-dire avant de rapprocher l'un de l'autre les bords d'une blessure, plus ou moins profonde, il est prudent, il est parfois indispensable, de laver la plaie afin de la débarrasser du sang caillé, de la terre et du sable, ou de tous les corps étrangers qui pourraient s'y être introduits, attendu que ces corps étrangers s'opposeraient tout mécaniquement au travail de la cicatrisation; mais il est absurde d'écarter exagérément les bords de la plaie, et d'en laver les profondeurs avec de l'eau salée et des liquides plus ou moins irritants, comme du vin ou de la décoction de tabac. — On multiplie la souffrance, on augmente les douleurs du pauvre blessé, et surtout on retarde de beaucoup la guérison de sa blessure.

XI. — Plaies à lambeau.

Si la plaie est à lambeau, il est des ignorants qui s'imaginent qu'elle ne peut se recoller, et quelques-uns ont le sot courage d'enlever, de couper le morceau. C'est une faute; pour peu que le lambeau tienne au reste du corps, on a la chance de le voir se cicatriser; donc il faut le remettre à sa place le plus exactement possible. Avant cette manœuvre, on lave la plaie et le lambeau surtout, avec de l'eau tiède contenant un peu de vin; car, dans ce cas, une légère inflammation est nécessaire; grâce à l'inflammation, si elle n'est pas trop vive, la partie coupée se ressoude et se ravive comme par enchantement.

S'il y a perte de substance, il faut attendre de la nature la réparation du déficit. Dans ce cas-là on panse à plat, c'est-à-dire qu'après avoir bien lavé la plaie, on étend sur la surface saignante de la charpie, puis des compresses, et enfin le bandage roulé.

Le premier pansement des différentes blessures que je viens de passer en revue doit rester en place deux à trois jours, afin de donner à la nature le temps de ressouder et de tout arranger. Les pansements suivants, au contraire, doivent être faits au moins une fois dans les vingt-quatre heures.

XII. — Plaies avec hémorragies.

Le danger principal des blessures — j'ai tâché de vous le faire comprendre un peu plus haut — est l'hémorragie artérielle. J'ai vu pour un doigt coupé un garçon boucher en arriver à être exsangue, c'est-à-dire pâle, froid, sans force, sans pouls, en un mot, tout au bord de cet abîme que l'on appelle le trépas.

Aux plaies en question les applications irritantes que je vous ai recommandées tout à l'heure seraient pernicieuses; point d'eau salée, point d'eau blanche, point de vin pur ou coupé.

Employées dans ces graves circonstances, les solutions irritantes n'ont pas seulement l'inconvénient d'entretenir l'hémorragie; elles irritent la blessure, dont les lambeaux se boursoufflent et se déjettent; par conséquent elles retardent la guérison de la plaie et préparent une cicatrice entachée de grimaces, de difformités.

Et puis, tout liquide, de quelque nature qu'il soit, délaye le sang à mesure qu'il veut sortir, par conséquent il empêche la formation du caillot, barrière nécessaire de toute hémorragie artérielle.

Si l'hémorragie est abondante et menace de produire une faiblesse, il faut, je l'ai dit, lier au-dessus de la plaie et bien bassiner la blessure avec de l'eau froide et de l'eau glacée. Dans ces occasions-là la glace est d'une efficacité dont il faut se ressouvenir.

Si la compression supérieure, jointe aux applications froides, ne parvient pas à arrêter le sang, il faut tamponner la plaie, c'est-à-dire qu'avec une véritable pile de linge, ou mieux encore avec une petite pyramide d'amadou, on appuie fortement sur les vaisseaux ouverts, et l'on maintient ce bouchon d'une nouvelle espèce soit avec des bandes, soit avec des serviettes, mais toujours à l'aide d'une notable compression.

XIII. — Moyens de juguler l'inflammation.

Quand un membre est blessé, luxé ou fracturé, le désordre de la plaie de la luxation, les douleurs de la fracture appellent bientôt autour de l'organe en souffrance une tuméfaction, puis une inflammation qu'il est urgent d'empêcher ou tout au moins de retarder le plus possible. On comprend que, lorsqu'un membre est entamé, lorsque surtout une articulation est déboîtée, si tous les tissus qui l'entourent se tuméfient et s'enflamment, le replacement, ce qu'en chirurgie on appelle la *réduction*, devient beaucoup plus difficile ; de même, si l'inflammation se précipite à l'entour d'un os fracturé, elle peut empêcher de réduire cette fracture, c'est-à-dire de placer les deux surfaces cassées bout à bout, afin que le travail de la nature les soude et les recolle. Le *Portefeuille de la rebouteuse* nous dira minutieusement tout cela.

Que faire donc pour retarder l'inflammation?

Une chose bien simple : tenir sur les régions luxées ou cassées des compresses largement imbibées d'eau froide. Dès que la compresse se réchauffe, on la change ou la renouvelle : cette précaution doit avoir lieu toutes les huit à dix minutes. (Voir la *Santé des mères et des enfants.*)

XIV. — Contusions.

Les contusions simples tachent la peau pendant quelques jours, elles produisent ce que les gens du monde appellent des bleus, des noirs, ils pourraient tout aussi bien dire des jaunes, des gris et des violets; car il semble que la contusion soit destinée à passer par toutes les couleurs du prisme. Elle intervertit un peu la symétrie de l'arc-en-ciel, mais depuis le violet jusqu'au rouge, depuis l'indigo jusqu'à l'oranger, elle prend toutes les teintes.

« Violet, indigo, bleu, vert, jaune oranger, rouge ! »

C'est un désagrément, surtout quand la contusion se trouve en pleine figure; toutefois ce n'est qu'un désagrément.

Mais parfois la contusion est compliquée d'une extravasation sanguine considérable, et cette hémorragie intérieure constitue ce que l'on appelle un dépôt sanguin; alors il survient de deux choses l'une : ou ce dépôt sanguin, cerné d'abord par un entourage inflammatoire, est repris, repompé par les vaisseaux lymphatiques, par les canaux absorbants, c'est le cas de crier victoire! ou il stagne longtemps, puis se putréfie, puis devient abcès, et l'accident est vraiment dangereux.

Pour prévenir ce danger, conjurer ce désastre, il faut avoir recours à des applications résolutives. Les applications les plus communément employées sont les cataplasmes de farine de graine de lin, arrosés d'extrait de Saturne, ou tout simplement les compresses imbibées d'eau blanche.

A propos de l'eau blanche, je veux clore tout ce chapitre par une petite histoire instructive; mais, avant de la commencer, je dois dire qu'à défaut d'eau blanche, on peut employer l'eau froide salée, ou tout simplement du vin étendu d'eau. Je ne parle ni de l'ammoniaque, ni de la solution de boule de Nancy, attendu que ce sont des préparations trop pharmaceutiques, et que généralement, quand on peut se procurer ces dernières, on peut aussi se procurer la première, qui, pour les gens du monde, me paraît préférable.

XV. — De l'eau blanche. — Les renseignements minutieux sont opportuns dans bien des circonstances.

Partons d'un grand principe : Un homme de l'art, une personne qui sait, ne doit jamais craindre de s'abaisser en descendant jusqu'aux plus minutieux détails.

Il existe bon nombre de gens qui croient se donner un air d'expérience et trancher du savant en jetant du bout des lèvres un conseil sans explication. Mieux vaudrait souvent ne rien dire du tout. Vous allez vous en convaincre en assistant bien commodément, au coin de votre feu, à la petite scène que je vais reproduire.

C'est par une froide journée d'hiver; le ciel pleure, les murs sont humides, les rues de la campagne, — quelles rues! vous le savez tous! — sont boueuses et nauséabondes; nous sommes en plein village, et de l'une des maisonnettes est sortie une de ces grosses campagnardes qui semblent écrasées dans leurs vêtements, qui portent la tête droite, ont les yeux plus ou moins hardis et la parole idem. — De la maison voisine sort l'épicière de la localité. L'épicier est une des sommités du village : au commerce du sucre et de la chandelle, au détail de la ficelle et du tabac, il joint en général un petit commerce d'herboristerie.

Aussitôt le colloque suivant s'établit :

— Dites donc, mame Margottot ?

— Quoi qui n'y a, la mère Jeanne?

— Savez-vous ce que c'est que de l'eau blanche, vous?

— Pourquoi que ça?

— Ma fine, notre fieu, à c'matin, a reçu un grand coup de pied en pansant le bidet ; il a crié, il a pleuré : dame, les enfants, c'est douillet, et puis il m'a raconté ça ; j'ai mis là-dessus un linge imbibé d'eau salée, mais voilà que c'est devenu rouge, noir, jaune, de toutes les couleurs.

— Pauvre gars! il est si gentil, ce bon *Polyte*.

— Oui, mais, le voyant malade, je guettais le passage de l'officier de santé nouvellement établi, vous savez? — Il est arrivé avec son petit char... cab... car... sa petite charrette, quoi! Je lui ai fait un signe, il allait descendre; merci! vingt sous..., pas besoin ! Je lui ai donc fait signe de ne pas se déranger; mais, seulement, en m'accostant à son cheval, qu'a pas l'air bien fameux, ma foi, j'l'y ai raconté l'histoire de mon fieu, en lui demandant ce qu'il faudrait faire.

— Mettez là-dessus de l'eau blanche, qui m'a dit ; et puis, fouette la bourrique, le voilà parti sans autre politesse d'explications. De l'eau blanche, j'en mettrais ben ; mais quoi que c'est que son eau blanche?

XVI. — Commentaires et explications des gens qui ne savent point.

Le dialogue continua :

— Mère Jeanne, je ne saurais pas trop vous dire; mais ce qu'il y a de sûr, s'il vous a dit de l'eau blanche, il a probablement entendu de l'eau qui ne soit pas sale, qui ne soit pas noire, vous comprenez.

— Révérence parler, mame Margottot, nous n'employons pas cheu nous l'eau que l'on donne à boire à nos cochons.

— C'est bien certain, ça !

— Voyez-vous, il y a eau et eau; il y a l'eau de la rivière, qu'est claire, qu'est bleue, transparente : c'est pas de l'eau blanche, celle-là; mais aussi il y a l'eau du puits, qui est trouble, un peu blanchâtre : c'est peut-être celle-là qu'il a voulu dire?

— Moi, je croirais plutôt que l'eau blanche, c'est de l'eau qui contient quelque chose.

— Quelque chose, soit; mais quoi?

— Eh ben! quand vous lavez les baquets à vaches, les seaux à lait, l'eau devient blanche, n'est-ce pas? L'autre jour, j'ai nettoyé mes carreaux avec du blanc d'Espagne; l'eau qui m'a servi était toute blanche, toute blanche; il a peut-être voulu dire ça.

— C'est possible, mame Margottot; mais, enfin, l'eau blanche peut se faire encore avec de la craie, avec du blanc d'œuf, avec des légumes, avec n'importe quoi! Ce médecin-là peut avoir beaucoup de science, je ne vais pas à l'encontre; mais vous m'avouerez qu'il faut être... drôle pour venir dire tout simplement : *Mettez de l'eau blanche.* Autant vaudrait, quand on demande à manger, au lieu de dire : Faites-moi du lapin sauté, faites-moi du lard aux choux, *ec*-cætera, dire solennellement : Donnez-moi du fricot, la mère! Resterait à répondre : Quel fricot, monsieur?

— Écoutez, mère Jeanne, je sais que vous n'aimez pas les médecins; moi, je les estime. Nous aurons beau discuter trois heures, nous ne pourrons pas nous entendre.

Et l'épicière se retira avec une majesté des plus comiques.

Et la mère Jeanne, ne pouvant avoir de renseignements sur l'eau blanche, mit sur les contusions de son enfant des compresses imbibées du plus étrange mélange : eau, vin, sel, amidon, résidu de légumes. L'enfant guérit malgré le remède; mais si les compresses avaient été appliquées sur un vieillard, sur un tout petit enfant, sur un malheureux malade depuis longtemps, les résultats auraient-ils été aussi heureux? J'en doute.

Spécifions donc bien la nature de l'eau blanche, et donnons en détail les moyens de la préparer convenablement.

XVII. — Qu'est-ce que l'eau blanche?

L'eau blanche est une eau dans laquelle on a versé une certaine dose d'un liquide chimique que l'on appelle vulgairement *extrait de Saturne*.

J'avoue que, si j'aime la science, je ne raffole pas du langage scientifique; il est si prétentieux, si bigarré, si encombré surtout! Nous voyons souvent combien une même fleur, en botanique, possède de noms différents; c'est la même chose en chimie : ainsi l'extrait de Saturne s'appelle encore :

Acétate de plomb liquide,
Extrait de Goulard,
Eau de Goulard,
Vinaigre de plomb,
Sous-acétate de plomb, etc., etc.

Avant de parler de la préparation de ce qu'on appelle *eau blanche*, il est important d'indiquer comment se prépare l'extrait de Saturne.

Prenez :

Deux cents grammes de litharge;

Cinq cents grammes d'acétate de plomb cristallisé.

Mettez dans :

Mille grammes (un kilo) d'eau ordinaire, eau de pluie de préférence;

Laissez macérer plusieurs heures en remuant de temps en temps;

Tirez à clair;

Mettez en bouteille et bouchez. Vous aurez de l'extrait de Saturne en assez grande quantité pour subvenir à tous vos besoins pendant des années et des années.

Voici pourquoi :

L'eau blanche est un mélange d'eau simple et de *quelques gouttes* d'extrait de Saturne.

XVIII. — Préparation de l'eau blanche.

Expliquons nos quelques gouttes :

L'eau blanche est une eau qui doit être astringente, âpre à la bouche, en un mot capable de faire contracter (ratatiner) les tissus avec lesquels on la met en contact. Elle sert, comme je l'expliquais plus haut, à imbiber les compresses que l'on met sur les contusions, sur les gonflements, sur certaines douleurs.

Quand je conseille de l'eau blanche, voici ce que je dis aux personnes qui sont chargées de la préparer :

1° Vous mettrez de l'eau dans une cuvette;

2° Dans cette eau vous verserez de cinq à douze gouttes d'extrait de Saturne ;

3° La blancheur de l'eau se déclare tout de suite, mais la couleur ici n'est pas la chose importante; il faut que cette eau ait une suffisante âpreté. Pour le savoir, eh ! mon Dieu ! il faut imiter les cuisinières qui goûtent la soupe, ou plutôt les cuisiniers qui tâtent la sauce; seulement il ne faut pas goûter avec gloutonnerie. On plonge le bout du doigt dans le liquide blanchi; puis on porte le doigt à la bouche : si l'eau blanche ne paraît pas à la langue d'une certaine âpreté, on remet dans l'eau un peu d'extrait de Saturne; si le mélange, au contraire, paraît trop chargé, trop astringent, on remet de l'eau ordinaire; quand le mélange est convenablement préparé, on plonge dans la cuvette où il se trouve des carrés de linge qu'on appelle compresses ; on les y laisse bien s'imbiber, on en exprime entre les mains le trop plein de liquide, et, ainsi humectées, on les applique sur les contusions, tumeurs, etc.

L'eau blanche, pour être efficace, doit être refaite ou plutôt renouvelée au moins tous les jours, car autrement l'acide du sel s'évapore, le plomb se précipite et devient insoluble, le médicament n'a plus aucune propriété.

DE TOUT UN PEU

I. — Un rêve.

Quand un homme prend la plume pour s'adresser à cet immense aréopage qu'on appelle le public, il éprouve une émotion que je ne chercherai point à vous expliquer. La secousse est l'effet de la timidité ou de l'ambition, les craintes résultent de la peur ou de la prétention, peu importe. Toujours est-il qu'un écrivain tant soit peu réfléchi, vieux comme jeune, à ses dernières lueurs comme à ses premiers débuts, se trouve impressionné, tourmenté, étrangement préoccupé.

S'il commence, il se dit : Comment va-t-on me juger sur ces premières épreuves?

S'il finit, il se dit encore : Suis-je bien dans le chemin qui m'a conduit à la bienveillance générale? Vais-je me montrer digne de mon passé? Ne va-t-on pas craindre pour mon avenir?...

Et alors le cœur bat, le sang circule avec une rapidité fébrile, la tête bouillonne; on dort mal, ou l'on ne dort pas du tout.

Un soir, après mes travaux ordinaires, et bourrelé par les préoccupations que je viens de décrire, je me décidai à me mettre au lit. J'étais seul ; toute ma famille vivait tranquillement à la campagne, j'avais le droit de me coucher à l'heure qu'il me convenait, et je pouvais faire précéder mon sommeil de ces langoureuses réflexions qui minent tous les penseurs.

Mes yeux étaient lourds, mes paupières semblaient de plomb; je compris que l'heure du couvre-feu était arrivée, et j'éteignis l'unique lampe qui m'éclairait.

Obscurité, silence, mais point de sommeil.

Tout à coup voilà que ma chambre à coucher parut s'illuminer d'une étrange façon; je dressai la tête, et ce ne fut point sans une émotion bien compréhensible que j'aperçus devant moi un public nombreux, pressé, curieux, mais attentif et manifestement intelligent.

Le lit où j'étais sûr de m'être couché me sembla transformé en un bureau de travail. Au lieu de dormir, j'écrivais; au lieu de ronfler, je parlais; je parlais pour répondre aux diverses questions émanées de mon auditoire.

Cette étrange conversation m'est restée si bien gravée dans l'esprit, que le lendemain matin je pus l'écrire tout entière, ce qui me permettra de la rapporter fidèlement aujourd'hui.

Donc, la plume à la main, le papier blanc devant moi et l'encrier à mes côtés, je me tenais tout prêt à écrire quand une première interrogation me fit dresser la tête et suspendit tous mes travaux de rédaction.

— Monsieur ! fit la voix.

— Monsieur, répondis-je.

— Vous venez d'écrire les premiers feuillets d'un volume intitulé la *Médecine des accidents*, auriez-vous la prétention d'y être complet?

— En fait de prétention, mon cher monsieur, je puis dire que je n'en ai aucune ; j'ai un désir, un but, une ambition : je veux être utile, je désire épargner des souffrances à mon prochain, c'est-à-dire à mes semblables, à mes frères. J'ai même la conviction qu'en me faisant suffisamment comprendre, je parviendrai à sauver la vie de bien des gens.

—Très-bien, vraiment, le but est louable, et l'espérance fort honorable; mais avec le peu que vous dites, c'est une véritable folie que d'aspirer à de pareils résultats.

— Comment l'entendez-vous?

— Vous nous avez parlé des noyés; vous nous avez minutieusement instruits sur le chapitre des asphyxies sèches, vous avez traité de la syncope et des empoisonnements, et vous croyez avoir tout dit?

— Non pas, non pas! je ne suis qu'au milieu de la carrière; je vous ai montré les *Mémoires d'un asphyxié*, et le *registre* d'une charitable épicière; je vais tout à l'heure feuilleter avec vous le portefeuille d'une rebouteuse, et pour vous initier à la médication des accidents journaliers, poussière dans les yeux, insectes dans l'oreille, épines ou échardes dans le doigt, je vous raconterai toute une leçon faite dans plusieurs réunions ouvrières de Paris.

— Très-bien! très-bien! Je vous attends, et je réserve toutes mes observations pour la clôture de vos articles.

— Mais, monsieur, s'exclama une petite voix de fausset, vous ne nous avez pas même parlé des morsures, piqûres ou déchirures produites par les animaux qui nous entourent. Vous n'avez rien dit de la morsure des chiens enragés, de la piqûre des serpents et vipères, des piqûres d'abeilles ou de bourdons, des morsures d'araignées, de fourmis ou de cousins.

—Vous avez parfaitement raison, monsieur; mais mon intention est de traiter minutieusement toutes ces importantes et journalières questions; j'y joindrai même un corollaire sur une maladie que l'on prétend transmise ordinairement par des piqûres de mouches ou par le contact des peaux ou toisons provenant d'animaux malsains; je parlerai de la pustule maligne, vulgairement appelée le charbon.

— Et des brûlures, docteur? demanda une voix féminine.

— J'y consacrerai un ou deux paragraphes.

— Et les hernies? formula une voix de paysan.

— Je dirai les moyens de les réduire, c'est-à-dire de les faire rentrer; et puis les moyens de les empêcher de ressortir.

— Voilà tout un long programme, recommença la voix stridente de mon premier interlocuteur; mais cependant il ne sera pas complet si vous ne nous enseignez pas les premiers secours à donner dans les cas d'apoplexie; la conduite à tenir au moment des convulsions épileptiques, et ce que tout le monde doit faire quand il s'agit de secourir une personne en proie à ce qu'on appelle vulgairement une attaque de nerfs.

— Je suis de votre avis, monsieur, et, non-seulement pour vous satisfaire, mais pour contenter avec vous tout le bienveillant public qui daigne me suivre, m'entendre et m'écouter, je traiterai ces trois importantes questions.

— Et vous croyez que vous serez complet alors? gazouilla sur un ton moqueur la voix métallique et presque méchante de mon interrogateur.

— Il n'y a rien de complet en ce monde, répondis-je d'un ton philosophique.

Aussitôt que j'eus prononcé cette sentence, j'aperçus comme un changement de décoration, comme un mouvement fantastique. Plus d'auditeurs, plus d'enseignements possibles, du bruit, de la fumée, un simulacre de révolution, et puis le silence, la monotonie, le sommeil, mon rêve était terminé, la vision s'était évanouie.

Ce que j'ai promis mentalement à mes lecteurs, c'est-à-dire à mes amis, pendant un rêve, c'est-à-dire pendant les fantastiques réflexions de la nuit, je veux y tenir, et prétends remplir tous mes engagements, je le ferai dans un seul chapitre, parce que dans un volume de cette nature j'ai peu de place à prendre, peu d'espace à dépenser. Ce sera présenter une macédoine de conseils, un grand plat de renseignements, une véritable fricassée d'avis; peu importe, pourvu que cela soit utile et profitable.

II. — Morsures d'animaux venimeux, chiens enragés.

J'ai minutieusement traité cette question dans le volume tout spécial appelé *Petites et grandes misères*, mais on conçoit que dans un livre intitulé la *Médecine des accidents*, je ne puis passer complétement sous silence un chapitre de cette gravité; je ne veux pas me répéter; il me suffira de reproduire ce que j'écrivais sur ce sujet dans mon petit livre de la *Santé du peuple*.

Que de phrases nos écrivains ont accumulées sur les plaisirs de la campagne! Le soleil qui poudroie, l'herbe qui verdoie, les arbres qui se balancent, le chant des oiseaux, le murmure des eaux, l'insecte qui fredonne, les moutons qui bêlent, les bergers qui chantent, le paysan qui laboure, tout a été revêtu des couleurs les plus pittoresques, tout a servi de détails dans mille poétiques tableaux. Mais trop souvent il arrive que de cruels sinistres viennent assombrir tous ces détails. — Écoutez ces cris qui se font entendre. On fait rentrer tous les enfants dans les chaumières, les femmes tremblent et se sauvent, les portes se ferment avec fracas; des paysans, la sueur au front, la figure menaçante, courent avec des fusils ou des fourches; ils ont un mot terrible à la bouche : « Chien enragé! chien enragé! »

C'est spécialement dans nos climats tempérés, pendant les mois de mai et de septembre, que les chiens prennent cette affreuse maladie. Affreuse maladie, puisque celui qui la porte la communique à tous ceux qu'il mord.

Quelque temps avant que la rage soit déclarée, l'animal est triste, chagrin, hargneux; il a de l'aversion pour les aliments et les boissons; il recherche la solitude et l'obscurité. Il n'aboie plus, mais il grogne sans cesse et sans cause apparente. Cet état peut durer plusieurs jours; quelquefois il ne dure que peu d'heures. La maladie étant confirmée, l'animal, d'ordinaire, abandonne la maison de son maître; sa voix est altérée d'une manière toute particulière, sa démarche est chancelante comme s'il était à moitié endormi; il tombe souvent et fuit en baissant la tête et les oreilles, la queue entre les jambes ou la balançant comme quand il veut mordre; le poil est terne, hérissé; les yeux sont hagards, rouges et secs; la gueule est ordinairement béante, la langue pendante et couverte d'une bave blanchâtre. En cet état, le chien se jette sur toutes les personnes qu'il rencontre, et de préférence sur les animaux de son espèce, qu'il mord avec fureur; il a horreur de l'eau, et la vue de ce liquide semble augmenter tous ses maux. L'accès peut durer ainsi d'une demi-heure à une heure, après quoi l'animal, épuisé de fatigue, se retire dans un endroit obscur et isolé. A quelques heures de là, plus tôt ou plus tard, un nouvel accès se déclare, et, après trois ou quatre accès qui deviennent de plus en plus violents et rapprochés, l'animal finit par succomber.

J'ai voulu vous donner du chien enragé une description minutieuse : d'une part, pour prévenir les fausses terreurs des gens, qui voient un chien enragé dans tous les chiens qui grognent ; de l'autre, pour vous mettre à même de reconnaître le péril et pour y soustraire tous ceux que vous pouvez en avertir. Évidemment, quand un chien est enragé, il faut le tuer ; il n'y a ni récriminations ni considérations qui tiennent. Une fois l'animal tué, il faut l'enterrer très-profondément, laver avec de l'eau de chaux les murs et l'endroit où il aura été renfermé, détruire tous les ustensiles qui auront servi à lui présenter quelque chose, brûler même la paille sur laquelle il aura couché, et, cette besogne faite, on doit avoir la précaution de se laver les mains avec du vinaigre.

J'appuie sur tous ces détails, car la rage est une maladie si épouvantable, si évidemment contagieuse, que l'on ne saurait prendre contre elle trop de précautions.

Et pourtant, avant de vous en indiquer le traitement, je dois vous dire un mot des gens qui ont trop peur et des gens qui n'ont point peur assez.

L'excessive frayeur de la rage est si dangereuse, que l'on a vu des personnes devenir enragées par la seule raison qu'elles craignaient trop exagérément cette maladie. Oui ! la simple morsure d'un chien bien portant, en faisant travailler l'imagination, modifiant profondément tout le système nerveux, a plus d'une fois fait déclarer la maladie ; aussi, en pareille circonstance, le point le plus important est de retrouver le chien qui a mordu et de le faire boire devant la personne qui le croit malade.

A côté de ces craintifs, il est des gens trop rassurés ; il leur suffit d'avoir au cou un sachet vendu par un charlatan, d'avoir sur eux une médaille de saint Hubert, pour se croire invulnérables et mépriser tous les conseils des hommes de l'art.

Certes, j'ai grand respect pour la confiance en Dieu et les croyances religieuses ; mais je ne puis admettre qu'on se borne à cela, quand il s'agit de porter remède à une maladie aussi redoutable que la rage.

J'avoue que je n'ai pas foi dans les remèdes secrets. Si le remède était réellement efficace, il me semble que l'inventeur, comptant sur la reconnaissance de son pays, espérant une grosse récompense d'un gouvernement aussi libéral que le nôtre, se hâterait de faire connaître sa découverte.

Dès qu'une personne a été mordue par un chien manifestement enragé, il faut chercher bien vite à neutraliser l'action et à prévenir l'absorption du principe matériel de la rage.

Ainsi il faut faire saigner la plaie le plus longtemps

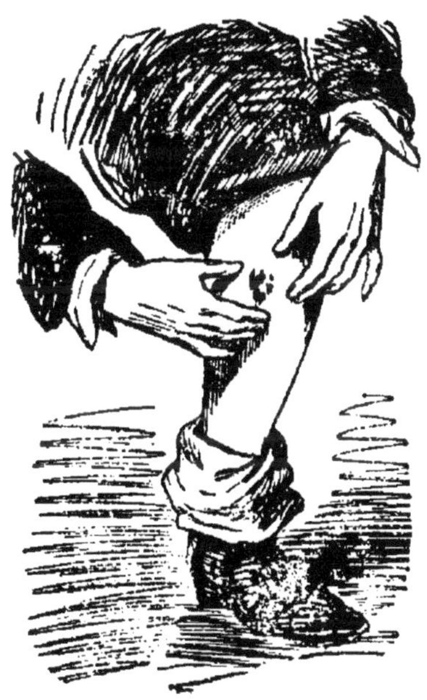

Il faut presser la plaie pour favoriser l'écoulement du sang.

possible; il faut la presser pour favoriser l'écoulement du sang. Si vous avez le courage d'agrandir la blessure avec un couteau ou un canif, faites sans crainte, et puis lavez, lavez à grande eau chaude; de l'eau de savon, de la lessive, seront meilleures encore. Si la région mordue présente une certaine surface, appliquez au-dessus une large ventouse. Vous savez comment se pratique cette opération : on jette dans un verre un morceau de papier tout allumé et on applique bien vite les bords du verre sur la peau, de manière qu'il soit bouché hermétiquement; la ventouse tire, aspire en quelque sorte, et elle pourra soutirer le poison de la plaie.

Enfin, le moyen le plus sûr et le plus efficace est une profonde cautérisation des parties mordues.

Grâce à cette cautérisation, on a pu sauver des malheureux voués à une mort certaine.

Quant aux soins généraux, il est urgent, vous le comprenez, de tranquilliser, de rassurer le moral de la personne mordue, d'écarter d'elle toute émotion fâcheuse, de la faire boire beaucoup pour amener, s'il est possible, une abondante transpiration; et puis diète, ou du moins nourriture purement végétale; car on a remarqué une chose : c'est que chez les animaux qui ne mangent que de l'herbe, la rage se modifie à un tel point, que la bave de ces animaux ne peut communiquer la maladie.

Et maintenant, en terminant, laissez-moi récriminer contre les gens qui ne surveillent pas leurs chiens et qui n'ont pas soin de les faire boire.

Permettez-moi aussi de déplorer et de flétrir ces assassins, devenus heureusement fort rares, qui proposent d'étouffer les gens enragés. J'ai dit assassins, et je maintiens mon expression; car enfin la victime d'une aussi barbare coutume est-elle coupable parce qu'elle est malade? Est-il une puissance humaine qui puisse la condamner à mort et la retrancher du nombre des vivants avant que Dieu l'appelle? Et nous, nous chrétiens, ne savons-nous pas qu'il existe un autre monde au delà du tombeau? que le bonheur dans cet autre monde peut être gagné par quelques minutes d'une parfaite contrition en celui-ci, par un moment de cette vie d'ici-bas sincèrement sanctifié? C'est donc un crime que d'enlever à un homme déjà assez éprouvé par ses douleurs un seul des moments d'existence que le Maître du monde veut bien lui accorder.

III. — Piqûres de vipères.

Un homme est-il piqué par une vipère, il sent une vive douleur à l'endroit blessé d'abord; bientôt, tout autour de ce point douloureux survient une enflure considérable; rouge au premier instant, cette enflure ne tarde pas à prendre une couleur bleuâtre et livide; elle gagne de proche en proche, et, peu de temps après se manifestent des vomissements, des syncopes, des convulsions : l'empoisonnement alors est devenu général, et il ne tarde pas à causer une terminaison funeste.

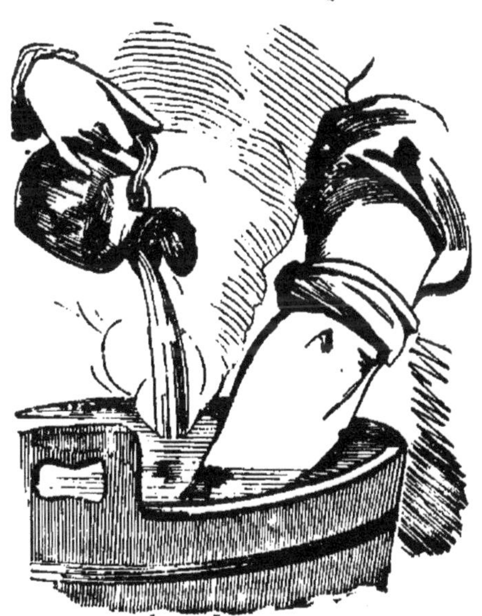

Il faut serrer au dessus de la piqûre, serrer et laver la plaie...

Que faire pour prévenir une telle catastrophe? Aussitôt

mordu, avec une bande de tissu quelconque, il faut se serrer ou du moins se faire serrer au-dessus de la morsure, — laisser saigner la plaie, en activer même l'hémorragie, soit en pressant la plaie, soit en trempant dans l'eau chaude la partie mordue; on a vu des gens se dévouer jusqu'à sucer la morsure; mais il est rare que la bouche soit exempte de toute écorchure, et puis la muqueuse qui tapisse la bouche absorbe si facilement le venin, que cette succion héroïque est excessivement dangereuse.

Si la partie mordue est déjà gonflée et surtout livide, il n'y a point à balancer, il faut cautériser, cautériser avec un fer rougi à blanc, c'est-à-dire aussi chauffé que pos-

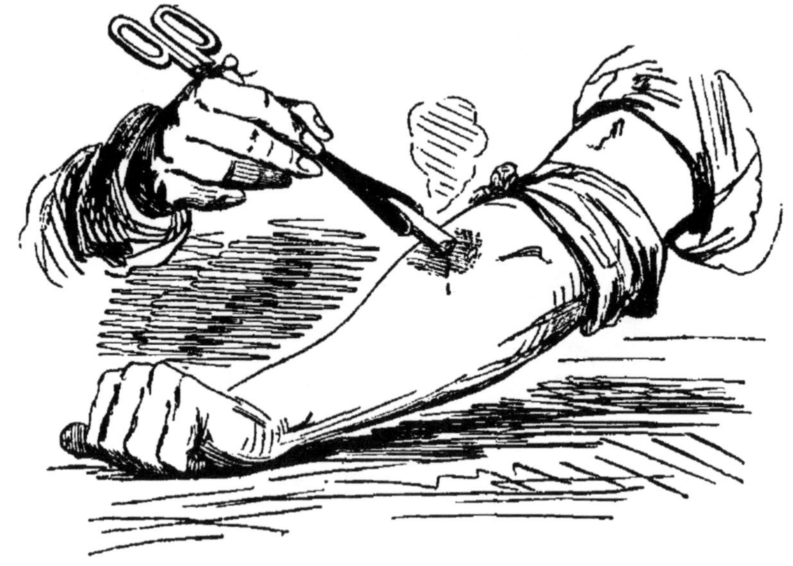

Brûlez, agissez, le temps presse.

sible. Plus le fer est chaud, moins la cautérisation est douloureuse. Certes, un médecin procédera à cette opération avec beaucoup plus de fermeté et d'assurance que les gens qui ne connaissent rien en anatomie; mais pour vous donner du courage et de la hardiesse, mettez-vous bien dans la tête que les nerfs et les vaisseaux qu'il sera dangereux de toucher, sont en général situés très-profondément. Réfléchissez bien que le malheureux piqué par une vipère est voué à une mort inévitable, si vous ne tuez pas son mal sur place en le détruisant par le feu. Vous tremblerez, vous brûlerez plus mal que ne l'aurait fait un homme de l'art, c'est possible; mais brûlez, agissez, le temps presse; peut-être dans une heure, deux heures, il sera trop tard.

Une fois la cautérisation terminée, on applique, sur la plaie et sur toutes les parties voisines, une compresse imbibée d'un mélange dont la préparation est des plus simples.

On prend deux cuillerées à bouche d'huile d'olive, on y mêle une cuillerée d'alcali volatil; on bat le tout ensemble et on y plonge la compresse. Plus tard, quand les accidents s'éloigneront, on ne mêlera que quelques gouttes d'alcali dans l'huile; et puis bon lit, bouteilles d'eau chaude aux pieds, infusion de camomille ou de fleurs d'oranger, diète sévère et tranquillité parfaite.

IV. — Piqûres d'abeilles, guêpes, bourdons, etc.

Ces méchantes mouches se rendent journellement coupables de piqûres, fort désagréables pour ceux qui en sont les victimes, fort douloureuses souvent par les gros boutons qu'elles occasionnent, mais qui ne deviennent dangereuses que lorsqu'elles sont très-multipliées et qu'elles ont lieu sur des régions extrasensibles, telles que celle du visage ou celle du cou.

On raconte que des imprudents, buvant dans un verre ou se trouvait une guêpe, et avalant sottement ce méchant petit animal, ont été piqués à l'intérieur du gosier par l'insecte en colère, et ont éprouvé de telles douleurs, de si terribles gonflements, qu'ils ont failli en mourir de suffocation. Heureusement ce cas est fort rare; pour le combattre avec adresse, il ne faudrait rien moins que l'expérience et les manœuvres d'un habile chirurgien. Le plus souvent, les piqûres d'abeilles, guêpes ou frelons, sont des accidents légers que l'on guérit par des moyens fort simples. Expliquons d'abord qu'entre les piqûres d'abeilles et celles des guêpes il existe une notable différence, attendu que, presque toujours, l'abeille laisse son dard dans la plaie, tandis que la guêpe et le bourdon le gardent pour s'en servir encore. C'est par cette raison que la piqûre d'abeille est la plus douloureuse; mais aussi les attaques d'une seule guêpe peuvent être multiples, et c'est une considération qui rend difficile le choix à faire entre les atteintes de ces deux sortes d'insectes. Aussitôt qu'on a été piqué par une abeille, il faut toucher deux ou trois fois la région piquée avec un pinceau de charpie ou de linge trempé dans l'ammoniaque, autrement nommé alcali volatil. — Ce liquide pénètre dans la piqûre, fuse le long de l'aiguillon, et détruit instantanément l'action du venin perturbateur.

Quand on n'a pas de l'alcali volatil à sa disposition, on peut le remplacer par de l'eau de savon, ou de l'eau de lessive, ou de l'eau de chaux, ou de l'eau salée, ou de l'essence de térébenthine. Au lieu d'étendre l'une de ces liqueurs avec un pinceau sur l'endroit piqué, on peut, avec la tête d'une épingle, en déposer une petite goutte sur la portion de l'aiguillon que l'on voit au dehors de la piqûre, et le long duquel le liquide pénètre jusqu'au fond de la piqûre aussi facilement que par l'autre procédé. Il ne faut point commencer par arracher l'aiguillon, parce que, cela étant fait, la piqûre se resserre, se ferme, et qu'alors l'alcali qui doit neutraliser le venin ne peut plus s'y introduire.

Il faut ensuite retirer l'aiguillon en le pinçant avec les

ongles si l'on peut le saisir, ou mieux avec ces petites pinces dont certaines personnes se servent pour faire des fleurs, ou avec tout autre instrument de ce genre qui tombe sous la main, tel que des pinces à tordre le fil de laiton, de petites tenailles, des ciseaux mal aiguisés, etc. Quand on a saisi l'aiguillon de quelqu'une de ces manières, il ne faut point l'arracher brusquement, mais, pour ne point le rompre, il faut le tirer doucement et tout droit.

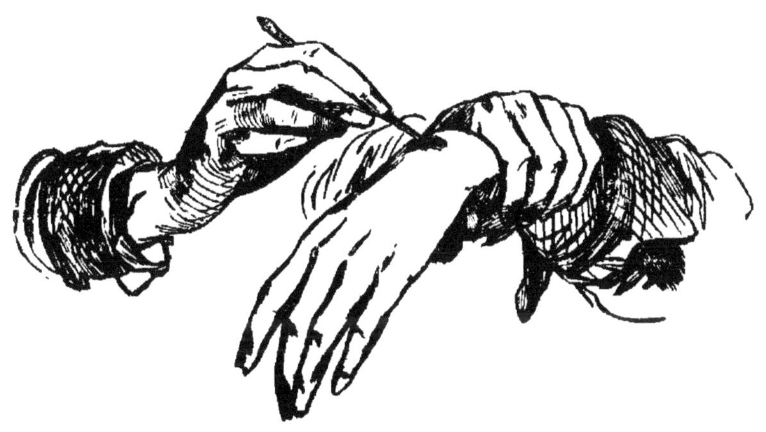

Il faut tirer doucement et tout droit.

Lorsque l'aiguillon est sorti, on place sur la piqûre un linge trempé dans de l'eau salée froide, et l'on se garde bien de frotter, de gratter la partie piquée, quelque envie que l'on éprouve; car en y touchant on augmenterait le gonflement.

Quand au lieu d'une seule piqûre il en existe plusieurs, on fait pour chacune d'elles ce que nous venons de dire.

Les guêpes, les frelons, ne laissent point leur aiguillon dans la piqûre; c'est pour cela, comme nous le disions, que la même guêpe, le même frelon, peuvent faire plusieurs piqûres sur la même personne, tandis que l'abeille ne peut en faire qu'une. Cependant on doit employer les mêmes moyens, quoiqu'ils soient moins efficaces. Ainsi, pendant les premières heures qui suivent l'accident, on applique sur l'endroit piqué des compresses mouillées avec un mélange de parties égales d'alcali volatil et d'eau froide, ou avec de l'eau salée, et on a soin d'arroser les compresses de cinq en cinq minutes pour les entretenir constamment mouillées et fraîches. Au bout de quelques heures, si la piqûre ou les piqûres ont produit une inflammation très-vive, au lieu de continuer les mêmes moyens, on les remplace par des cataplasmes de mie de pain et de lait, ou de laitue cuite, ou de lait caillé, qui, par sa fraîcheur, diminue toujours la douleur et la chaleur des parties enflammées.

Voici maintenant d'autres moyens qu'il est bon de connaître pour les cas dans lesquels, l'accident ayant lieu à la campagne loin d'une habitation, on ne pourra pas recourir à ceux que nous avons indiqués les premiers et qui sont reconnus pour être les meilleurs. Ils consistent à frotter les piqûres avec le suc de la première plante aromatique qu'on a sous la main, comme le thym, le serpolet, la menthe, la marjolaine, le baume, la lavande, le romarin, etc. Si ces plantes sont trop sèches, on les humecte avec un peu de salive et on frotte de même les piqûres.

V. — Piqûres d'araignées.

On a débité bien des contes sur la morsure de ces insectes; nos araignées n'ont rien de dangereux, ni par leur piqûre, ni même *en les mangeant*. J'appuie là-dessus, parce que j'ai été consulté un jour par une domestique tout épouvantée et presque folle de ce qu'elle croyait avoir mangé une araignée; elle s'imaginait la sentir se promener dans son estomac et dans sa gorge! Je lui administrai un vomitif bien plus comme remède moral que comme médicament nécessaire. Effectivement, l'araignée n'est pas un poison. Ne voit-on pas nombre d'oiseaux qui en sont très-friands, et ces oiseaux en éprouvent-ils le moindre mal? En France, les piqûres d'araignées, même les plus grosses, ne sont presque pas sensibles; il se forme autour de la piqûre une enflure livide, mais qui disparaît promptement.

VI. — Piqûres de fourmis.

La fourmi, quand elle est grosse, non-seulement pince très-fort avec sa bouche armée de mâchoires, mais encore elle pique par un aiguillon que portent les femelles.

L'huile d'olive, un peu d'alcali dans l'huile, suffiront toujours pour adoucir et calmer le gonflement et la douleur causés par ces piqûres. — Une fois adoucie, l'enflure guérira rapidement.

VII. — Piqûres de cousins.

Chacun sait par expérience ce que nous valent les familiarités des cousins : des démangeaisons, de gros boutons, une sorte de petit érésipèle, sont les effets d'un venin particulier que l'insecte insinue avec son aiguillon. Il est surprenant qu'un insecte qui a pris naissance à la surface de l'eau soit si avide de sang, et surtout de sang humain. Il aime les peaux fines, et les étrangers à la campagne semblent obtenir de lui des préférences fort désagréables!

L'inflammation locale et la douleur augmentent toujours en raison de ce qu'on se gratte plus fort; il vaut mieux sur-le-champ chercher à tempérer le feu qu'a causé l'insecte en appliquant de la salive, de l'eau fraîche ou salée, ou de l'eau avec du vinaigre.

On s'est aperçu que la fumée de tabac éloignait les cousins, et on prétend que la camomille produit le même effet

VIII. — La pustule maligne.

La pustule maligne reconnaît toujours pour cause un principe délétère provenant des animaux attaqués de fièvres malignes, d'éruptions pustuleuses et de maladies charbonneuses.

Ces causes sont par conséquent toujours externes, et c'est là le caractère de la différence qui existe entre la pustule maligne et le charbon. La dépouille des bestiaux morts dans les conditions signalées plus haut, longtemps même après avoir été enlevée, conserve encore la faculté de communiquer cette funeste maladie. Les bergers, les bouchers, les tanneurs, les vétérinaires, y sont principalement exposés. Les lieux où on l'observe le plus fréquemment sont ceux où l'on élève le plus de bétail, et, par conséquent, la Lorraine, l'Alsace, la Franche-Comté, la Bourgogne, le Lyonnais; elle devient plus rare à mesure que l'on s'approche des contrées septentrionales.

IX. — Sa marche.

Tous les auteurs qui ont traité de la pustule maligne, MM. Esnaux et Chaussier entre autres, dans l'excellente description qu'ils en ont donnée, divisent la marche de cette maladie en quatre périodes, division qui, sans doute, n'est pas toujours bien rigoureusement tracée par la nature, mais qui est d'un grand secours pour bien distinguer les symptômes et les progrès du mal.

Première période. — Le malade ne ressent d'abord qu'une démangeaison légère, un picotement assez fort, mais qui disparaît bientôt. Il s'élève sur la peau une très-petite vésicule remplie d'un liquide transparent et qui s'étend insensiblement. Excité par la démangeaison, le malade se gratte et déchire la vésicule, qui laisse échapper une sérosité roussâtre, dont l'issue calme momentanément le prurit.

Deuxième période. — Ordinairement, vingt-quatre heures après, on aperçoit un petit tubercule dur et résistant qui se forme sans douleur; la couleur de la peau reste à peu près la même, si ce n'est au centre de la vésicule, où elle est un peu livide et citronnée. Le malade éprouve une forte démangeaison ou une chaleur âcre, brûlante, une insupportable cuisson. Le tissu de la peau s'engorge, sa surface est tendue et luisante; il se forme un cercle saillant dont la couleur varie, et qui est dû au boursouflement d'une des parties constituantes de la peau. Ce cercle ou auréole est parsemé de petites vésicules pleines d'une sérosité âcre et roussâtre. Le tubercule du centre change de couleur, il devient bientôt brunâtre, dur, insensible.

Troisième période. — Le point gangréneux s'est agrandi; le mal a pénétré plus profondément dans le tissu cellulaire; le cercle s'est élargi et forme maintenant un bourrelet saillant. L'engorgement s'étend plus ou moins loin. Le malade éprouve un sentiment de pesanteur, et quelquefois d'étranglement; la gangrène pénètre de plus en plus de dehors en dedans. La durée de cette période varie, suivant que le sujet est plus ou moins bien constitué et que le traitement a été plus tôt administré; elle est ordinairement de quatre à cinq jours. Si la terminaison doit être heureuse, la couleur de la peau change, elle prend une teinte plus animée et qui se rapproche de la véritable inflammation. Le cercle inflammatoire se forme, circonscrit le foyer gangréneux, et la suppuration s'établit.

Quatrième période. — Le mal abandonné à lui-même a retenti dans tout l'organisme. Le malade a des maux de cœur, des défaillances, des nausées fréquentes : tantôt le pouls est petit, fréquent, concentré ; d'autres fois il est fréquent, mais développé, large, plein. La peau est sèche, la langue aride, brunâtre, contractée. A l'intérieur règne un feu dévorant, une soif inextinguible ; d'autres fois le malade ne désire aucune boisson. Presque toujours il éprouve des anxiétés ; sa respiration est courte, enfin surviennent les sueurs colliquatives, le délire et la mort.

X. — Traitement.

On peut admettre deux espèces de traitement : l'un, préservatif, aurait pour but de prévenir et d'empêcher l'infection contagieuse ; l'autre, curatif, consisterait à arrêter la maladie et à combattre les désordres qu'elle a suscités.

1° *Traitement préservatif.* — Il faut d'abord disposer les choses de telle manière que les bestiaux, s'il est possible, ne puissent devenir malades, et pour cela il suffit de les entretenir dans un état presque continuel de propreté, assainir leurs habitations, veiller à ce que leur nourriture soit toujours salubre et suffisamment réparatrice.

Il faut rejeter les fourrages qui, récoltés humides, ont éprouvé, par suite d'une dessiccation mal surveillée, un mouvement de fermentation ; ceux qui, venus dans de mauvais terrains, ne sont point du tout ou ne sont que médiocrement aromatiques ; ceux enfin dont la texture, dense et ligneuse, présente beaucoup de matière fibreuse, d'une mastication et d'une digestion difficiles, et qui, ainsi, contiennent peu de principes nutritifs.

A l'entrée de l'arrière-saison, il faut faire blanchir les murs à la chaux, laver au chlorure de calcium les auges, les crèches, les râteliers; établir un nombre suffisant d'ouvertures destinées au renouvellement de l'air, chaque fois que la température extérieure le permettra, sans qu'il y ait crainte de produire une répercussion ou une suspension brusque de la perspiration cutanée que détermine la température intérieure. Il faudrait aussi couvrir le plancher d'un pavage serré, à plusieurs rigoles, qui communiqueraient à l'extérieur, seul moyen d'empêcher que les fluides excrémentitiels séjournent dans les étables et imprègnent le sol de matières chargées d'exhalaisons miasmatiques. Il faut encore, chaque fois que le temps le permet, faire sortir les bêtes, enlever toutes les immondices et les fumiers, laver le sol à grande eau, puis l'arroser largement de chlorure. Pendant ce temps de nettoyage, on approprie les animaux en les lavant avec une eau chargée de chlorure au vingtième (une partie de chlorure pour dix-neuf parties d'eau). Les exploitateurs des laines, des poils de chèvre ou des cuirs, doivent avoir soin de s'humecter souvent les mains de chlorure au même degré pendant le dépouillement qu'ils sont appelés à faire. Puis, enfin, il faudrait plonger dans un bain de chlorure les dépouilles enlevées.

2° *Traitement curatif.* — Le traitement curatif externe consiste à concentrer le poison dans la vésicule, à exciter l'action vitale dans les parties circonvoisines, à y déterminer une inflammation vraie qui borne la gangrène et détruise la portion qui en est atteinte : c'est ce qu'on obtient par l'usage combiné des incisions et des caustiques.

On incise la tumeur, on y fait couler un peu de beurre d'antimoine, ou bien on y introduit un petit morceau de pierre à cautère, ou bien on la cautérise avec *le fer rougi à blanc*. Ce dernier moyen, je le préfère aux deux autres, comme le plus simple, plus expéditif, plus maniable. On ne peut pas toujours calculer la portée d'un caustique ni en mesurer la somme nécessaire, et souvent il agit plus profondément, dans une plus grande étendue qu'on ne le voudrait, ce qui parfois amène des désordres locaux et généraux fort graves. L'instrument dont je me suis servi dans ces cas est une tige de fer montée sur un manche de bois, et terminée par une extrémité pointue, olivaire et recourbée. C'est cette extrémité qu'on fait rougir et qu'on applique au centre de la pustule.

Après la cautérisation, on favorise le travail de l'inflammation par des applications de linges ou laines trempés dans une forte infusion de sauge. A l'intérieur, on donne des infusions chaudes de substances aromatiques amères. La sauge peut également servir à préparer ces tisanes.

Lorsque l'inflammation est bien franchement établie, on met le malade à l'usage des boissons acidulées et du lait; on remplace les topiques stimulants par des cataplasmes émollients, et l'on favorise le détachement du point gangrené. Celui-ci tombé, la suppuration établie, on panse mollement avec des plumasseaux de charpie enduits de cérat, en ayant soin de faire de temps en temps des applications de charpie trempée dans du chlorure au dixième (une partie de chlorure pour neuf parties d'eau).

Le traitement interne doit consister alors en limonade vineuse, et le régime doit être plus substantiel. Plus on agit promptement et plus on peut compter sur un succès rapide, sur une terminaison heureuse.

Si, faute de soins, la maladie est parvenue à sa troisième période, comme alors elle est tout inflammatoire, toute compliquée de mouvements fébriles plus ou moins intenses, il faut recourir absolument à l'intervention d'un médecin, qui, seul, pourra décider de ce qui devra être fait.

XI. — Des brûlures. — Brûlures générales.

C'est une chose bien maussade que le froid et la pluie. L'autre jour, j'ai parcouru Paris pendant une pluie battante ; je suis rentré les pieds froids, le dos voûté, le cœur serré et rabougri. J'avais bien avec moi cet instrument disgracieux que l'on a menteusement appelé parapluie ; parapluie ! c'est à peine si cela garantit le chapeau, le visage, et avec ce préservatif incommode on est obligé à des tours de force, à une vraie bataille sur les trottoirs, dont on sort humecté bien plus qu'on ne le serait sans riflard.

— Pardon, monsieur !

— Prenez garde, mon enfant !

Et on élève son parapluie outre mesure, ou bien on l'abaisse forcément ; il faut le pencher à gauche, le pencher à droite, de façon que toutes ses gouttières font irruption sur vos épaules ou s'infiltrent traîtreusement dans votre cou, et jusque sous votre gilet.

En rentrant, je me mis bien vite au coin du feu, j'avais les pieds presque dans les cendres et les deux mains tendues vers le foyer.

Que n'a-t-on pas dit déjà sur les douceurs tranquillement goûtées au coin d'un bon feu ! Le vent mugit, la tempête bat les fenêtres, les gouttières font un tapage de tous les diables ; mais, semblable au poëte qui, paisiblement assis sur la plage, considère avec ivresse les bourrasques de l'Océan en courroux, on se sent d'autant plus heureux qu'il y a tout près de soi la tristesse; c'est l'ombre à côté des clairs, c'est l'effet indéfinissable des contrastes;

plus le dehors est déplorable, plus l'intérieur paraît doux.

— Oh! la belle et bonne chose que le feu! me disais-je. Les charbons incandescents me faisaient l'effet de magnifiques topazes; la petite flamme bleue de la braise me rappelait ces feux follets que les uns regardent comme des esprits, que les autres considèrent comme des signes de bonheur.

Mais aussi, — je le dis sans forfanterie, la raison en était toute naturelle, — je pensai aux pauvres qui n'ont pas de feu, aux malheureux qui ne se chauffent jamais, et je fis des vœux ardents pour voir diminuer toutes ces misères! Je suivais toutes mes idées une à une tranquillement, avec la radieuse satisfaction d'un père de famille en promenade qui voit tous ses enfants trotter devant lui. Tout à coup ma porte s'ouvrit avec fracas, un domestique effaré venait m'appeler en toute hâte. On était venu me chercher avec une voiture. Quelques minutes après, j'étais près d'une moribonde qui avait à peine encore la force de parler.

— Je questionnai l'entourage, et voici la sinistre histoire qui me fut racontée :

Madame de ***, au sortir de table, éprouvant le frisson qui est le signe caractéristique du travail de la digestion, s'était hâtée de se rendre dans sa chambre, où la domestique lui avait préparé un bon feu. Là, debout devant la cheminée, tendant un de ses pieds vers la flamme, madame de *** s'était mise à contempler maternellement une pendule de famille, sur laquelle était incrustés plusieurs médaillons contenant les cheveux de ses enfants; mais bientôt une chaleur étrange la rappelle à la vie présente: elle se recule, baisse les yeux et pousse un cri : sa robe s'était enflammée. La pauvre dame, au lieu de s'accroupir et d'éteindre les flammes, court par sa chambre éperdue, elle se brûle, elle appelle, elle sonne; la femme de chambre arrive, et en ouvrant la porte elle active le courant d'air, et par conséquent l'incendie; la malheureuse fille perd la tête à son tour, elle ouvre une fenêtre pour appeler du secours, et puis, voyant sa maîtresse tout en flammes, elle se sauve, pleure et crie comme une folle, et va s'accroupir niaisement dans un grenier !...

Martyre de tant d'imprudence, c'est en vain que madame de *** se roule sur le tapis de sa chambre, rampe dans le corridor ouvert et se débat au milieu des plus atroces tortures... Quand les secours arrivèrent, l'infortunée n'était plus qu'une plaie; et quand j'arrivai moi-même c'était pour constater un désastre, un malheur irréparable, la vie tenait à peine à un fil. J'envoyai bien vite chercher un prêtre, et trois heures après, sous l'épouvantable réaction de l'organisme si terriblement attaqué, la malade rendait le dernier soupir.

Vous comprenez que si je vous raconte cette histoire, ce n'est pas pour éveiller dans vos cœurs une sensiblerie inutile. Mais je vous représentais le feu comme une jouissance, et j'ai voulu aussi vous en montrer le péril. Aussi, me paraît-il indispensable de vous indiquer la conduite à tenir, si jamais vous aviez un rôle à jouer dans un drame semblable à celui que je viens d'esquisser.

Certes, il n'y a pas chez tout le monde des falbalas, des cheminées trop flambantes, des domestiques ahuris; mais toutes les femmes ont des jupes, les enfants ont des blouses, les filles ont des bonnets! Quand le feu prend à toutes ces choses, *pour l'éteindre il faut l'étouffer;* n'ouvrez ni portes ni fenêtres ; prenez une couverture, un drap, un grand rideau; enveloppez, enfermez là-dedans la pauvre personne qui se brûle ; la flamme s'éteint dès qu'elle n'a plus d'air pour l'alimenter, car il n'y a de flamme et de combustion possible qu'avec le concours de l'air atmosphérique.

Lorsque je rentrai chez moi, le feu brillait dans la cheminée d'un éclat vraiment splendide; ma bonne mère, songeant à la rigueur de la saison, avait fait entretenir

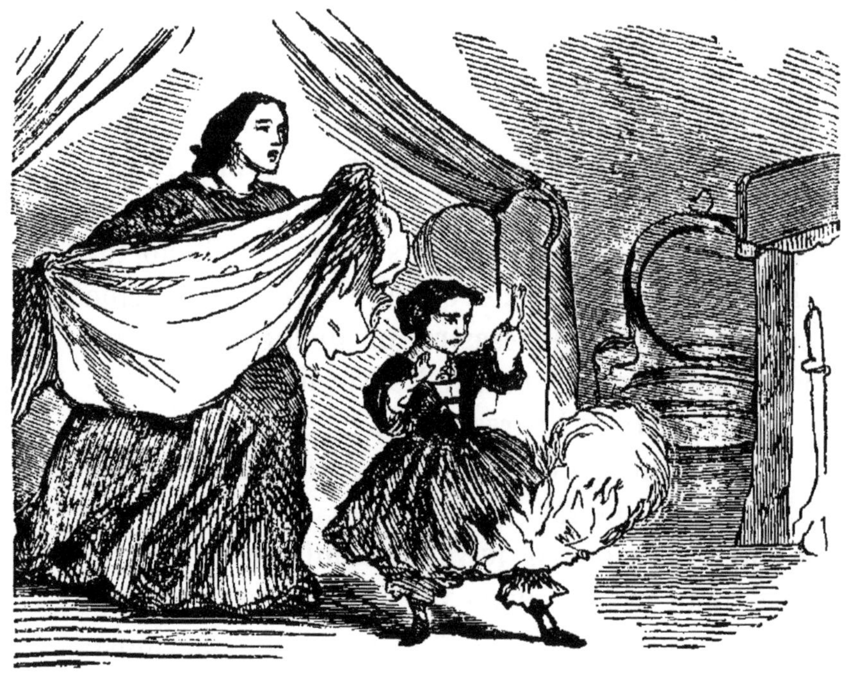

Pour éteindre ce feu, il faut l'envelopper, l'étouffer.

mon foyer avec un soin tout maternel. La vue de ce feu me fit une impression pénible, et, me jetant dans un fauteuil, je laissai mes réflexions, bien tristes, comme vous le comprenez, voguer un peu à l'aventure.

Je me mis à réfléchir aux brûlures et aux premiers soins à y apporter.

XII. — Brûlures partielles, causes différentes.

Heureusement il n'arrive point tous les jours des accidents aussi graves que celui dont je donnais l'histoire dans l'article qui précède; mais les brûlures locales, partielles, plus ou moins graves, surviennent à chaque instant.

En effet, il faut un feu presque constant dans les cuisines, il faut des lumières pour les ténèbres, des flambeaux pour les veillées.

Le feu se trouve alimenté par la combustion du bois ou du charbon; sur ce feu, on fait bouillir de l'eau et toute la série des aliments qui ont besoin de cuisson. Or le bois embrasé peut brûler ceux qui le touchent. Un charbon incandescent peut cautériser les régions vivantes avec lesquelles il se trouve en contact, mais surtout les liquides bouillants peuvent se répandre. Le beurre, les sauces bouillonnent, petillent et jaillissent avec leur bouillante température.

Je crois donc nécessaire d'établir une différence dans la grande classe des brûlures partielles, entre les brûlures causées par un solide enflammé et les brûlures occasionnées par un liquide à très-haute température.

J'ajoute qu'il est une troisième sorte de brûlure qui réclame, elle aussi, de prompts secours et des remèdes efficaces. Ce sont les désorganisations causées par les produits chimiques, les acides, les alcalis, la pierre infernale, etc., etc. Les remèdes à appliquer à ces genres de brûlures sont à peu près les mêmes que les médicaments employés contre les effets des caustiques naturels de ce que j'appellerais volontiers des brûlots, proprement dits.

Un mot avant de spécifier les remèdes à opposer aux différentes espèces de brûlures; car il ne s'agit pas simplement de médicamenter, il faut manœuvrer, il faut opérer, il faut savoir habilement agir.

Voilà toute une chaudière d'eau bouillante qui est tombée sur les jambes d'un malheureux ouvrier; voilà tout un baquet de lessive exagérément chaude qui a jailli sur les bras, sur le cou, sur le corps tout entier d'une pauvre blanchisseuse; enfin, voilà un petit enfant qui, tout en rôdant près du feu, a fait renverser sur ses bas et sur ses chaussures une cafetière pleine d'eau bouillante.

Évidemment, il y a là nécessité de manœuvres promptes et intelligentes. Il faut ôter les vêtements tout imprégnés des liquides brûlants, il faut les ôter promptement, mais avec assez de souplesse et de dextérité pour ne point enlever avec eux une portion de la peau qui recouvre les parties atteintes. Car la brûlure par les liquides bouillants est si rapidement suivie d'effets désastreux, que, peu d'instants après son action première, on aperçoit dans toutes les parties qu'elle a attaqué l'épiderme, c'est-à-dire le feuillet le plus extérieur de la peau, se soulever, se remplir en quelque sorte de sérosité, et former de tous les côtés ce que l'on appelle vulgairement des cloches.

Eh bien, ces cloches doivent être ouvertes, nous allons l'expliquer tout à l'heure; mais il faut prendre garde de déchirer l'épiderme qui les forme, sous peine d'entrer dans la série des douleurs les plus poignantes et les plus pénibles.

Quand un individu, petit ou grand, se trouve brûlé par la projection d'un liquide bouillant sur les vêtements qui le recouvre, on doit ôter les vêtements mouillés, en les déchirant, en les coupant. Bas, souliers, robe, ou pantalon, il faut tout sacrifier au danger qui menace, à l'ennemi qui assiége; autrement, chacun de ces vêtements, imprégné du liquide cautérisateur, devient une cause de tortures, et rappelle la robe de Déjanire qu'il était si difficile d'arracher.

XIII. — Premiers secours dans toute espèce de brûlures.

Il faut tout de suite plonger la partie brûlée dans de

l'eau froide; si l'on a de l'extrait de Saturne, on en met dans l'eau dans la proportion de deux cuillerées à bouche par pinte d'eau; ou bien on y met un peu de vinaigre, ou un peu d'eau-de-vie. Il faut changer d'eau à mesure qu'elle se réchauffe, et si l'on peut se procurer de la glace, on en met dans l'eau pour la rendre aussi froide que possible. Il faut laisser aussi la partie brûlée dans ce bain froid pendant plusieurs heures, et jusqu'à ce que le médecin soit arrivé. Si la partie brûlée ne peut pas être placée dans un bain, comme cela arrive pour les brûlures de la tête, du tronc et des cuisses, quand on n'a pas une baignoire ou quelque grand vase à la place d'une baignoire, il faut arroser la partie brûlée avec de l'eau froide qu'on exprime d'une éponge, et on continue ce moyen aussi longtemps que dans le premier cas. L'action prolongée de l'eau froide sur la brûlure a une grande efficacité, et l'on doit y recourir quand même la brûlure est produite depuis un quart d'heure ou même davantage, et quand même il s'est formé des cloches sur la partie brûlée.

Dans les cas où la brûlure est légère, où il y a simplement rougeur de la peau, après qu'on a continué le bain froid pendant plusieurs heures, on peut appliquer sur la partie des compresses trempées dans l'eau blanche, ou dans l'eau légèrement vinaigrée. On pourrait aussi humecter plusieurs fois par jour la partie brûlée avec de l'huile d'olive, ou bien y tenir appliqué un cataplasme fait avec la pulpe de pomme de terre crue.

Quand il y a des cloches formées à la surface de la peau, après le bain froid on fait une piqûre aux cloches avec des ciseaux, pour faire écouler l'humeur qu'elles renferment, et on applique par-dessus un linge bien fin et bien graissé de cérat opiacé. Si l'on n'a pas de cérat opiacé, on met du cérat simple, ou du beurre frais sans sel, ou de l'huile d'olive, ou de la graisse blanche qui ne soit pas rance; et on arrose la partie avec de l'eau froide plusieurs fois par jour.

Si la brûlure a été plus forte, si elle a même été portée jusqu'à la désorganisation de la peau, on peut encore, dans ces cas-là, *couvrir d'une épaisse couche de coton cardé toute la partie brûlée*, après avoir vidé par une simple piqûre les ampoules qui auraient pu se former. Si l'accident a compromis la main ou le pied, on mettra une petite couche de coton cardé dans les intervalles des doigts ou des orteils.

Un liniment calcaire, fort recommandé dans les brûlures, se prépare de la manière suivante : Mettez dans un vase trente grammes de chlorure de chaux, avec quatre-vingt-dix grammes d'eau; agitez, laissez reposer, décantez. La liqueur obtenue, mélangée avec poids égal d'huile blanche, constitue cette préparation. On l'étend sur un linge fin, ou mieux sur un taffetas gommé. On l'applique ainsi sur le siége du mal, après avoir ouvert et dénudé les petites tumeurs vésiculeuses.

Chaque pansement doit déterminer, pendant dix minutes, un peu de cuisson.

XIV. — Apoplexie, premiers secours à donner.

J'ai déjà pris soin, au chapitre de la *Syncope*, d'indiquer la différence d'un évanouissement avec la perte de connaissance souvent déterminée par la maladie redoutable qu'on appelle apoplexie; mais il est nécessaire, ce me semble, de dire aux personnes étrangères à la médecine ce qu'elles doivent faire quand elles se trouvent face à face avec cet épouvantable accident.

Les attaques d'apoplexie, comme le fait judicieusement remarquer un auteur, ne sont pas toutes aussi fortes les unes que les autres; ainsi quelquefois on n'a qu'un étourdissement et une paralysie dans quelque partie du corps, d'autres fois le malade perd tout à coup connaissance, il tombe, et, après être resté pendant quelques minutes comme s'il était endormi, il reprend peu à peu sa connaissance; mais les personnes qui l'entourent, et le malade lui-même, s'aperçoivent qu'il a un bras tout seul, ou bien un bras et une jambe paralysés; enfin quelquefois l'attaque est très-violente, le malade tombe tout à coup comme s'il était frappé d'un coup de tonnerre, ou comme s'il avait été assommé, il ne conserve plus aucune connaissance; si on lui soulève un membre, il retombe comme une barre de fer; le malade a de la peine à respirer, et sa respiration fait du bruit à peu près comme s'il ronflait en dormant; on a beau lui pincer la peau, la lui piquer, il ne sent absolument rien, et il semblerait qu'il est mort, si l'on ne reconnaissait que la respiration se fait encore, et que le cœur et le pouls continuent à battre.

Quelquefois, avant l'attaque, le malade se plaint du mal de tête, de chaleur au visage; on voit que le sang lui monte à la figure. Mais quelquefois aussi il ne se passe rien avant l'attaque qui puisse la faire prévoir.

Dans tous ces cas-là il faudra tout de suite envoyer chercher le médecin, et, en attendant qu'il arrive :

On placera le malade dans un lit, *en lui tenant la tête et les épaules élevées sur des oreillers* ;

On lui fera sur la peau des jambes et des cuisses, et sur celle des bras, des frictions avec une brosse pour attirer le sang ;

On lui appliquera la moutarde sur les mollets, ou sur les cous-de-pied, ou en dedans des cuisses; on lui donnera un lavement fait avec un litre d'eau tiède dans laquelle on aura fait fondre une bonne poignée de sel. Si l'on a à sa disposition un flacon d'alcali volatil, on emploiera le moyen suivant : on coupera des morceaux de linge de la même grandeur et de la même forme qu'un écu de cinq francs, on les mouillera avec l'alcali volatil tout pur, et on les appliquera sur la peau du malade. On en mettra un

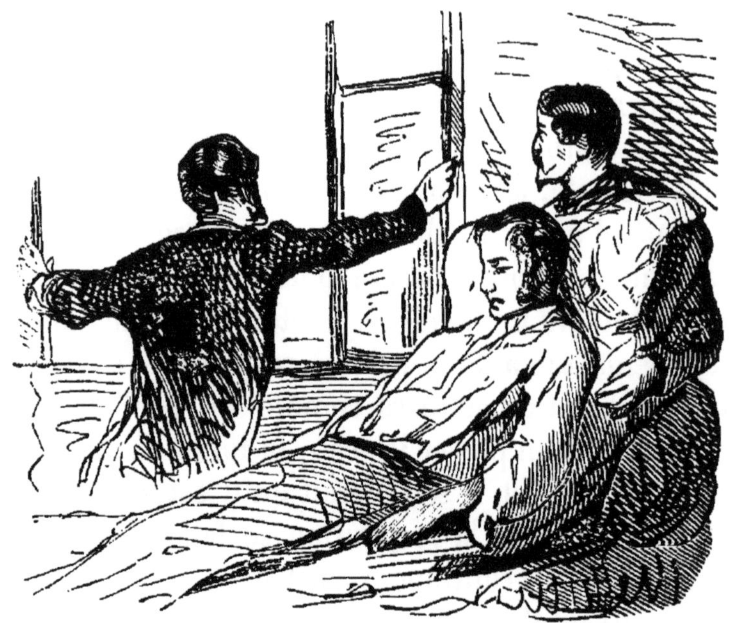

En lui tenant la tête élevée.

sur chaque jambe, un sur chaque cuisse, et, quand la peau sera devenue rouge dans cet endroit, on les changera de place. Ce moyen devra être employé surtout quand l'attaque sera très-forte.

XV. — Attaques d'épilepsie.

Nous traiterons fort au long de cette affection dans le volume intitulé *Trois Maladies réputées incurables*. Nous n'en dirons donc ici que quelques mots.

Le malade perd connaissance, tombe dans les convulsions, a la peau tout à fait insensible, respire avec peine, a *de l'écume à la bouche*, le *sang porté à la tête*, etc. En faisant attention à cette forme des accidents, on évitera de confondre un accès d'épilepsie avec une attaque d'apoplexie, ou avec les convulsions auxquelles les femmes nerveuses ainsi que les enfants sont très-sujets.

Si les attaques sont annoncées par des signes précurseurs, le malade peut essayer de les prévenir en respirant une odeur forte, en mettant, par exemple, sous son nez, non pas un flacon débouché d'alcali volatil, mais seulement le bouchon du flacon, qui sent déjà bien assez fort.

Si l'attaque commence par une espèce de douleur dans une partie du corps éloignée de la tête, comme serait un orteil ou un doigt, on l'arrête quelquefois en serrant le membre avec un lien au-dessus de cette partie.

Quand l'attaque est déclarée, il faut laisser au malade toute liberté possible; on le place de manière qu'il ne puisse pas se blesser dangereusement, et on desserre les vêtements qui peuvent lui gêner le cou, la poitrine ou les membres. Pour éviter que le malade se jette en bas du lit, il est bon de le placer dans un lit très-creux dans le milieu, et de placer tout autour de lui des coussins pour amortir les coups qu'il donne avec ses mains et ses pieds.

Après l'attaque, quand elle a été légère, il suffit que le malade prenne un peu de repos; mais quand elle a été très-forte et longue, on obtient de très-bons effets de l'emploi d'un bain entier et tiède, des bains de pieds à la moutarde, et des applications d'eau fraîche sur la tête. D'ailleurs, toutes les fois que l'attaque inspire quelques craintes, il faut appeler un médecin.

XVI. — Attaques de nerfs, convulsions des grandes personnes.

Lorsque les convulsions ne sont pas très-fortes, il faut se contenter de placer le malade sur un lit, de l'entourer d'oreillers, pour qu'en se débattant il ne se blesse pas; il vaut mieux lui laisser la liberté presque entière de ses mouvements, que de l'attacher ou de lui tenir les quatre membres avec les mains, car cette gêne semble quelquefois augmenter les convulsions. Il faut éloigner toutes les causes de bruit qui peuvent fatiguer le malade, écarter toutes les personnes qui lui sont désagréables, de peur que leur vue ne le fasse retomber dans les convulsions, lorsqu'il commencera à reprendre connaissance. Enfin on essaye de lui faire avaler un peu d'eau sucrée dans laquelle on a mêlé de l'eau de fleurs d'oranger, ou bien un verre d'eau sucrée contenant une cuillerée à café de liqueur d'Hoffmann (éther).

Quand les convulsions sont très-fortes, quand le malade paraît avoir le sang à la tête, quand il a la figure rouge, quand la respiration est bien gênée, il faut, outre les moyens précédents, en employer d'autres plus actifs. Ainsi on met sur les jambes des cataplasmes de mie de pain, ou de farine de lin, saupoudrés de farine de moutarde, et on les change de place aussitôt qu'ils ont produit de la rougeur à la peau. En même temps on lave le front et la figure avec une éponge ou avec un linge trempé dans l'eau froide; on laisse sur la tête des compresses trempées dans l'eau froide, et on les change à mesure qu'elles se réchauffent. Si l'on peut placer le malade dans un bain entier tiède, et pendant toute la durée du bain, on lavera la tête et le visage à grande eau, de haut en bas, avec de l'eau à peine dégourdie.

Convulsions, épilepsie, apoplexie, tout cela est si épouvantable, que je veux vous en distraire en vous racontant une nouvelle histoire.

UNE HISTOIRE

C'étaient deux gamins de Paris, deux véritables espiègles, ayant le nez au vent, l'œil malin, le geste prompt, la blouse et les mains sales. Tous deux précisément étaient en apprentissage chez le même patron, chez M. Grosminois, menuisier en bâtiment.

M. Grosminois était à la tête d'une assez forte maison. La fortune, grâce à son travail, commençait déjà à lui sourire, et tout lui faisait espérer qu'elle finirait un jour par entrer chez lui.

— Femme, femme ! disait le menuisier après chaque nouvel inventaire, ça marche ! ça va ! le magot commence à s'arrondir.

La bonne dame essayait de sourire, mais toujours elle était contrainte d'étouffer un soupir, et souvent dans ses yeux apparaissaient de grosses larmes.

C'est que M. et madame Grosminois n'avaient plus d'enfants. Ils en avaient eu deux; deux fils, deux gros garçons! et puis la Providence les leur avait repris : l'un était mort du croup à deux ans et demi ; le second avait succombé, dès l'âge de dix-huit mois, à une fièvre cérébrale. Or à quoi bon devenir riche, quand on n'a pas d'enfants pour hériter du fruit de son travail ?

La femme du menuisier était remplie de religion et de bons sentiments ; — elle pleurait souvent au souvenir de ses deux chéris, si malheureusement perdus ; mais elle se soumettait pourtant, et, pour se distraire, pour dépenser son affection d'une bonne manière, elle s'occupait beaucoup des pauvres : c'était la sœur de charité de son quartier. — Non-seulement elle glissait du pain aux indigents qu'elle savait en avoir besoin, mais aux impatients, aux désolés, elle savait toujours adresser de douces et consolantes paroles. Sa spécialité charitable était le soin des malades; elle possédait et cachait dans le fond d'un tiroir de commode quelques médicaments, qu'elle avait elle-même préparés, et un petit livre de recettes, qu'elle consultait à l'occasion.

En cherchant des apprentis, M. Grosminois avait pris, de préférence à tous les autres, Titi et Bibi ; savez-vous pourquoi ? Parce que ces gamins-là avaient l'âge qu'auraient eu les deux enfants du menuisier.

Un mot sur M. Grosminois, et puis nous commencerons l'histoire de ses deux apprentis.

Le patron menuisier était, en dépit de son nom, grand, maigre, sec comme une planche de sapin ; ardent à la besogne comme un cheval de bonne nature, il rabotait, sciait, tapait, mesurait, égalisait, ajustait, travaillait toujours. Mais, contrairement à bien des patrons, M. Grosminois ne faisait jamais travailler le dimanche : il était un digne élève de l'École des frères, car, après y avoir été tout enfant, il avait suivi le cours des adultes, et il y avait gagné non-seulement de l'instruction, mais des principes : c'était l'un des membres les plus assidus de l'Association ouvrière fondée sous le patronage de saint François Xavier. Malgré toutes ces belles qualités, le patron avait la parole brève, le commandement assez dur, la mauvaise humeur très-sévère. — Chacun son caractère, n'est-il pas vrai ?

Donc Titi et Bibi vivaient l'un et l'autre dans le même atelier avec des ouvriers bien tenus, avec un bourgeois passablement roide, mais soignés et gâtés par une bourgeoise bonne comme le pain blanc.

Titi était surnommé le Talocheur, parce que son habitude était de jouer avec des coups et de s'amuser à se battre. Bibi était dit l'Allumette, parce qu'il avait une passion particulière pour les pétards, pour les allumettes chimiques et pour les petits canons. Les deux apprentis n'avaient point le même caractère, mais ils s'aimaient cependant bien. Titi se permettait de temps en temps d'envoyer, à l'adresse de son camarade, des coups de pied, des coups de poing, des écorchures, des égratignures; Bibi rendait tout avec intérêt, et les gens de l'atelier disaient en riant : « Il paraît que les petits *coups* entretiennent l'amitié. » Le fait est que toutes les batailles étaient livrées sans désir de se faire du mal, sans la moindre idée de méchanceté; car souvent, après ces combats en miniature, s'il arrivait un sou ou deux de pourboire, on achetait des pommes de terre frites ou toute autre gourmandise, et l'on partageait fraternellement.

La veille de la Sainte-Anne, patronne du menuisier, M. Grosminois, en renvoyant ses deux apprentis, leur annonça qu'on ne travaillerait pas le lendemain, mais que, s'ils voulaient promettre d'être gentils, ils passeraient la journée entière à faire la fête avec lui et sa femme. Aussitôt, vous le comprenez, des cris, des promesses, des exclamations de joie et de remercîment.

— Alors, dit le patron, soyez propres ! Débarbouillez-vous d'importance; décrassez vos mains le plus possible;

mettez vos habits des dimanches, et venez ici à six heures du matin.

— Surtout pas de jeux de mains ! s'écria la menuisière en regardant Titi; et toi, Bibi, pas de petit canon !

— Non, m'ame! non, m'ame! Quel plaisir, quel bonheur! nous allons-t'y nous amuser...

Représentez-vous une belle matinée de juillet; il est cinq heures et demie du matin; l'Aurore aux doigts de rose a depuis quelque temps déjà ouvert majestueusement la porte du jour, c'est-à-dire que le soleil est levé depuis environ deux heures. Bien des hôtels sont encore fermés, bien des boutiques restent closes, mais le pavé retentit déjà du roulement des charrettes; les dalles des trottoirs sont sillonnées en tous sens par les ouvriers qui se rendent au travail, la pipe à la bouche et le morceau de pain sous le bras.

Au milieu de la rue de Seine s'accostèrent deux petits garçons : casquettes propres, habits bleu ou vert, pantalons bien proprets.

— Titi !

— Te v'là prêt, flâneur de Bibi.

— Il est cinq heures et demie.

— Et puis l' pouce, mon p'tit; comme t'es fringant !

— Tiens, c'est pas toujours la fête; avec ça que t'as pas l'air musqué, toi !

— Flambard, mon cher, flambardinard ! M'man m'a donné quatre sous, queue chance !

— Moi, j'en ai cinq, t'es enfoncé.

— Part à deux.

— Tiens, pourquoi qu'ça?

— Bourse commune, ou je te pige !

Ce disant, Titi le Talocheur envoya un coup de poing dans l'estomac de son camarade.

— Tu m'as fait mal, Titi !

— Ah ! c'est que le dos est jaloux; attends! Titi, se lançant derrière Bibi, lui envoya une dégelée de coups de poing sur les épaules, si fort, si fort, que l'enfant battu devint tout pâle, et, ne pouvant plus avancer, il s'assit sur le bord du trottoir.

— Imbécile! va, tu m'as cassé quelque chose.

— Que t'es bête !

Un médecin qui passait alors (les médecins, hélas! sont obligés de se lever à toute heure) aperçut et la bataille et ses résultats; il s'approcha des deux enfants, et fit à Titi le Talocheur la petite semonce que voici :

— Tu ne vois pas, méchant gamin, que tu peux estropier ton camarade?

— Plaît-il? fit Titi d'un air goguenard...

Le médecin saisit l'apprenti et lui tira les oreilles.

— Laissez-moi ! laissez-moi ! c'était pour de rire.

— Ah! je t'apprendrai à être insolent, moi.

— J'ai plus de mal, dit Bibi pour qu'on ne corrigeât plus son camarade.

— Tu n'as plus de mal, tant mieux ; mais écoutez-moi bien, gamins que vous êtes. Vous voyez quelquefois des ouvriers maigres, pâles, n'est-ce pas? Vous en voyez d'autres bossus, difformes, arrivant, sans s'en douter, à une santé déplorable : savez-vous à quoi cela tient? Souvent à de simples batailles comme celle que vous venez de faire; un coup de poing dans l'estomac enflamme, dérange l'estomac. On n'a plus faim, on digère mal, on maigrit et l'on perd ses forces ! Le moyen de travailler avec ça? Des coups donnés dans le dos causent parfois des douleurs de poitrine, des crachements de sang, et alors on tousse, et alors on succombe, et puis on finit par mourir; c'est bien amusant, n'est-ce pas?

— Non, m'sieu.

— En ce cas, ne vous battez plus.

— C'était pour de rire.

— Ni pour de rire ni pour de bon, entendez-vous ?

— Oui, m'sieu.

Là-dessus, souriant de son éloquence, le médecin passa, et les deux apprentis poursuivirent leur chemin.

Ils arrivent chez M. Grosminois; mais, pour monter à l'atelier, il faut gravir un petit escalier.

— C'est moi qui arrivera le premier ! crie Bibi.

— C'est pas vrai, c'est moi !

L'un et l'autre s'élancent; Titi, se voyant dépassé, saisit son camarade par la jambe, et le tire si fort, qu'il le fait tomber la tête la première.

— Hein ! hein ! hein !... s'exclame le blessé.

Le patron ouvre sa porte, sa femme accourt.

— Qu'est-ce qu'il y a, voyons ?

— Hein ! hein ! répéta Bibi, en portant la main à sa tête.

— Encore des batteries ? j'imagine.

— Non, m'sieu ! y montait comme ça devant moi, y s'est attrapé sa jambe après moi, et ça l'a fait tomber.

— Méchant crapaud ! tu fais le bon apôtre ; là, tu mériterais que je te...

— Viens Bibi, disait la bourgeoise; viens que je t'arrange ça, mon garçon.

Madame Grosminois prit un mouchoir, qu'elle trempa dans de l'eau bien fraîche ; elle le tordit, puis elle le plia, le replia encore tant et tant, que le linge représentait un tampon large tout au plus comme la main ; elle l'appliqua sur la bosse que Bibi avait au front, et elle serra le tampon de linge sur la tête avec un mouchoir plié en cravate. Dix minutes après elle le retira pour remplacer le tampon mouillé par une compresse imbibée d'eau et de vinaigre ; enfin elle remplaça cette compresse, après une demi-heure, par une autre compresse imbibée d'eau-de-vie camphrée, coupée aux deux tiers avec de l'eau simple.

Bibi put déjeuner avec son pansement; quand il fallut aller à la messe, la bosse avait disparu; Bibi était guéri.

En revenant de la messe, messe à laquelle avaient assisté tous les menuisiers de l'arrondissement, messe pendant laquelle on avait distribué des morceaux de brioche en guise de pain bénit, il y eut encore une querelle entre les deux apprentis menuisiers. Titi prétendait que les morceaux de brioche devaient être partagés, et comme Bibi n'était pas de cet avis, on en vint aux mains. Titi donna à Bibi un grand coup de pied dans le ventre; le malheureux enfant tomba par terre et s'évanouit : le coup de pied avait porté dans l'aine et avait déterminé une hernie, c'est-à-dire que, la paroi du ventre se trouvant éraillée, entr'ouverte, les organes que contient la cavité du ventre cherchaient à passer par l'ouverture pratiquée.

M. Grosminois flanqua à Titi deux bonnes giffles, qu'il méritait bien, et l'on courut chez un bandagiste. Bibi était estropié pour le reste de ses jours.

Heureusement madame Grosminois était un peu versée dans l'art de guérir; après la bosse de la tête, elle avait donné à boire au petit blessé un verre d'eau sucrée contenant un quart de vulnéraire. De son côté, M. Grosminois, d'après les avis de sa femme, avant d'appliquer le bandage, fit déshabiller l'apprenti, puis entrer doucement et seulement jusqu'à la ceinture dans un baquet de blanchisseuse rempli d'eau froide; après quoi on lui appliqua son bandage : la hernie était complétement rentrée, et le bandage était destiné à l'empêcher de ressortir.

— Vous voyez bien, clampins, dit le bourgeois, à quoi vous aboutissez avec tous vos vilains jeux! Toi, Titi, tu n'es pas riche, mais Bibi ne l'est pas davantage. Il a besoin de travailler pour vivre et pour faire vivre les siens. Eh bien, tu viens de lui rendre le travail plus difficile, tu l'as estropié tout en jouant. »

Les deux enfants se mirent à pleurer.

— C'est pas des pleurnichements qu'il me faut. C'est une plus sage conduite. Je pardonne. Je ne dirai rien. Mais que ça ne recommence plus.

Les deux apprentis s'embrassèrent comme deux frères,

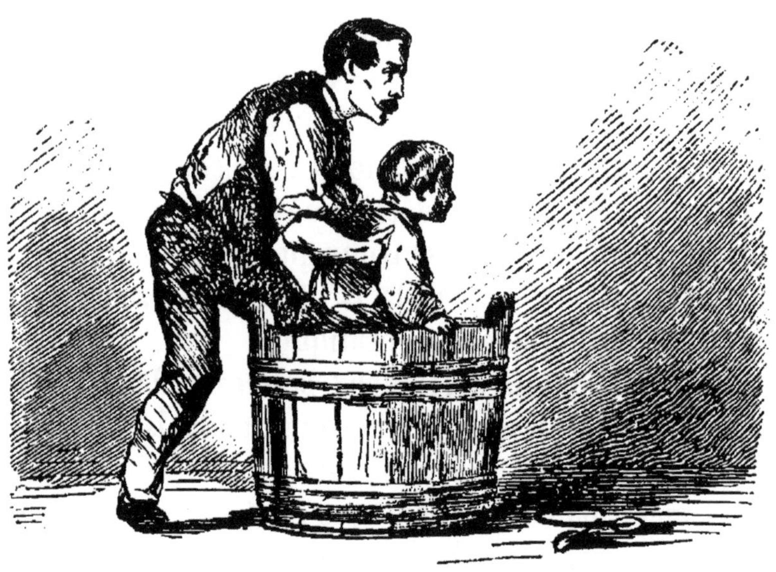

Puis il fit entrer jusqu'à la ceinture dans un baquet rempli d'eau froide.

et le patron, qui voulait tout d'abord les renvoyer, déclara qu'ils resteraient à dîner avec lui.

Vers deux heures de l'après-midi, le quartier du Luxembourg était en révolution. Un terrible incendie venait d'éclater rue de Vaugirard. Les passants s'ameutaient, la garde nationale accourait, et puis de la fumée, des cris, des flammes : l'atelier de M. Grosminois venait de prendre feu.

Deux gamins étaient là, rivalisant de zèle avec les travailleurs pour dégarnir la boutique de toutes les planches qui l'encombraient.

— C'est pourtant ta boule fulminante, disait Titi.

— Ne parle donc pas de ça, chuchotait Bibi.

Tout d'un coup, au premier étage de la maison embrasée, à travers la fumée et les flammes, apparaît une femme aux abois. «Au secours! au secours! » s'écrie-t-elle. C'était la bonne et charitable menuisière...

Tout le monde la plaignait, mais personne n'allait à son aide.

Soudain Titi va chercher une échelle, et, aidé de Bibi, il l'apporte près des murailles embrasées.

Aussitôt que l'on voit apparaître sur l'échelle les deux gamins, pleins d'ardeur et d'action, un hourra s'élève; partout surgissent des exclamations d'admiration et d'encouragement.

Ils grimpent comme des chats. Ils s'élancent à travers la première fenêtre venue. Les hommes ont eu honte de montrer moins de courage que des enfants. Un brave Auvergnat veut les suivre; mais au moment où il arrive à la fenêtre, les deux gamins reparaissent portant la femme Grosminois évanouie, à demi asphyxiée. L'Auvergnat la reçoit dans ses bras et la descend jusqu'à terre ferme.

Tout était assuré! Grosminois en fut quitte pour une boutique neuve, madame Grosminois pour une maladie de deux à trois jours. Quant aux deux apprentis, effrayés de cette dernière leçon, ils se corrigèrent l'un et l'autre de leurs vilains défauts.

Réflexions pratiques.

Évidemment je n'ai pas raconté cette histoire sans un but d'enseignement et sans en vouloir faire ressortir quelques applications médicales.

Lorsqu'un enfant ou une grande personne, à la suite d'une chute sur la tête, éprouve un gonflement qui forme bosse et qui n'est que le résultat de la contusion, il faut contre cette petite blessure employer une compression modérée et une médicamentation rationnelle.

Chacun connaît la manœuvre de certaines commères, qui consiste à prendre une pièce de deux sous, à l'appliquer sur l'engorgement du blessé, et à l'appuyer de toutes leurs forces.

— C'est pour écraser la bosse, disent ces bonnes dames.

Hélas! une blessure ne s'écrase pas comme une punaise ou comme une araignée. Réfléchissons ensemble, mesdames, s'il vous plaît. Pourquoi y a-t-il une bosse à la tête après une chute ou un coup? Parce que la contusion a fait crever de petits vaisseaux qui se trouvent sous la peau, et que par conséquent il y a une certaine quantité de sang extravasé, il y a en quelque sorte plaie intérieure. D'un autre côté, comme il ne peut y avoir plaie et blessure sans un afflux sanguin, il y a engorgement dans tous les vaisseaux qui environnent une blessure, parce qu'une certaine dose des forces vitales arrive au secours de la région blessée.

Est-ce que vous pourriez guérir instantanément un érésipèle en appuyant dessus une ou plusieurs pièces de deux sous, voire même plusieurs pièces de cinq francs?

Est-ce que vous ferez disparaître une écorchure en la comprimant avec une pièce de monnaie? — Pas plus que l'érésipèle.

L'écrasement si fort en usage a pris sa source sans doute dans le conseil donné par les chirurgiens de *comprimer* les engorgements qui résultent de certaines contusions; mais *écraser* n'est point *comprimer*, et pour que la compression soit efficace, il faut qu'elle soit doucement appliquée et longtemps maintenue.

Quant à l'accident que l'on appelle *hernie*, l'histoire des deux apprentis n'a pour but que de vous apprendre une seule chose : c'est la manière de faire rentrer l'intestin sorti. Une immersion dans l'eau froide suffit le plus souvent, la peau se crispant, se rétrécissant en quelque sorte au contact d'un corps réfrigérant. Si vous plongez dans de l'eau froide, jusqu'à la ceinture seulement, une personne qui vient d'être blessée d'une hernie, vous voyez immédiatement la hernie rentrer ; et pour l'empêcher de ressortir, vous n'avez plus qu'à appliquer le bandage.

LE PORTEFEUILLE DE LA REBOUTEUSE

I. — Une visite de bonne amitié.

Il y a quatre à cinq ans tout au plus, j'appris que, Ludovic N..., un de mes amis d'enfance, s'étant assez grièvement blessé à la chasse, sa famille l'avait ramené à Paris pour le confier aux soins d'un chirurgien en réputation, et comme j'avais précisément quelques visites à faire dans son quartier, l'amitié réelle que j'avais pour lui me détermina à l'aller voir.

Il survient, à tout médecin qui se trouve en pareille circonstance, des craintes, des inquiétudes, qui le font faussement passer pour un indifférent.

On ne peut être le médecin de tous ses amis, je crois même qu'une intimité trop grande doit empêcher un praticien de soigner convenablement un malade pour lequel il a une extrême affection. Il est difficile d'être juge et partie dans une affaire, de se prononcer sagement dans des questions qui deviennent presque personnelles. Et de même qu'un médecin ne peut pas bien soigner ses enfants, il ne dirige pas toujours avec toute la sévérité nécessaire le traitement d'une maladie sérieuse, quand cette maladie frappe son ami intime.

D'un autre côté, quand un médecin se présente près d'un malade, il semble toujours avoir l'air d'un commerçant qui vient proposer sa marchandise. Il semble venir recommander sa propre expérience! il craint que sa visite n'ait l'air d'une récrimination, et alors il s'abstient, et il en résulte qu'on le déclare insouciant, qu'on le croit fâché, molesté, refroidi.

Toutes ces idées me venaient en tête au moment d'entrer chez Ludovic. Mais le cœur cria plus haut que la tête, l'amitié l'emporta sur tous les raisonnements, et je me présentai chez le malade.

— Ah! mon cher docteur! combien c'est gentil à toi de ne pas m'avoir oublié! J'avais déjà dit à ma mère de te faire demander.

— Mon très-cher, je viens ici en camarade, et je te supplie d'oublier mon titre médical, je te verrai le plus souvent qu'il me sera possible, mais je te sais confié aux soins d'un homme fort expérimenté, et je ne prétends en aucune manière entraver son dévouement et sa bonne volonté.

— Qu'est-ce que tu me chantes là?

— Un air qu'il est inutile de recommencer tout de suite. Nous y reviendrons plus tard s'il est besoin. Mais raconte-moi bien vite l'accident qui t'est survenu.

— Mon ami, j'étais à la chasse, tu sais que je l'aime avec passion. Quand j'ai le fusil dans les mains et la carnassière sur le dos, j'oublie de manger, je ne sens pas la fatigue, je ne m'occupe ni du vent ni de la pluie. Quand il faut faire des tours de force, plonger dans des ravins, gravir des coteaux difficiles, sauter des fossés ou n'importe quoi, cela me paraît simple comme bonjour. Pst! j'exécute avant d'avoir pu réfléchir s'il y a difficulté et danger. J'ai donc voulu franchir un fossé rempli d'eau bourbeuse, j'avais eu bien soin de désarmer mon fusil, mais j'ai mal pris mon élan, je suis arrivé difficilement de l'autre côté, un peu plus je m'étalais dans la fange. Or une fois tombé j'eus toutes les peines du monde à me relever, mon pied gauche avait porté de travers : je crus d'abord avoir la jambe cassée; heureusement je n'avais que la plus ennuyeuse des entorses. Te dire ce que j'ai souffert pour me traîner à la ferme la plus voisine est impossible!

— Mais qu'as-tu fait une fois arrivé à cette ferme?

— J'ai obtenu une petite charrette de maraîcher, je l'ai fait remplir de paille, je me suis couché dessus, et fouette, garçon! Comme le véhicule était suspendu sur les essieux, j'eus à subir bien des cahots, bien des secousses.

— Qu'avais-tu mis sur ton pied?

— Rien de rien, mon ami!

— Est-ce que tu ne pouvais pas te procurer de l'eau froide au moins?

— Est-ce que je savais, moi? Toujours est-il qu'en arrivant à la maison il fallut couper mes chaussures et attendre plus de trois heures le gredin d'officier de santé qui n'était pas chez lui. Comme je n'avais qu'à moitié confiance dans les prescriptions du médecin de campagne; comme, d'un autre côté, tu connais mon impatience et le besoin que j'ai de me promener souvent, j'eus la sottise de n'exécuter qu'à moitié les ordonnances, et je me mis à marcher beaucoup plus tôt que je ne l'aurais dû ; j'ai traîné de la sorte près de deux mois et demi ; mais, au bout de ce temps, mon pied est devenu si malade, que l'on a cru prudent de me faire venir à Paris, et m'y voilà.

— Que te dit ton chirurgien?

— Que j'en ai pour très-longtemps, que tout cela est de ma faute. Il me fait prendre des douches d'eau sulfureuse et appliquer sur mon pied malade un tas de drogues, toutes plus désagréables les unes que les autres.

— Il faut exécuter et ponctuellement obéir.

— J'en avais pris la résolution, mais je t'avoue que la patience commence à me manquer. Et, puisque te voilà, je m'en vais te faire une confidence dont je te défends de parler à qui que ce soit.

— J'écoute.

— Ce matin, le cocher de ma mère, qui se trouvait par hasard un moment seul avec moi, me regarda avec compassion et s'exclama à demi-voix : « Ah ! si monsieur voulait guérir tout de suite. — Comment, si je le veux ! repartis-je vivement. — J'ai été plus malade que monsieur, moi ; les médecins, les chirurgiens, tout ce monde-là ne me soulageait pas ; de guerre lasse, j'ai été voir une rebouteuse, et, en moins de rien, elle m'a tiré d'affaire. »

— Allons, bon ! voilà qu'il va faire venir une rebouteuse avec un des professeurs de Paris !

— Voyons, docteur, en conscience, est-ce que ce serait de ma part un bien grand crime que d'aller causer un instant avec une rebouteuse qui a guéri mon cocher ? J'irais seulement pour la voir, pour savoir ce qu'elle me dirait ; elle ne m'opérera pas malgré moi, j'imagine !

— Dame ! mon cher, je n'ai pas de conseils à formuler là-dessus. Je sais que certaines personnes, étrangères à la médecine et à la chirurgie, ont quelquefois fait des merveilles dans le traitement des luxations et des fractures; mais je sais aussi que bon nombre de ces praticiens de contrebande ont fait des malheurs et causé de très-graves accidents. Le plus sage, à mon avis, serait de rester docile aux prescriptions de la science. Mais si, par aventure, il t'arrivait de succomber à la tentation dont tu viens de me parler, je t'en prie, ne permets aucune manœuvre trop brutale.

II. — La Dame-Blanche.

Huit jours après cette entrevue, un certain matin, ma porte s'ouvre.

— Soyez tranquille, disait une voix, il sera toujours visible pour moi.

Et, mon domestique livrant passage, je vis apparaître mon ami Ludovic, ingambe, enthousiasmé, triomphant.

— Comment! c'est toi?

— Mon cher, j'aurais pu venir te voir deux jours plus tôt.

— Tu es donc tout à fait guéri?

— Mais complètement! J'ai été trouver la rebouteuse, comme tu l'avais permis.

— Précisons; je ne te l'avais pas défendu et j'avais spécifié quelques précautions à prendre.

— Je m'y suis conformé, mon très-cher! J'en ai recueilli les bénéfices, tu le vois, et comme je te sais très-curieux de ton naturel, très-observateur par profession, au moment de retourner chez la rebouteuse qui m'a guéri, l'idée m'est venue de t'inviter à faire avec moi ce pèlerinage de reconnaissance; tu verras, tu t'expliqueras, et, soit dit sans offenser la Faculté de médecine, je crois que des explications données, — si on veut consentir à te les donner, — tu pourras tirer certaines conclusions pratiques qui ne sont point à dédaigner.

— Ah çà! tu ne diras point à ta rebouteuse que je suis médecin, j'espère?

— Mon ami, je ne lui parlerai que de ma reconnaissance, ce qui me permettra de vanter ton intelligence et ton savoir.

— Ne vas pas faire de bêtises.

— Sois tranquille.

Je montai dans la voiture de mon ancien camarade d'enfance et je sentis une espèce de commotion électrique quand il cria à son cocher :

— Barrière d'Enfer ! Là, nous vous indiquerons le chemin.

— Barrière d'Enfer ! m'écriai-je, nous n'allons certainement point en Paradis.

Vingt-cinq minutes après, notre voiture s'arrêtait devant une maisonnette de campagne qui me sembla d'assez pauvre apparence.

Ludovic en ouvrit la porte grillée avec le sans-façon d'un habitué, avec l'expérience d'un homme initié à tous les secrets. La porte en s'ouvrant faisait crier une sonnette. Aussi, à peine avions-nous fait quelques pas dans le jardin, que nous fûmes apostrophés par l'unique domestique du logis, — femme peu gracieuse, autant qu'il peut m'en souvenir, — qui nous demanda d'un ton de pie grièche.

— Que voulez-vous, messieurs?

— La Dame-Blanche, nous voudrions parler à la Dame-Blanche, répondit humblement Ludovic.

— Mon cher monsieur, ce ne sont point ses heures de réception, vous le savez.

— Je le sais parfaitement bien ; mais je veux lui présenter un ami qui n'est point toujours libre de son temps.

— En ce cas, vous trouverez ma maîtresse au cabaret, dans la grande rue à droite, vous savez, à la Boule d'argent. Ne dites pas que c'est moi qui vous ai donné cette indication, par exemple.

— Oh ! soyez tranquille, répondit mon ami en étendant le bras et en mettant une pièce de cinq francs dans la main de la domestique indiscrète. Puis, se retournant vers moi :

— Est-ce que tu consentiras jamais à entrer dans un cabaret ? me dit-il à demi-voix.

— Pourquoi pas? Est-ce que des milliers de savants ne sont pas descendus dans des cratères? Est-ce que des explorateurs scientifiques ne pénètrent pas quelquefois jusqu'au fond des grottes les plus profondes?

Donc nous allâmes au cabaret, et là je me trouvai face à face avec la Dame-Blanche, la rebouteuse la plus renommée de tous les environs de Paris.

Cette femme étrange tutoyait tout le monde, les grands seigneurs comme les valets, les gros propriétaires comme les simples charretiers. Plus d'une fois elle avait eu maille à partir avec la justice, et c'est pour cela que, si son premier regard était scrutateur, ses yeux semblaient inquiets et défiants.

— Dame-Blanche, commença mon ami, je vous amène un camarade.

— Blessé? demanda la femme en redressant la tête.

— Non pas, non pas, tout simplement observateur, tout naïvement curieux.

— Eh bien, mon petit, tu aurais pu laisser ton camarade chez lui. L'observation et la curiosité sont les deux premiers vices de la police; et bien souvent cela conduit à la dénonciation.

— Oh! madame! m'écriai-je en me courbant comme si je saluais une duchesse. Vous comprendrez, j'espère bien, quand vous me connaîtrez davantage, que le rôle de dénonciateur ne peut me convenir.

— Tiens! mais il phrase pas mal, ton camarade. Est-ce que vous voudriez accepter un petit verre, jeunes gens, du rude ou du doux, du cassis ou du fil-en-quatre; choisissez suivant que le cœur vous en dira.

— Dame-Blanche, nous voulons causer, et nous le ferons peut-être plus à notre aise dans un autre local que celui-ci.

— En ce cas, les enfants, venez dans mon palais.

Ce disant, elle se dirigea vers la porte de sortie.

— Tiens! vous avez une voiture! s'exclama-t-elle.

— C'est que nous habitons assez loin de Montrouge.

— Oh! les dandys, les aristos!

— A la maison que nous avons quittée tout à l'heure, dit Ludovic au cocher, qui, stupéfait de notre compagnie, attendait les ordres avec une certaine anxiété.

Un instant après nous entrions chez la rebouteuse.

III. — Conférence plus burlesque que scientifique.

— Ah çà! monsieur vient pour m'épier, commença la Dame-Blanche.

— Monsieur, répondis-je de la voix la plus flatteuse et la plus câline, vient tout simplement pour vous féliciter des succès que vous avez obtenus sur son ami, et pour s'instruire, c'est-à-dire pour vous demander, s'il n'y a point indiscrétion à le faire, les moyens que vous avez mis en usage pour guérir une entorse que tous les princes de la science ne promettaient de soulager qu'en trois ou quatre mois.

— Tu m'amuses, mon petit, avec tes princes de la science!

— Oh! je ne viens pas me présenter comme leur avocat, soyez tranquille.

— Tu as raison; car, tout bon enfant que tu paraisses, je te ferais sauter par la fenêtre ou passer par la porte plus vite que ça. C'est que ce sont d'étranges et de méchants personnages que vos princes scientifiques et vos grands chirurgiens de Paris. Plus d'une fois la police m'a mise en contact avec *eusses*; je leur *z'y ai dit* : Prenez l'entorse la plus désespérée, la luxation la plus vieille et la plus mauvaise, mettons ça là devant nous, travaillez, faites votre besogne et puis laissez-moi faire mon ouvrage; ensuite, si je ne réussis pas, là, où vous avez fait fiasco, j'ai perdu; mais si je vous fait voir des réussites que vous ne connaissez pas, taisez vos becs et laissez-moi faire mon métier. Les malins n'ont jamais voulu consentir, ils avaient leur raison pour ça.

— Oh! cela est bien certain.

— Parbleu! voyons, es-tu propriétaire ou locataire?

— Malheureusement je ne suis que locataire, ma belle dame.

— Le mot malheureusement est une bêtise, n'importe; n'approfondissons pas. Il n'en est pas moins vrai que tu as un logis à toi, qui ouvre ou se ferme avec une porte, avec une clef. Vous arrivez, vous manœuvrez, cric, crac! la porte est ouverte; donnez-vous la peine d'entrer. Tout cela se passe avec cette simplicité quand la porte est en bon état et quand la serrure n'est point avariée. Une porte est toujours munie de deux ou trois gonds, jointures plus ou moins bien faites. Ces gonds sont retenus en place par des clous ou, beaucoup mieux, par des vis. Or supposons que l'un des clous vienne à sauter, que l'une des vis tombe et disparaisse, le jeu de la porte se trouvera forcément entravé, sinon totalement empêché. Mon petit, comprends-le bien, et redis-le à tous les savants que tu pourras rencontrer dans la société : une foulure de la main ou du poignet est un accident aussi simple que l'ablation d'un clou ou d'une vis dans une porte.

Je sais bien que quelquefois l'accident est plus considérable; tous les clous, toutes les vis fléchissent ou se cassent, et alors la porte sort de ses gonds : ce qui veut dire que les articulations se déboîtent, et qu'il survient ce que les grands opérateurs appellent une luxation. Mes enfants, vous comprenez qu'il s'agit d'essayer de remettre la porte à sa place; il faut comprendre le jeu des jointures, en un mot le mécanisme des articulations. —

Je voulus être politique, j'eus la courtoisie d'écouter avec avidité, et la complaisance de ne faire aucune espèce d'objection. Cette conduite plut à la Dame-Blanche, et ce fut avec un air grotesque, mais presque solennel, qu'ouvrant une armoire vermoulue remplie de hardes et de mauvais chiffons, elle en tira un portefeuille de maroquin rouge, usé, passé, mais qui, dans sa jeunesse, avait pu servir à un notaire ou à un ministre.

IV. — Le fameux portefeuille.

Par exemple, je doute qu'à aucune époque de sa vie le portefeuille ait été plus gonflé qu'il ne l'était ce jour-là : des paperasses informes, des cahiers écrits presque en gros, s'y trouvaient logés avec des lettres de toutes dimensions et de toute écriture. La Dame-Blanche, pour nous prouver qu'elle n'était pas sans une certaine opulence, nous fit remarquer dans un compartiment des inscriptions de rentes, des contrats de propriété et toute une liasse de billets de banque.

Ce que je vous fais voir là, mes enfants, nous dit-elle en hochant la tête, je ne l'ai jamais montré à personne, car j'aurais peur qu'une belle nuit une bande de brigands ne vînt pour m'assassiner.

Nous fîmes compliment à la rebouteuse non-seulement de sa richesse, mais de sa prudence, et elle nous répliqua:

— Eh bien, mes petits, tout cet argent ne vaut pas à mes yeux cet ouvrage sur les cassures, les déboîtements et foulures, que j'ai commencé il y a vingt ans et que je ne finirai peut-être jamais. A coup sûr, mes héritiers ne comprendront pas la valeur de ce travail, et peut-être se serviront-ils du papier où je l'ai écrit pour allumer leur feu ou envelopper des chandelles. C'est pour qu'il en soit parlé à la postérité que je consens à vous en faire une petite communication.

J'espérais que la Dame-Blanche allait me soumettre son manuscrit, et je tendis la main pour le recevoir.

— A bas les pattes! s'écria-t-elle en me frappant sur le poignet, plus souvent que je confie comme ça mes écritures! tu irais raconter partout que je ne sais même point l'orthographe.

— Ah! Dame-Blanche, répondis-je, je croyais, à la manière dont vous voulez bien me recevoir, que vous aviez plus de confiance en moi.

— Mon petit, en fait de livres scientifiques, la défiance est la mère de la sûreté. Je vas te lire quelques passages. Dame! ça n'est pas tourné à la façon de nos auteurs; moi, je dis tout simplement les vérités toutes crues et je les exprime comme je les comprends; tu vas voir.

V. — Importance de soigner promptement les cassures, foulures et déboîtements.

Le travail de la rebouteuse était une suite de phrases qui n'étaient pas toujours liées entre elles, et qu'on aurait pu intituler bribes, principes ou axiomes : en voici le premier échantillon :

« Plus on se presse de soigner une foulure, une cassure ou un déboîtement, plus il est facile de réussir.

« C'est l'occasion qui fait le larron, dit le proverbe; c'est la promptitude qui doit être la première recommandation de tous ceux qui ressoudent, remettent ou reboutent les membres avariés.

« La première heure présente toujours des opérations simples et faciles; le premier jour a des avantages très-marqués. La seconde heure vaut moins que la première heure; le second jour est moins propice que le premier, et, si nous arrivons au chiffre trois, au chiffre quatre, au chiffre cinq, nous rencontrons les plus graves inconvénients.

« Quelques comparaisons me feront plus facilement comprendre.

« Le feu prend dans votre cheminée : vite, vous jetez un seau d'eau pour l'éteindre, vous étendez un drap mouillé devant l'ustensile enflammé; le feu s'éteint sans produire aucun accident. Mais, si vous perdez la tête, si vous laissez continuer et croître l'incendie de la cheminée, le feu peut s'étendre à la maison tout entière; il en résulte une catastrophe, un malheur, et pourquoi? Parce qu'on n'a point agi assez promptement.

« Craaac! vous entendez un bruit formidable, c'est votre maison qui se lézarde : tant pis, si vous en êtes le propriétaire! il est évident que l'habitation a besoin d'être étayée tout de suite et réparée le plus promptement possible. Si vous faites étayer, puis réparer, c'est bon, c'est bien, la lézarde n'a point d'autre inconvénient que de vous avoir fait un peu peur. Mais si, par une raison ou par une autre, parce que vous ne voulez point dépenser d'argent, parce que, n'étant que simple locataire, vous ne pouvez prendre aucune des dispositions nécessaires pour consolider la maison qui ne vous appartient pas, parce que le craquement est arrivé la nuit et que vous avez voulu attendre le jour pour y apporter quelque remède, parce que vous êtes un insouciant, parce que vous êtes un paresseux... tout à coup la lézarde s'agrandit, le craquement devient plus considérable et plus terrible, et la maison croule, pourquoi? Par la raison qu'on n'est point arrivé à son secours avec assez de promptitude.

« Il en est des hommes comme des maisons, comme des cheminées, comme des portes ou des fenêtres. La maison se lézarde, il lui faut de promptes et intelligentes réparations; l'homme se blesse, il se déboîte l'épaule ou le genou, il se foule le poignet ou la cheville du pied; si vous rassemblez tout de suite, il n'y a d'autre inconvénient qu'un peu de douleur; mais plus vous attendez, plus la réparation devient délicate et coûteuse.

« Donc, promptitude, promptitude! Tel est mon premier renseignement! »

Quand la rebouteuse eut fini de lire ce premier article, elle redressa la tête avec la plus majestueuse présomption, et, me regardant entre les deux yeux, elle s'écria :

— Qu'en penses-tu, mon petit, qu'en penses-tu?

— Très-bien, très-bien! répondis-je avec vivacité.

Et de fait la rebouteuse avait raison. Plus les entorses et foulures, les déboîtements ou luxations, les cassures ou fractures, sont soignées promptement, plus on a chance d'une guérison certaine.

Effectivement, quand un désordre se produit dans un organisme vivant, il est promptement suivi d'une réaction inflammatoire. Vous recevez un coup, vous attrapez une écharde ou une épine dans les chairs; vous êtes blessé par une arme blanche ou tout autre instrument tranchant, la première sensation est une douleur; mais en faisant abstraction des complications hémorragiques dont nous avons déjà parlé, après l'émotion vient le calme, après le bruit, le silence, après la douleur, une plus ou moins complète tranquillité; c'est fini, pourraient penser les gens du monde, j'ai souffert, je ne souffre plus, je suis guéri. Illusion, erreur grossière, que viennent démontrer bien vite la réaction inflammatoire et les douloureuses sensations qui l'accompagnent. En effet, la nature a l'horreur du désordre : dès qu'une contusion, si légère qu'elle soit, a produit une extravasation de sang ou de lymphe; dès qu'un corps étranger s'est traîtreusement introduit non-seulement sous la peau, mais dans les appareils graisseux ou musculaires; enfin, dès qu'il y a séparation des tissus, il y a blessure; autour de cette blessure, accourt une augmentation de forces vitales, et c'est par le mécanisme d'une inflammation toute particulière, que le sang, extravasé dans une contusion, se trouve naturellement résorbé, que le corps étranger, après avoir déterminé un petit accès local, est tout mécaniquement mis à la porte, puis que les parties disjointent se rapprochent, se recollent et se reconstituent en quelque sorte par une physiologique coaptation.

Or, dans les cas d'entorses, de luxations ou de fractures, il y a blessure intérieure, souvent extravasation sanguine, séparation de tissus, et l'os déplacé, à la suite d'une fracture ou d'une luxation, produit, dans le milieu où il se trouve, les effets irritants d'un corps étranger.

Donc la Dame-Blanche avait raison. Promptitude! promptitude! tel est le premier conseil à donner à tous ceux qui, se dévouant au soin des blessés, se trouvent obligés de secourir un malheureux dont les membres sont cassés, dont une ou plusieurs articulations se trouvent déboîtées, ou qui se voit arrêté par le vulgaire accident que l'on appelle foulure.

VI. — C'est la peur ou la sottise qui amènent souvent les plus terribles complications.

La rebouteuse poursuivit :

« Les hommes sont de grands enfants, et ceux qui se blessent, qui se cassent ou se foulent un bras ou une jambe, ceux mêmes qui n'attrapent qu'une simple entorse, ne sont parfois si difficilement guérissables que par la simple raison qu'ils sont peureux, tremblants, poules mouillées.

« Puisque les secours sont d'autant plus efficaces, qu'ils suivent de plus près l'accident, il me semble que chacun devrait pouvoir remettre sur place un pied foulé, une articulation déboîtée, ou même un membre cassé. On s'en garderait bien, le blessé crie si fort, il est si effrayé, et tous ceux qui viennent à son secours éprouvent une si terrible peur!

« Par exemple, la peur, qui les empêche de pratiquer des manœuvres utiles, les pousse à toutes sortes de sottises. Ainsi, on fait asseoir le blessé sur une chaise, au risque de déterminer des évanouissements qui peuvent devenir mortels, ou bien on le porte comme une hotte sur le dos, ou bien encore on l'étend par terre dans un courant d'air glacial. Souvent, pour s'assurer du siége de la blessure, on tire brutalement sur le membre cassé ou déboîté. Tout cela cause des embarras, des désordres, des embrouillaminis; et il n'est pas étonnant qu'après des accidents semblables tant de gens se trouvent estropiés. »

Je ne pus qu'approuver ce second article. La façon dont j'ai traité la peur dans tous mes écrits prouve que je la regarde comme un des plus grands écarts du genre humain. Et je suis de l'avis de la rebouteuse, c'est par la peur de souffrir un peu, pendant une demi-heure ou trois quarts d'heure, à la suite d'un accident qui vient de les commotionner, que bien des gens restent estropiés, fourbus; c'est par l'ignorance des gens qui se précipitent au secours des blessés que bien des luxations et des fractures deviennent irremédiables. J'en ai dit quelques mots dans le chapitre qui a précédé; j'ai minutieusement expliqué les précautions à prendre pour transporter les gens terrassés par un formidable accident. Toutefois j'ai omis, et à dessein, quelques recommandations que je voulais placer ici.

Quand un blessé souffre d'une articulation démise ou d'un membre cassé, il est nécessaire que, pour le transporter, un homme intelligent se charge tout spécialement de préserver la luxation ou la fracture.

Si quatre hommes sont nécessaires pour transporter avec intelligence un homme dangereusement blessé, je dis quatre hommes, parce qu'il en faut un qui le prenne sous les aisselles, un autre sous l'articulation des genoux, deux autres enfin qui, chargés de soulever le siége, se trouvent obligés de soulever ce que l'on appelle en chirurgie une alèze, un cinquième aide est nécessaire pour protéger et soutenir l'articulation déboîtée, pour maintenir et transporter en place le malheureux membre cassé.

Au reste, j'ai pris soin de faire représenter par la gravure les précautions à prendre pour un blessé dont la

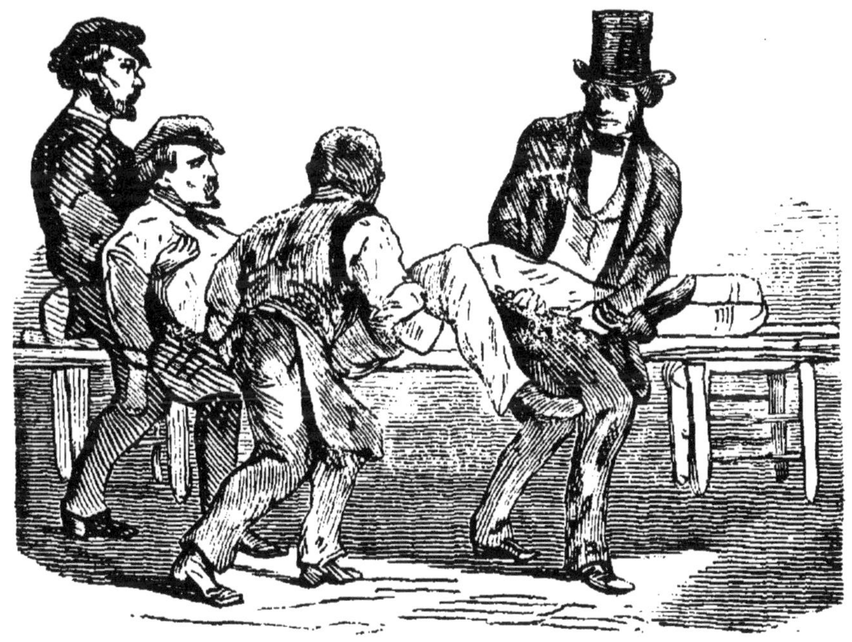

Transport d'un blessé qui a la jambe cassée.

jambe ou la cuisse est cassée. Et, sans m'étendre davantage sur ce douloureux chapitre, je conseille à mes lecteurs d'examiner et de se conformer, si jamais l'obligation leur venait de secourir un blessé de cette catégorie.

VII. — Foulures, éraillures, manipulations.

« Quand je comparais l'entorse et la foulure aux inconvénients d'une porte mal jointe, et dont les jointures étaient momentanément dépourvues des clous ou vis nécessaires, j'expliquais par cette seule comparaison les moyens à employer contre la foulure et éraillures de tendons.

« Une vis manque à la mortaise, remettez la vis; un clou fait défaut à la cloison, apportez le clou, entassez, rassemblez, et vous obvierez à tous les accidents; mais si vous avez peur de faire le serrurier, si, pour ne point déranger les locataires de la maison par vos tapotements, vous agissez sans énergie, votre peur peut devenir funeste et votre faiblesse très-compromettante.

« Pourquoi, nous autres rebouteurs et rebouteuses, avons-nous tant de succès, c'est parce qu'on a foi en nous, c'est parce qu'on nous arrive avec confiance.

« C'est pour inspirer plus de confiance que, m'établissant rebouteuse, j'ai tenu, malgré mon grand âge, à revêtir toujours une robe blanche, à brusquer et à tutoyer les gens. C'est une manœuvre beaucoup plus chirurgicale que ne le pensent les grands maîtres. On vient chez moi clopin-clopant, en tirant la jambe ou tenant le bras en écharpe, je jette les béquilles et les cannes au feu, je déchire l'écharpe et j'en défends l'usage avec des paroles de colère, et le client se dit : Il paraît que la rebouteuse est bien sûre de me guérir. Il a de la patience et de la docilité. — Sur trois cents succès, deux cents sont dus à ce prosaïque moyen. »

Quand un blessé, atteint d'une foulure plus ou moins grave, se présente pour être guéri, il ne s'agit pas simplement de savoir s'il a confiance, il faut connaître la date de sa foulure, et savoir en apprécier les complications.

Or, dans l'appréciation des moyens employés contre les entorses, la rebouteuse a fait fausse route, à mon avis. Elle n'a tenu compte ni de l'état physiologique du blessé, ni des désordres plus ou moins graves qui pouvaient compliquer la désorganisation de l'articulation blessée.

Roulons des vis, enfonçons des clous tant que vous le voudrez, mais encore faut-il que ces vis soient utiles et que ces clous soient nécessaires.

Les résolutifs sont si généralement efficaces, que je crois de mon devoir d'en expliquer tous les bienfaits.

Les résolutifs sont généralement des styptiques, des astringents. Quand vous mettez sur vos lèvres, plus ou moins rouges, une feuille de salade exagérément imprégnée de vinaigre, vous éprouvez une sensation désagréable, d'accord, mais vous démontrez péremptoirement ce qu'un agent styptique peut produire sur la circulation sanguine. En effet, de rouges qu'elles étaient, vos lèvres deviennent blanches ; le vinaigre a pincé et fait crisper tous les vaisseaux sanguins qui rampent dans l'épaisseur de cette porte pittoresque, porte à deux battants, formés par les lèvres supérieure et inférieure, et que les gens du monde appellent pittoresquement la bouche.

C'est par cette raison que les chirurgiens emploient contre les foulures ce qu'ils appellent des résolutifs : des compresses d'eau blanche, par exemple, des cataplasmes saupoudrés d'ammoniaque, etc., etc.

On emploie encore l'eau du puits ou de la rivière, l'eau froide, l'eau glacée. Oh ! là-dessus, laissons parler notre rebouteuse, car les conseils qui vont suivre sont frappés au coin de l'expérience.

« Toutes les fois qu'un homme ou une femme, peu importe, se trouvent arrêtés par une foulure, entorse, ou ce que les médecins appellent éraillure de tendon, il est un résolutif bien connu, et que tout le monde peut employer, c'est l'eau froide.

« Ainsi, après une foulure du pied, ou, ce qui survient souvent dans les batteries d'ouvriers, une foulure de poignet, la première chose à faire est de plonger son pied ou son poignet dans l'eau froide.

« Il ne s'agit pas de faire venir une cuvette ou un baquet, et de mettre dans l'eau froide qu'ils contiennent le pied atteint d'entorse ou le poignet torturé par un accident de même nature. Il faut que l'eau froide soit toujours froide.

« On doit mettre le pied dans un baquet sous un robinet capable de donner de l'eau froide pendant une heure, une heure et demie environ. On doit mettre le poignet dans une cuvette d'eau froide, mais s'arranger de façon que l'eau de la cuvette puisse être renouvelée à chaque instant. »

VIII. — Déboîtements ou luxations.

« Quand un blessé se présente avec une articulation déboîtée depuis cinq à six jours, il est urgent, avant de manœuvrer, de lui faire quelques préparations.

« Des bains prolongés, des applications adoucissantes comme celles des cataplasmes faits avec la farine de graine de lin, et puis de la diète, de la patience. Il faut, dès le premier abord, lui répéter cette maxime de la Fontaine :

> Patience et longueur de temps
> Font plus que force ni que rage.

« Et puis je manipule crescendo, toujours crescendo; et quand le malade arrive à la grimace, j'affronte la tempête des vociférations. Crac! je remets l'articulation en place. C'est toujours plus ou moins douloureux, mais la blessure se trouve instantanément guérie.

« Quand le déboîtement est déjà vieux, et je dois dire que c'est le plus grand nombre des accidents qu'il m'a fallu traiter, comme je sais pertinemment qu'aux alentours d'une articulation déplacée naissent des adhérences, des espèces d'articulations factices, oh! alors, je ne fais ni une ni deux : je graisse toute l'articulation d'une pommade qui contient une quantité considérable d'opium, j'humecte mes deux mains de cette préparation pharmaceutique que l'on appelle laudanum de Rousseau, je fais avaler au patient un grand verre d'eau sucrée avec une ou deux cuillerées à café de sirop de morphine, quand le dernier repas est éloigné de trois à quatre heures, et puis je manœuvre, je travaille sur un individu à peu près narcotisé. Je pousse, je manipule, et finalement j'arrive à remettre en place les articulations déboîtées. »

. . . .

Ne dirait-on pas que la Dame-Blanche a prévu, dans ses préceptes et recommandations, l'emploi de ces médicaments qui rendent à peu près insensibles l'usage, de ces préparations pharmaceutiques que les grands savants ont appelées anesthésiques, dont les principaux sont : l'éther et le chloroforme?

Je me suis fait avocat dans un autre volume (voy. *Santé des femmes*) du chloroforme employé avec sagesse et discrétion. Or, à propos des luxations et des fractures, je puis assurer que j'ai retiré de l'éther et du chloroforme les avantages les plus incontestables.

Pour savoir si une articulation se trouve déboîtée ou, si vous aimez mieux, luxée, il faut des manœuvres et des manipulations qui sont toujours douloureuses. Pour constater l'existence d'une fracture des os, il faut des opérations plus douloureuses encore que dans le cas présupposé. Or, admettons que la fracture a lieu sur un enfant, qu'une douloureuse luxation vienne éprouver un petit être en bas âge; évidemment, dès que vous le toucherez, il se remuera et criera de telle façon qu'il vous sera impossible de parfaire un examen probant et profitable. J'ai mis en avant les enfants pour servir d'exemple, mais je dois ajouter que, dans le cas d'une blessure grave ou d'une douleur intense, tous les hommes, quels qu'ils soient, deviennent craintifs, émus, et tout aussi criards que les plus petits enfants.

Or, dans ce cas-là, l'emploi d'un opiacée qui paralyse la douleur, empêche tous les mouvements intempestifs et semble enchaîner la vie, devient tout naturellement d'un grand secours pour le praticien. Grand secours parce que, endormant les douleurs, il permet de procéder à un examen minutieux; grand secours aussi parce que, détruisant tous les mouvements musculaires, il prévient toutes les contractions qui pourraient s'opposer aux opérations et manœuvres qui doivent amener la guérison.

IX. — Boutade.

« Certains médecins sont quelquefois des tueurs patentés, et j'ai vu des professeurs dans les hôpitaux qui auraient pu pétitionner si cette place venait à être vacante.

« Croirait-on que pour remettre des articulations déboîtées, ces messieurs, bien drapés dans leurs titres de médecins, bien glorieux de leur place dans un hôpital, n'ont pas craint d'employer des moufles et des poulies? Un certain nombre d'élèves tiraient à droite, un nombre pareil tirait à gauche, tandis que le professeur, calme et majestueux, manipulait l'articulation déboîtée.

« — Tirez! hisse! tirez toujours!

« Le patient ne criait point, il beuglait, et maintes fois j'ai entendu une plainte suprême, une lamentation accusatrice, un bruit sinistre d'os cassé. Sous prétexte de remettre les bras démis, les nobles chirurgiens cassaient les membres des malheureux assez imprudents pour se confier à leurs expériences. »

Si je n'avais point dit que je rapportais les paroles et les écrits d'une rebouteuse fort excentrique, je me serais bien gardé de mentionner toute la boutade que mes lecteurs viennent de parcourir.

Non! non! tous les chirurgiens n'agissent point aussi cruellement que le veut bien raconter la rebouteuse; il se peut que, stimulés par les malades eux-mêmes, ils aient tenté des efforts extraordinaires, ils aient demandé la guérison à des manœuvres incompréhensibles. Pendant que j'étais simple élève, j'ai vu, interrogé, connu, à l'hôpital, un individu tout contrefait qui ne demandait qu'une seule faveur, celle de se faire couper les deux bras et les deux jambes, à seule fin, disait-il, de stimuler plus sûrement la générosité des passants. J'ai trouvé un monsieur du grand monde qui voulait se faire couper le petit doigt de chaque pied, sous prétexte qu'ils étaient le siége de cors insupportables, mais en réalité, pour avoir la faculté de porter des chaussures exagérément étroites et pour conserver la magnifique réputation de petit pied.

Il se peut très-bien que des gens du peuple, dont les articulations étaient depuis longtemps déboîtées, aient dit aux chirurgiens, auxquels ils demandaient guérison : — Tiraillez, déformez, cassez s'il est besoin, mais faites tout ce qu'il est nécessaire pour me rendre l'usage de ma jambe ou de mon bras. Alors, on essayait, on cassait, ce qui veut dire qu'on ne réussissait pas.

X. — Cassures, absurdité des bandages fixes

« Toutes les fois qu'une cassure a lieu dans un os d'un

certain calibre, elle est compliquée non-seulement de douleurs, mais de dépôts et d'inflammation.

« La nature est meilleur chirurgien que n'importe quel professeur ou rebouteur. Un os se casse : si vous avez soin de remettre en place les deux cassures bien bout à bout, la soudure se fait promptement et on ne peut mieux; mais si, à l'entour de la cassure, c'est-à-dire dans l'endroit où se trouvent les deux morceaux de l'os brisé, vous laissez survenir une inflammation exagérée, un dépôt de sang ou un abcès, la soudure se fait mal ou ne se fait pas, les douleurs sont atroces, et le membre tout entier peut être compromis.

« Quand il s'agit de soigner une cassure, il ne faut pas penser tout simplement aux os brisés, il faut songer un peu à l'émotion de toutes les parties voisines de la cassure, à la chair meurtrie, aux nerfs éraillés, aux canaux sanguins malheureusement contus; mais surtout il faut prévoir l'inflammation subséquente qui est toujours la suite de ces malheureux accidents.

« On reconnaît bien vite une fracture à la déformation du membre où elle se trouve, aux douleurs extraordinaires que réveillent les mouvements du membre fracturé, et enfin à un certain *croc* que les gens du métier appellent crépitation, ce qui veut dire que les deux os, frôlant l'un contre l'autre, exécutent une musique caractéristique et fort peu gracieuse.

« De même que j'ai voulu suivre les enseignements des grands chirurgiens sur les articulations déboîtées, de même j'ai voulu savoir ce qu'ils employaient le plus ordinairement contre les cassures. Leurs manœuvres étaient moins brutales que pour les déboîtements, mais elles m'ont paru tout aussi dangereuses.

« Croirait-on que la plupart des chirurgiens en réputaion emprisonnent brutalement les membres cassés dans des espèces d'étaux qu'ils appellent des bandages inamovibles?

« Aussi souvent ils font de la bien mauvaise besogne! et ils ressemblent à ces bergers imbéciles qui, pour mettre à l'abri de tout danger les moutons qui leur sont confiés, les renferment à triple tour, les claquemurent sans examen, sans intelligence. — Je suis bien sûr qu'ils ne sortiront pas, disent-ils, en mettant la clef dans leur poche, et, de cette façon, il n'en pourra manquer un seul quand je les recompterai demain matin.

« Le lendemain, hélas! il n'en manque pas un, il en manque plusieurs; car le berger a niaisement enfermé le loup avec les moutons dans la bergerie. »

La Dame-Blanche s'est trompée, et dans son examen et dans sa critique.

Elle a eu tort, à mon avis, de vouloir déprécier les bandages inamovibles, ils ont sauvé la vie à bien des gens.

Pourquoi un bon nombre de fractures des os se remettent-elles lentement et fort mal? Parce que les gens blessés par ces pénibles accidents ne sont ni sages ni patients.

— Ne bougez pas, leur dit le médecin.

— Je ferai mon possible, monsieur le docteur.

Mais le possible n'est pas grand'chose; à peine le médecin est-il sorti que le malade exécute au moindre prétexte une foule de mouvements qui s'opposent à la coaptation, au ressoudage, comme dirait la rebouteuse, à la guérison, en un mot.

Les chirurgiens, qui ont parfaitement reconnu et constaté les dangereux effets de ces trop communes imprudences, ont tout naturellement pensé à mettre les malades dans l'impossibilité de remuer le membre cassé; c'est pour atteindre ce but qu'ils ont imaginé les prisons de bandages, ou, pour parler plus scientifiquement, les bandages inamovibles.

Ils ont commencé par les bandages imprégnés d'amidon, et puis est arrivée l'invention de cette fécule collante toute particulière que l'on appelle dextrine; enfin, j'en ai vu employer tout simplement le plâtre et la colle forte.

Dès que la fracture n'offre aucune complication, aucun danger d'abcès ou d'inflammation, le bandage inamovible, malgré les critiques de la rebouteuse, est non-seulement utile, mais manifestement avantageux et tout mécaniquement préservateur.

Quand il y a blessure, épanchement sanguin, inflammation, menace d'abcès, il est plus sage, et c'est, du reste, ce que font tous les chirurgiens, d'employer le bandage dit de *sculptet*, bandage que l'on défait et que l'on refait tous les jours; bandage qui rend journellement de si grands services que je crois essentiel de l'expliquer et de le décrire.

Oh! loin de moi la pensée de vouloir styler les gens du monde à soigner les fractures sans le secours du médecin! La fracture des os est toujours une maladie grave, et l'on ne peut la combattre victorieusement qu'avec l'expérience et le savoir chirurgical. Mais, enfin, il peut être utile, en attendant le chirurgien qui n'arrive pas assez vite, d'appliquer un premier appareil sur un membre cassé. Or ce bandage d'attente doit être le bandage dit *sculptet*.

C'est pourquoi je vais sur ce sujet essayer de donner de courtes, mais d'utiles explications. — Posons d'abord quelques principes.

Une fracture n'est douloureuse que par les mouvements ou les déplacements continuels qu'elle est obligée de subir.

Un os cassé, remis et tenu dans sa situation normale, se ressoude bien vite; la bonne nature, qui a l'horreur du désordre et qui combat les maladies beaucoup plus logiquement en général que la science et la pharmacie, remet, recolle, produit un cal qui détermine un ressoudage, une coaptation.

Le bienfaisant phénomène n'arrive pas du jour au lendemain, mais enfin il ne faut point en retarder le mécanisme par des manœuvres maladroites, par des tiraillements perturbateurs. — Donc à toute fracture il faut un bandage.

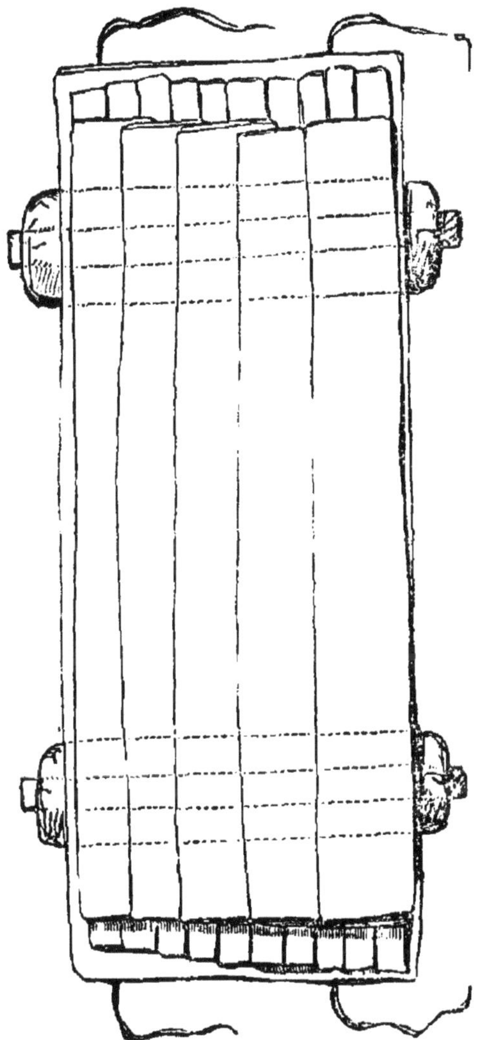

Bandage de *sculptet* tout préparé.

Le bandage nécessite des morceaux de bois, autrement appelés des attelles, des coussins qui puissent servir de doublures aux susdits morceaux de bois, et puis, comme tous les autres pansements, des compresses et des bandes; seulement ces bandes et compresses doivent être appliquées d'une certaine façon.

Pour être mieux compris, j'ai appelé à mon secours le dessinateur et le graveur. — Me voilà plus assuré avec ces deux amis. Avançons donc.

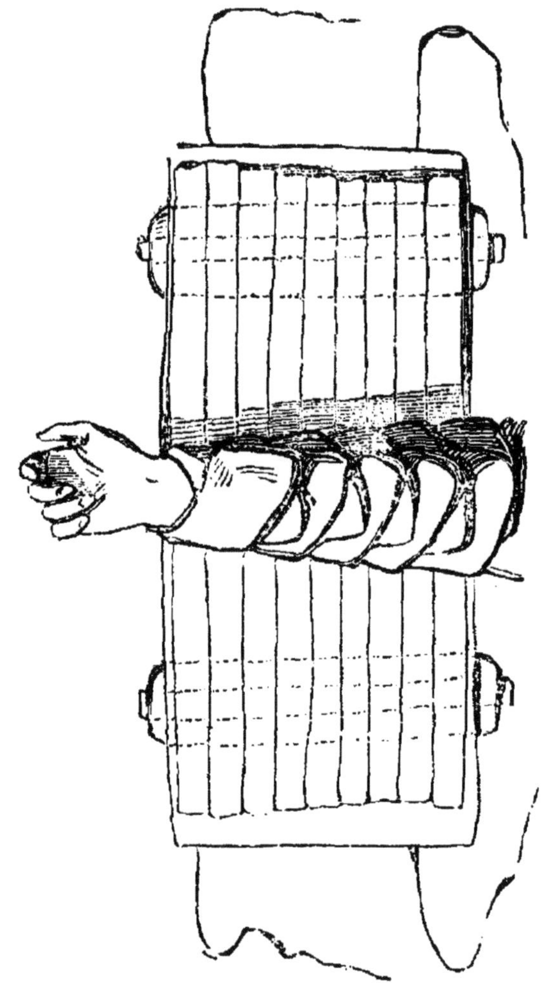

Commencement d'application.

Pour préparer un bandage de sculptet, il nous faut d'abord un grand morceau de linge, une compresse monstrueuse, une pièce capable d'envelopper à elle seule non-seulement un bras ou une jambe ordinaire, mais l'un et l'autre de ces membres entouré du bandage contentif. Suivez bien mes explications.

Vous étendez d'abord votre grande compresse, puis, sur cette compresse, vous disposez, en les imbriquant, des morceaux de bandes d'une longueur raisonnable, par-dessus les bandes, vous étalez, en les imbriquant aussi, des compresses longuettes, et votre appareil de *sculptet* est préparé; il ne s'agit plus que d'y étendre le membre fracturé; une fois cette opération faite, vous procédez au pansement, vous organisez le bandage, c'est-à-dire qu'en roulant la compresse longuette, placée de façon à être d'abord appliquée la première, vous en faites revenir les bouts sur le devant, de la première, vous passez à la seconde en imbriquant et en prenant les précautions que je disais tout à

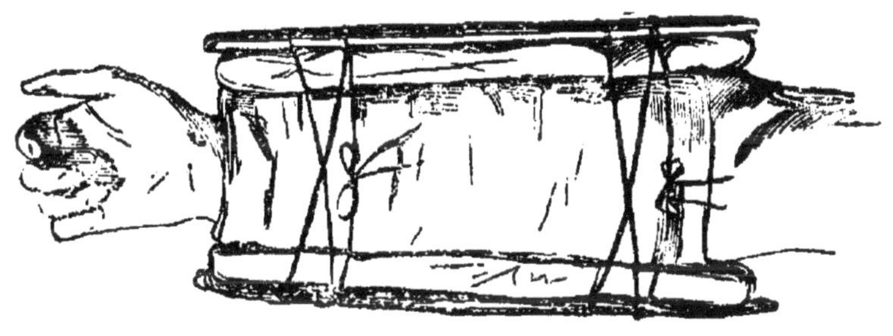

Application complétement achevée.

l'heure; de la sorte, toutes les compresses se trouvent facilement et fort efficacement placées. Après l'application des compresses, on procède par le même mécanisme à l'application des bandes, puis on entoure de la grande compresse, puis on met les coussins, sur les coussinets les attelles, et on attache le tout avec des lacets qu'il faut serrer assez vigoureusement.

Bien certainement, quand on aura vu l'application du

bandage de sculptet, on le comprendra, on l'exécutera beaucoup mieux qu'après la simple lecture de mes explications; mais j'ai l'espérance que ma description rendra grand service aux gens qui ont vu, qui ont su et qui ne se rappellent point la manœuvre à exécuter.

Le bandage de sculptet, aussi contentif, aussi compresseur que tous les autres, présente tel immense avantage, qu'il permet de découvrir et d'inspecter le membre fracturé aussi souvent qu'on le juge nécessaire.

LES ACCIDENTS JOURNALIERS

I. — Une leçon faite dans une des réunions ouvrières de Paris.

Il y a réunion ouvrière et réunion ouvrière; celles dont je me suis fait le professeur, le prôneur et le médecin, n'ont aucune analogie, croyez-le bien, avec ces rassemblements dangereux ou ces corporations hétéroclites où l'on parlait politique, où s'organisaient les grèves et les rébellions.

Il existe dans Paris quinze à vingt réunions dites de Saint-François-Xavier. Voici ce qu'en raconte un écrivain devenu fort populaire, M. l'abbé Mullois.

« Cette association fut fondée il y a environ dix ans, et elle eut pour premier berceau une classe des frères des écoles chrétiennes. M. le curé de Sainte-Marguerite, au faubourg Saint-Antoine, le vénérable M. Haumet, que la mort vient d'enlever aux pauvres, aux ouvriers et à sa paroisse, avait chargé M. l'abbé Massard de faire des instructions religieuses aux adultes qui fréquentaient les classes du soir chez les frères. Divers obstacles empêchèrent de continuer ces instructions dans la classe; on passa à la chapelle du catéchisme de la paroisse. D'autres ouvriers vinrent s'adjoindre aux adultes, et ce fut le noyau d'une association qui prit pour patron saint François Xavier. On compte à Paris douze à quinze réunions.

« Dans chaque association, il y a deux parties distinctes :

« Premièrement ce qu'on nomme le bureau ; il est composé d'un président, d'un vice-président, d'un prêtre directeur, d'un secrétaire et d'un trésorier. C'est la partie qui gouverne.

« Puis il y a les ouvriers qui se réunissent pour se secourir mutuellement dans la maladie, et pour entendre des instructions morales, religieuses ou simplement utiles à leur profession. Chaque mois, ils déposent à la caisse une petite cotisation, quelquefois dix sous, quelquefois un franc, suivant le règlement. Moyennant cette redevance, lorsqu'ils sont malades, ils reçoivent un franc cinquante centimes ou deux francs par jour, avec les visites du médecin et les médicaments gratis.

« Habituellement les réunions ont lieu une fois par mois, le dimanche au soir ; elles se font dans l'église, à moins que, comme à Saint-Sulpice, on n'ait une chapelle particulière. Lorsqu'elles ont lieu dans l'église, on a soin de porter, avant la réunion, le Saint-Sacrement à la sacristie. »

Il y a près de six ans déjà qu'à l'instigation de M. de Falloux j'ai entrepris, dans ces différentes réunions, des cours d'hygiène, spécialement destinés à la classe si intéressante des travailleurs. Si vous voyiez avec quelle attention ces braves gens écoutent, une fois qu'un renseignement utile ou qu'une bonne pensée les saisit ! leur esprit se fixe, leur visage s'anime, et la bienveillance brille dans leurs yeux.

Tout d'abord je me trouvai mal à l'aise dans l'église, et en apercevant la chaire de vérité d'où la religion fait descendre ses douces et éloquentes paroles, je me sentais bien petit et bien faible. Mais je ne fus pas long à m'enhardir; mes intentions étaient bonnes, mon but était l'utilité; je me dis qu'après tout, dans la maison du bon Dieu j'étais dans la maison paternelle, et je me décidai à y causer sans inquiétude comme sans prétention.

L'une de mes dernières leçons était de circonstance par le froid qui court, car j'y traitais du feu et des précautions hygiéniques qu'il réclame; or, comme la leçon n'est pas longue, comme, du reste, elle renferme deux histoires, j'ai pensé intéresser nos abonnés en la leur communiquant.

Donc nous sommes en pleine église, au milieu d'un auditoire d'ouvriers. La séance est ouverte; le président m'a donné la parole; je me dresse dans le banc d'œuvre, vous n'avez plus d'autre parti à prendre que celui de m'écouter. Attention!

Il vous paraîtra sans doute assez bizarre de vous voir traiter avec le sans-façon que j'apporte dans les enseignements donnés à mes braves et bons ouvriers; mais, si cela vous choque, gardez le rôle de curieux, de simple auditeur; n'en suivez pas moins attentivement ma petite leçon, et je suis persuadé qu'elle vous sera profitable.

II. — La leçon.

Mes chers amis (toutes les fois que je vais parler d'une de ces réunions ouvrières, au lieu de dire messieurs, j'ai adopté une apostrophe plus vulgaire, mais qui plaît davantage à mon auditoire, je dis mes bons amis, mes amis, ou, comme je viens de le relater, mes chers amis), il est une chose qui m'étonne et qui m'amuse considérablement, quand le peu de loisirs dont je dispose me permet de m'arrêter à l'observer quelques instants, c'est l'adresse et la faconde de ces guérisseurs à grosse caisse, qui parcourent notre belle France avec un costume excentrique, montés sur une calèche à grand effet, flanqués d'une clarinette et d'un trombone. Ces gens-là ont invariablement une poudre ou un liquide qui guérit de tous les maux présents et à venir, et c'est avec une superbe éloquence qu'ils amorcent la pratique et racontent les merveilles incroyables de leur inestimable spécifique. J'ai parlé dans mes cours d'hygiène du danger des commères et des charlatans, mais je m'étais réservé de dire un mot des saltimbanques : vous voyez que ce n'était pas pour en mal dire. Je les trouve excessivement amusants. C'est que je pense bien sincèrement qu'il n'est pas un homme de sens commun qui puisse les prendre au sérieux; c'est qu'il est un problème que je ne saurais résoudre : comment de tels paillasses font-ils des dupes? comment de tels marchands rencontrent-ils des acheteurs?

Oh! si j'avais leur habileté et leur effronterie, si, m'établissant sur la voie publique, je cherchais à leur faire concurrence! En prenant une bien grosse voix, en inventant des certificats des empereurs de Chine ou de Maroc, il me suffirait, pour réussir, de traiter le sujet dont je veux m'occuper aujourd'hui.

Avez-vous quelque chose dans l'œil? avez-vous mal au doigt? saignez-vous au nez? souffrez-vous de coupures, de piqûres, de brûlures, de gerçures, d'écorchures? avez-vous des maux de dents, des maux de gosier, des maux d'oreilles? Je veux vous apprendre à guérir, ou tout au moins à soulager tout cela. En d'autres termes, je veux vous renseigner sur les remèdes à appliquer contre les petits accidents de chaque jour.

Vous le voyez, le champ est long à parcourir, et pourtant mon intention n'est point d'abuser plus longtemps que de coutume de votre attention. Pour être court, il faut procéder avec méthode. Je diviserai donc les accidents dont je veux vous entretenir en cinq petits articles, prenant pour base de cette classification les organes des différents sens de l'espèce humaine : la vue, l'ouïe, l'odorat, le goût, le tact et le toucher, c'est-à-dire les yeux, les oreilles, le nez, la bouche, la main et toute la surface du corps.

III. — Accidents des yeux.

L'œil est d'une sensibilité excessive ; placé tout au haut de l'édifice du corps humain, il est exposé à des accidents continuels.

Le plus commun de ces accidents est l'introduction sous les paupières d'ordures et de corps étrangers.

Il est une vieille ordonnance populaire que vous connaissez tous sans doute, et qui dit : Tu as quelque chose dans l'œil, frotte-toi l'œil opposé. — Quelque burlesque que soit cette ordonnance, elle a son côté logique. Quand un corps étranger s'est introduit sous la paupière, plus vous frottez cette paupière, plus vous augmentez la petite congestion sanguine que détermine à l'intérieur l'introduction du corps étranger. Avec la congestion survient l'enflure, et le grain de poussière, la parcelle végétale ou métallique qui serait sortie tout naturellement peut-être avec les larmes, se trouvant enchâssée dans une auréole inflammatoire, y reste à poste fixe et détermine une cuisson intolérable.

Quand, par malheur, quelque chose vous est entré sous la paupière, prenez un petit morceau de papier que vous roulerez en spirale, mouillez avec un peu de salive, non pas le bout pointu, mais le bout opposé, et puis, ouvrant l'œil le plus possible, introduisez le morceau de papier ainsi mouillé sous la paupière. Le premier contact sera pénible ; mais du courage, introduisez sans crainte ;

vous ne vous crèverez rien avec un pareil instrument, bien sûr, et les larmes, humectant encore le papier, en rendront la présence plus facile ; alors, lui faisant faire le

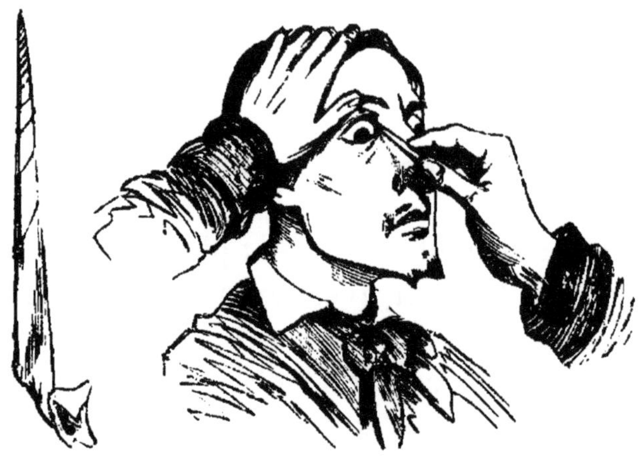

Fig. 1. Tortillon de papier. Fig. 2. L'opération.

tour du globe de l'œil, il ramènera presque toujours à l'un des angles, et partant à l'extérieur, le corps étranger qu'il s'agit de mettre à la porte.

Quand ce sont des pailles de fer, on approche de l'œil un morceau de fer aimanté ; il attire instantanément la parcelle métallique.

Parlerai-je des collyres, c'est-à-dire des eaux que l'on introduit d'ordinaire dans les yeux pour les calmer et les guérir? Je n'en dirai que peu de choses, parce que je crois qu'il est besoin des avis d'un médecin toutes les fois qu'on veut employer une préparation pharmaceutique. Seulement j'indiquerai : 1° l'eau fraîche ; 2° l'eau dans laquelle on met une ou deux gouttes d'eau-de-vie ; 3° l'eau distillée de rose et de plantin, parties égales ; 4° enfin un collyre que je recommande bien souvent et qui fait merveille, l'eau salée, c'est-à-dire la solution d'une cuillerée de sel gris dans un grand verre d'eau, — on en a de quoi médicamenter tous les maux d'yeux d'une province. C'est un de mes remèdes à bon marché. (Voir *Formules et recettes.*)

Un physiologiste qui avait mal aux yeux se fit, à part lui, cette petite réflexion : « L'art de guérir doit autant que possible imiter et copier la nature, puisqu'il se fait son remplaçant : mes yeux sont enflammés, je les sens secs et douloureux ; dans l'état normal, ils sont humectés par des larmes qui adoucissent les trop violentes sensations : or les larmes sont légèrement salées, pourquoi ne pas les remplacer par de l'eau salée ? Essayons.

L'essai réussit, et l'on crut à une découverte ; mais on apprit bientôt que dans la Hollande, et sur certains rivages de France, les marins n'employaient jamais d'autres collyres que l'eau salée... Une fois le sel en vogue, on l'a fait servir à bien d'autres usages ; il a été employé comme antiputride, comme purgatif ; on voulait même en faire un spécifique contre le choléra.

Comprenez bien la morale de cette dernière histoire : c'est qu'en dehors du Codex, en dehors des approbations plus ou moins motivées de notre savante Académie, il existe, perdus dans des coins de pays, des médicaments fort utiles et sur lesquels nous voulons appeler l'attention.

IV. — Accidents relatifs aux oreilles.

Les oreilles sont moins exposées que les yeux ; mais l'intérieur de l'oreille, l'oreille interne, comme on dit en anatomie, est, elle aussi, d'une sensibilité excessive. J'ai vu des malades rendus furieux et comme fous par les maux d'oreille.

Un corps étranger introduit dans le canal auditif y détermine des douleurs aussi cuisantes que les douleurs dont je parlais tout à l'heure. Tantôt c'est un insecte, un moucheron, ou ce petit animal à pieds nombreux que l'on appelle *perce-oreille*. Tantôt c'est une pierre, un pois, une lentille, que sais-je. Enfin, il peut y entrer tout simplement un liquide que l'on ne sait comment en faire sortir.

1° S'agit-il d'un corps vivant? — Vous penchez la tête de façon à présenter horizontalement et en haut l'ouver-

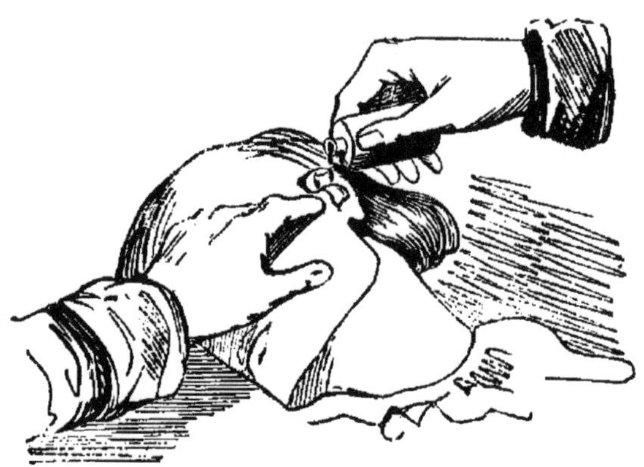

On verse de l'huile dans l'oreille.

ture de l'oreille à traiter, puis, dans le conduit auditif, vous introduisez de l'huile d'olive ou de lis, vous remuez la tête de façon que l'huile pénètre jusqu'au fond. De deux choses l'une, ou l'insecte asphyxié, tué par ce liquide, en sort naturellement avec lui, ou, se débattant contre cette mort imprévue, il vient surnager à la surface du liquide introduit, et on le retire facilement;

2° S'agit-il d'un corps dur? — Le cure-oreille doit faire son office; devrait-il écorcher, faire saigner, il ne faut pas s'arrêter à ces détails. Plus vous laisserez le corps étranger dans l'oreille, plus l'inflammation que sa présence détermine ira en augmentant, si bien qu'elle va quelquefois jusqu'à produire des abcès qui sont non-seulement douloureux, mais dangereux.

J'ai rencontré il n'y a pas très-longtemps un mal d'oreilles si victorieusement, si ingénieusement guéri, que je me suis bien promis de vous raconter ce triomphe.

Un enfant s'était introduit un noyau de cerise dans l'oreille; — de quoi ne sont pas capables les enfants? —

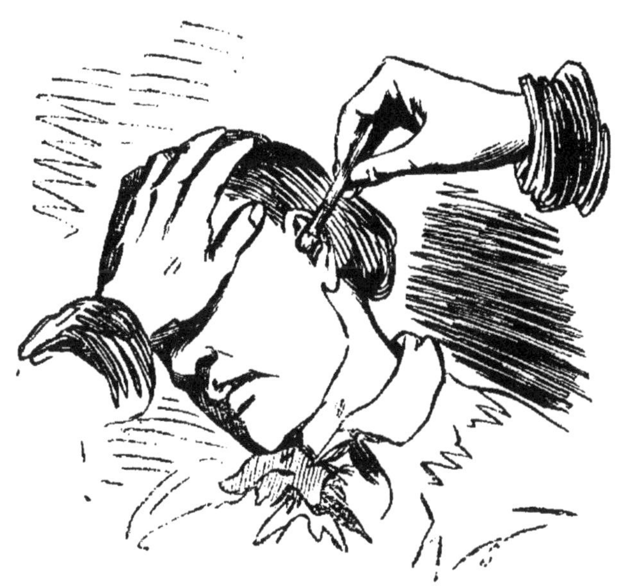

Gomme et pinceau retirant un noyau.

mais voilà que le corps étranger produisit une telle sensation, que le gamin courut bien vite à sa mère, en criant :

— Maman ! maman ! j'ai un noyau dans l'oreille, ôte-le-moi, ôte-le-moi vite, je t'en prie.

On était à la campagne, et la mère ne pouvait faire venir un chirurgien immédiatement; mais, ô intelligence de l'amour maternel ! la dame était occupée à faire des fleurs de papier, elle avait devant elle un bol de gomme arabique dissoute, c'est-à-dire délayée dans un peu d'eau, elle avait à sa disposition un pinceau d'aquarelles, elle trempa le pinceau dans la gomme et l'introduisit tout au fond de l'oreille où était entré le méchant noyau, et puis elle le laissa là à demeure jusqu'à ce que la gomme eût eu le temps de se sécher. Alors elle tira doucement, et avec le pinceau, elle retira le noyau qui s'était collé après lui.

3° Enfin, s'agit-il d'un liquide? Une petite seringue à oreille va vous en débarrasser tout de suite. Je ne parle pas d'une seringue pleine, bien entendu. On prend la se-

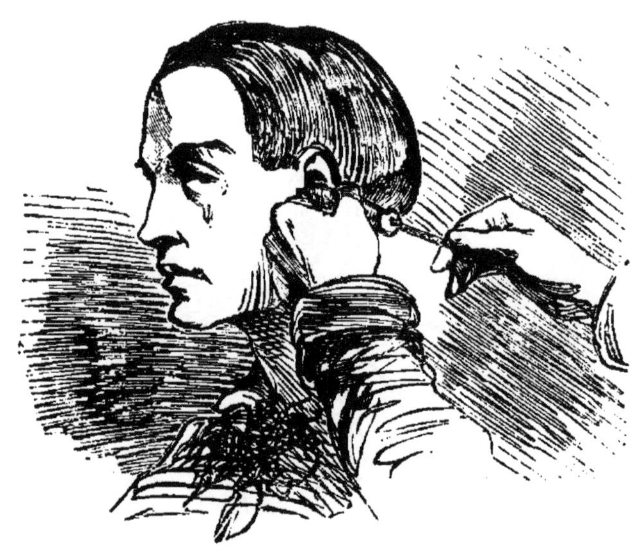

On plonge la seringue fermée, puis on attire le piston, c'est-à-dire qu'on aspire.

ringue vide, on en introduit le bout dans l'oreille aussi profondément que possible, et, tirant à soi le piston, on aspire ainsi forcément tout le liquide qui engorgerait le conduit auditif.

V. — Accidents relatifs au nez.

Deux sortes d'accidents arrivent journellement, dans l'intérieur du nez, à ce qu'on appelle la muqueuse nasale : ou bien c'est une inflammation passagère, ce que l'on appelle fort improprement un rhume de cerveau; ou bien c'est une hémorragie, qui, chez les uns, est fortuite, chez les autres habituelle.

Je dis que le rhume de cerveau est appelé d'un nom ridicule. Effectivement, le cerveau n'a point avec le nez une correspondance immédiate. Bien des gens du monde qui mouchent, qui mouchent, s'imaginent faussement que le cerveau s'en va par là. La muqueuse qui tapisse l'intérieur des cavités nasales est enflammée, et dès lors elle sécrète une quantité considérable de mucus; mais ces mucosités sont tout simplement le produit de l'inflammation, comme les mucosités de la gorge sont le résultat d'un rhume ordinaire.

Un des meilleurs moyens de calmer le rhume de cerveau est de priser de l'amidon, de renifler du lait, d'éviter l'air froid du soir et du matin ; et, quant à ce remède populaire qui consiste à mettre du suif sur la protubérance nasale, je l'admets et je l'explique. Un corps gras mis à l'extérieur bouche hermétiquement les pores de la peau ; par conséquent, il concentre à cette surface la transpiration insensible qui s'en exhale. Cette transpiration accumulée produit extérieurement une petite irritation qui fait dériver, en d'autres termes, qui diminue l'irritation intérieure.

Quant aux hémorragies, il est certaines hémorragies nasales qui sont bienfaisantes, nécessaires. Leur retour périodique, mais irrégulier, sert d'émonctoire à l'organisme. On dirait le trop-plein par lequel se déverse la vitalité devenue surabondante. Les saignements de nez remplacent alors ce qu'en médecine nous appelons des maladies *complémentaires*, ce que le dire populaire appelle naïvement des *brevets de longue vie*. — S'il est dangereux de guérir certaines maladies complémentaires, il ne l'est pas moins de supprimer d'autorité des hémorragies semblables.

Mais il survient parfois des hémorragies interminables qui constituent un véritable accident. Évidemment il faut prendre tous les moyens possibles pour les juguler, pour les suspendre, pour les arrêter.

On a proposé bien des manœuvres, bien des remèdes, bien des opérations.

Les commères proposent toujours d'appliquer une clef dans le dos. Effectivement un corps froid mis entre les deux épaules (un morceau de marbre ou de fer, une grosse clef ou un caillou) produit une sorte de commotion générale, amène comme un commencement de frisson. Or, dans le frisson, tous les vaisseaux sanguins se contractent et se resserrent. Les vaisseaux qui fournissent l'hémorragie du nez se resserrant comme les autres, la perte du sang se trouve mécaniquement arrêtée.

Le plus communément, on applique sur le front de la personne prise d'un saignement de nez une compresse trempée préalablement dans de l'eau aussi froide que possible; quelquefois même on mêle à cette eau froide une petite proportion de vinaigre. La contraction des vaisseaux sanguins de la tête est immédiate, et souvent, de cette manière, l'hémorragie est enrayée.

Certains médecins recommandent de plonger les deux mains dans de l'eau très-froide, puis de les frotter vigoureusement pour les réchauffer. Ils comptent sur une dérivation. Les mains, momentanément refroidies, deviennent brûlantes dès qu'on les frictionne, et cette ardeur des mains peut arrêter un saignement de nez comme un bain de pieds dissipe une congestion cérébrale.

Les chirurgiens tamponnent à l'aide d'une sonde particulière que l'on appelle *sonde de Belloc;* ils bouchent avec du coton ou de la charpie la communication qui existe entre les cavités nasales, la gorge et la bouche. Ensuite ils emplissent de coton ou de charpie les cavités du nez. Souvent ils sont contraints d'imprégner leur coton ou leur charpie d'un peu de vinaigre ou d'une solution d'alun.

Pour mon compte, j'ai une très-grande vénération pour

l'alun en poudre, pris à grosse dose, en guise de tabac à priser. J'avais été mandé pour une hémorragie nasale survenue à une femme de plus de soixante ans. Le sang perdu était considérable; le tamponnement et tous les instruments de chirurgie connus n'arrêtaient rien. J'avais manœuvré une heure entière sans pouvoir rien arrêter; le pouls vacillait déjà, et la malade avait sur le visage le râle d'une agonie que je croyais inévitable. De guerre lasse, je cours chez le pharmacien : j'en rapporte de l'alun en poudre; j'en fais renifler deux ou trois grosses pincées à l'agonisante, et je me retire, en recommandant de réitérer souvent cette opération. J'avoue que je ne comptais plus guère sur son efficacité. Trois jours après, je vis

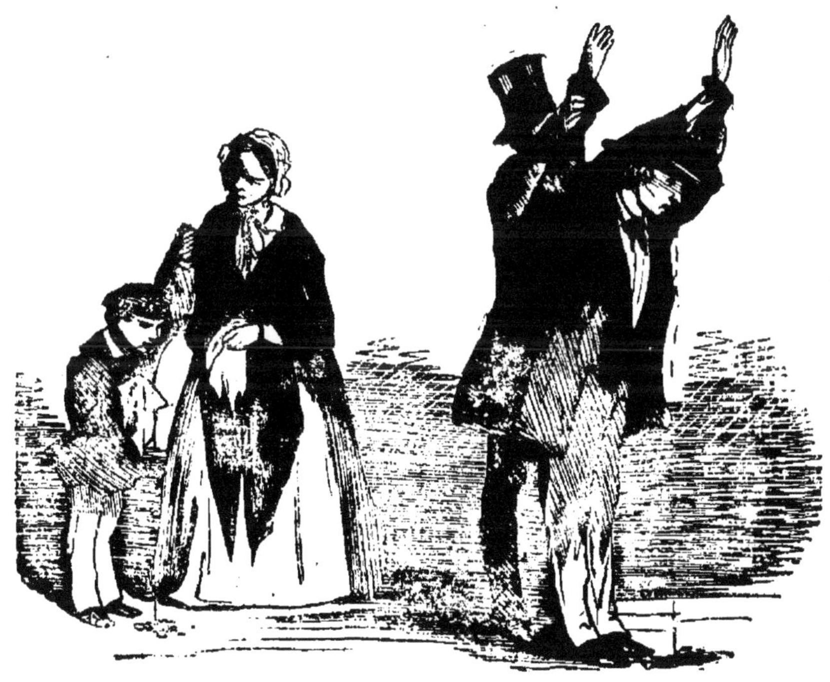

On oblige la personne prise d'hémorragie à lever ses deux bras en l'air.

arriver chez moi une bonne vieille qui ne savait comment me témoigner sa reconnaissance. Je ne la reconnaissais pas. — C'est moi qui me mourais l'autre jour! me dit-elle. — Mon alun avait arrêté tous les accidents.

Il est un moyen tout mécanique, par conséquent plus simple encore.

On oblige la personne prise d'une hémorragie nasale à lever ses deux bras en l'air, à les lever tout droit, c'est-à-dire parallèlement à l'axe de son corps. Si la personne est faible, ou si elle n'a pas le petit courage d'opérer cette tension avec assez d'énergie, on vient à son aide; on lui place les bras dans la position voulue, et on les lui soutient ainsi pendant une ou deux minutes, en un mot, jusqu'à ce que l'hémorragie soit arrêtée. J'ai rarement vu cette manœuvre manquer son effet; souvent même il m'a suffi de faire lever un seul bras quand l'hémorragie n'avait lieu que par une narine, et le saignement s'arrêtait, au grand étonnement de toute l'assistance.

VI. — Accidents relatifs à la bouche.

1° *Gerçures des lèvres.* — C'est l'hiver, quand souffle la bise, que survient d'ordinaire ce petit accident. Ceux qui s'en trouvent affectés croient se soulager en humectant leurs lèvres avec de la salive; ils ne font qu'augmenter le mal; car la salive se sèche, se gèle en quelque sorte, et les gerçures se multiplient. — Un corps gras, de la graisse de porc, de l'huile, une pommade, assouplissent la peau, hâtent la cicatrisation des coupures.

2° *Douleurs de dents.* — Les douleurs de dents sont causées par une névralgie dentaire ou par l'inflammation des gencives, ou enfin par la présence d'une dent gâtée.

Quand les dents sont fort gâtées, il n'existe qu'un remède efficace, c'est ce qu'on appelle vulgairement le *baume d'acier*, c'est-à-dire qu'il faut les faire extraire par le dentiste.

Si le mal part d'une dent creuse que le dentiste lui-même n'a pas voulu arracher, on introduit dans cette dent creuse un corps actif d'une propriété presque cautérisante qui puisse modifier la sensibilité du nerf endolori. Tantôt c'est un petit morceau de coton trempé dans l'eau-de-vie forte, dans l'eau de Cologne ou dans l'eau de Botot. Tantôt c'est une gousse d'ail cuite sous la cendre, un morceau de tabac ou un clou de girofle; tantôt enfin, mais il est urgent alors de manœuvrer avec délicatesse, c'est une goutte de créosote ou d'esprit d'ammoniaque. Lorsqu'il s'agit d'une névralgie dentaire, on la soulage en tenant longtemps dans la bouche de l'eau chaude contenant quelques gouttes de laudanum ou tout simplement une gorgée de la décoction concentrée d'une tête de pavot.

Je glisse rapidement sur tous ces détails, car les maladies de nos dents sont nombreuses et délicates, et le plus sage parti, quand on en souffre, est d'aller consulter un dentiste consciencieux.

3° *Arêtes ou petits os dans le gosier.* — Je ne saurais quitter les accidents qui peuvent survenir à l'organe du goût sans parler des corps durs qui s'arrêtent parfois dans la gorge et y déterminent des douleurs extrêmement pénibles. J'en parle par expérience, car il me souvient d'avoir eu jadis, pendant que j'étais au collége, une arête de hareng dans le gosier, et j'en ai conservé une telle impression, que j'ai renoncé depuis à tous les poissons à fines arêtes.

La première chose à faire, c'est de prier une autre personne, devant laquelle on ouvre la bouche, d'examiner si l'objet arrêté au gosier est visible, car, dans ce cas, avec de petites pinces ou tout simplement avec le doigt, au risque de provoquer quelques nausées, on peut retirer le corps étranger. Si l'on ne peut pas y réussir, il faut manger avidemment de la bouillie épaisse ou de la mie de pain tendre afin d'entraîner avec les aliments l'os ou l'arête dans l'estomac.

Quelques personnes se passent un poireau dans le gosier; mais le poireau, qu'il faut introduire par sa tête,

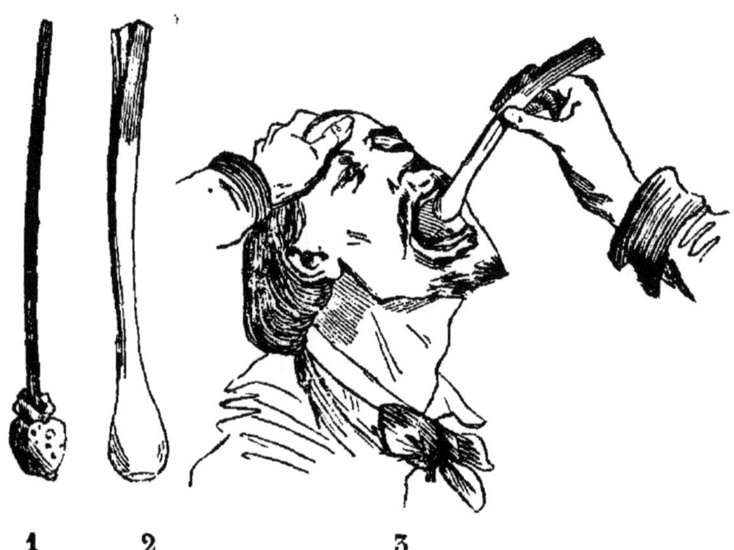

1 2 3

Fig. 1. Baleine munie d'une éponge. — Fig. 2. Poireau. — Fig. 3. L'Opération.

bien entendu, présente encore une certaine résistance qui peut écorcher la muqueuse de la gorge. Au lieu d'un poireau, prenez un bâton de baleine bien souple, attachez à l'un des bouts un petit morceau d'éponge mis en boule; imbibez cette éponge avec du lait sucré ou de l'huile, et vous pourrez sans aucun danger introduire dans le gosier ce balai d'une nouvelle espèce.

VII. — Les mains, la peau.

Pour ce dernier article, la série des accidents possibles y est tellement longue, que si je ne veux point vous parler jusqu'à demain, il convient de me borner à quelques-uns des principaux.

1° *Coupures, écorchures des doigts.*—D'abord, comme une plaie, pour se cicatriser rapidement, a besoin d'être d'une excessive propreté, il faut laver la partie blessée avec de l'eau fraîche ; si le sang coule en abondance, arrêter l'hémorragie en appliquant, soit de l'amadou, soit du linge brûlé, soit de la toile d'araignée; enfin, rapprocher les chairs de manière qu'elles puissent se coller. — Il existe, dans la classe ouvrière, une manie pernicieuse, c'est d'appliquer sur la moindre écorchure des onguents et des graisses souvent fort malpropres ; même quand on veut employer le suif, on s'embarrasse peu qu'il contienne des ordures, de la poussière ou du charbon. C'est un tort, les corps gras n'aident à la cicatrisation qu'en mettant la partie malade à l'abri des contacts immédiats, en empêchant les collements ou les frottements qui pourraient arrêter le travail de la nature. Si ces corps gras renferment quelques corps durs, ces corps durs irritent la plaie et l'enflamment, et produisent ce que vous appelez un mal *envenimé*.

2° Échardes, piqûres d'aiguilles ou d'épingles, doigts écrasés.

Les échardes doivent être retirées le plus promptement possible, autrement elles produisent un petit foyer inflammatoire, et il se forme un abcès. Ainsi, dussiez-vous vous écorcher et vous faire saigner un peu, tâchez d'extraire l'écharde. En mettant la main, pendant une heure ou deux, dans l'eau tiède, la peau se distend, se ramollit, et l'extraction devient plus facile.

Après une piqûre, on doit la faire saigner le plus possible, la sucer même s'il est besoin, et puis, si la blessure a été profonde, en prévenir l'inflammation par un bain local prolongé ou par l'application de cataplasmes.

Enfin, quand on a eu le doigt pris dans une porte, ou blessé par un corps lourd, il faut plonger la main, non plus dans l'eau tiède, mais dans l'eau froide. Avec les bains prolongés d'eau froide, je recommanderai les compresses imbibées d'eau salée ou d'eau-de-vie camphrée, coupée aux deux tiers avec l'eau ordinaire ou d'eau blanche, c'est-à-dire de l'eau dans laquelle on mêle une petite portion d'extrait de Saturne.

Quant aux cataplasmes, les meilleurs, en pareille circonstance, sont les cataplasmes d'oseille cuite et de beurre frais.

FABULATION.

(*Nota.* J'avais l'habitude de terminer chaque leçon faite à mes bons ouvriers par des bouts rimés, par une grotesque mais mnémonique versification.) Écoutez bien :

1

Quand un corps étranger entre sous la paupière,
Il vous irrite l'œil d'une rude manière !
Pour le retirer, pour l'extraire,
Il faut rouler adroitement
Un morceau de papier qu'on passe promptement
Dans tout l'organe larmoyant.

2

Quand, par hasard, un petit animal,
Un moucheron, ou bien quelque bête pareille,
Pénètre insolemment jusque dans votre oreille,
Versez deux gouttes d'huile au fond de ce canal,
Et l'insecte, étouffé, ne fera plus de mal.

3

Le saignement de nez, — accident fort commun, —
Modéré, n'est pas redoutable,
Et quand il semble intarissable,
On l'arrête en prisant de la poudre d'alun.

4

Une arête dans le gosier
Est vraîment une laide affaire ;
On a bien du mal à l'extraire,
Puis on l'enfonce encor, dès que l'on veut crier.
— Mangez de la bouillie, ou beaucoup de pain frais,
Avalez vite tout exprès,
Ou bien prenez un bâton de baleine,
Mettez un peu d'éponge au bout,
Et ce balai de nouveau goût
Pourra vous retirer de peine.

5

Quant aux égratignuress,
Aux piqûres,
Aux coupures,
Aux gerçures,
Aux brûlures,
Ce sont de petits accidents
Qu'on aggrave par les onguents
Et par mille et mille pommades,
Que des gens, — d'ailleurs excellents,
Prodiguent à tous les malades.
De l'eau fraîche, de l'huile et de la propreté,
Guérissent tous ces maux avec rapidité.

FIN.

TABLE DES MATIÈRES

DE LA SYNCOPE.

LE REGISTRE AUX CONTRE-POISONS.

SECOURS AUX BLESSÉS.

DE TOUT UN PEU.

UNE HISTOIRE. . . 248

LE PORTEFEUILLE DE LA REBOUTEUSE.

FIN DE LA TABLE DES MATIÈRES.

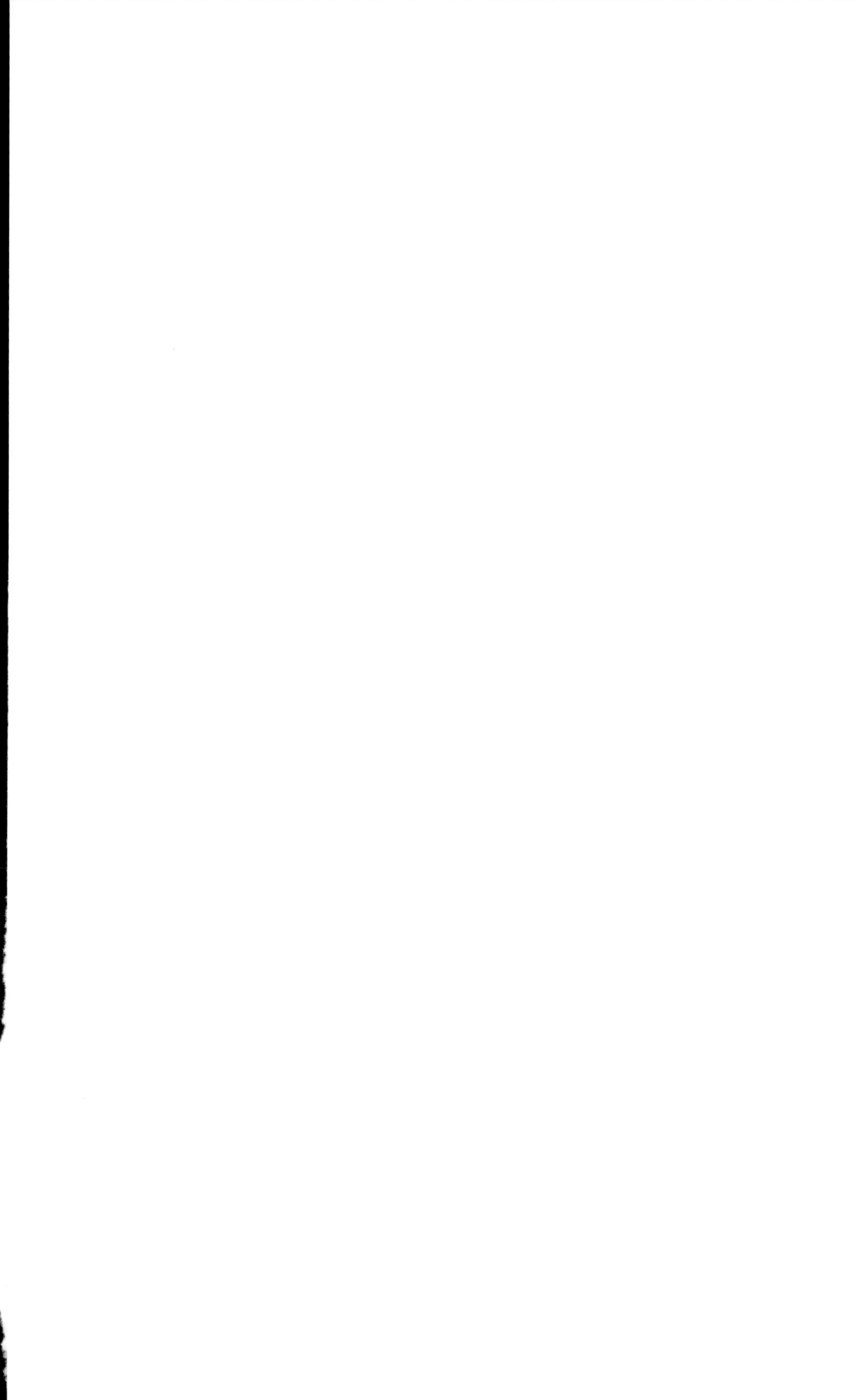

www.ingramcontent.com/pod-product-compliance
Ingram Content Group UK Ltd.
Pitfield, Milton Keynes, MK11 3LW, UK
UKHW012015240726
13965UKWH00002B/381